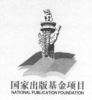

国家出版基金项目
NATIONAL PUBLICATION FOUNDATION

"十三五"国家重点图书出版规划项目

总主编　付小兵

创面治疗新技术的研发与转化应用系列丛书

第 16 册

糖尿病创面的内科诊治

TANGNIAOBING CHUANGMIAN DE NEIKE ZHENZHI

本册主编　许樟荣　冉兴无

U0340500

郑州大学出版社

·郑州·

图书在版编目(CIP)数据

糖尿病创面的内科诊治／许樟荣，冉兴无主编 . —— 郑州 ：郑州大学
出版社，2019. 9

（创面治疗新技术的研发与转化应用系列丛书／付小兵总主编 ；第 16 册）
ISBN 978-7-5645-6639-5

Ⅰ. ①糖… Ⅱ. ①许…②冉… Ⅲ. ①糖尿病 - 诊疗 Ⅳ. ①R587. 1

中国版本图书馆 CIP 数据核字（2019）第 167901 号

郑州大学出版社出版发行

郑州市大学路 40 号　　　　　　　　邮政编码 :450052
出版人 :孙保营　　　　　　　　　　发行电话 :0371-66966070
全国新华书店经销
河南瑞之光印刷股份有限公司印制
开本 :880 mm×1 230 mm　1/32
印张 :10
字数 :289 千字
版次 :2019 年 9 月第 1 版　　　　　　印次 :2019 年 9 月第 1 次印刷

书号 :ISBN 978-7-5645-6639-5　　定价 :120.00 元
本书如有印装质量问题,由本社负责调换

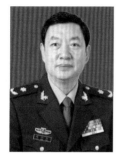

付小兵,中国工程院院士,教授、创伤外科研究员、博士研究生导师。现任中国人民解放军总医院生命科学院院长,基础医学研究所所长,全军创伤修复与组织再生重点实验室主任,北京市皮肤损伤修复与组织再生重点实验室主任等职务。任南开大学教授,北京大学、中国医科大学等国内10余所著名大学客座教授。

学术任职:国际创伤愈合联盟(WUWHS)执行委员,亚洲创伤愈合学会(AWHA)主席,国务院学位委员会学科评议组成员,国家自然科学基金评委和咨询委员,国家技术发明奖和国家科技进步奖评委,国家高技术研究发展项目("863"项目)主题专家,中国工程院医药卫生学部副主任,中国生物材料学会理事长,中华医学会理事,中华医学会组织修复与再生分会主任委员,中华医学会创伤学分会主任委员、前任主任委员和名誉主任委员,全军医学科学技术委员会常委,全军战创伤专业委员会主任委员,国际《创伤修复与再生杂志》(WRR)、《国际创伤杂志》(IWJ)、《国际下肢损伤杂志》(IJLEW)、国际《创伤治疗进展》(AWC)、《再生医学研究》(RMR)、《中国科学:生命科学》及《中华创伤杂志》(中、英文版)编委,《解放军医学杂志》总主编,《军事医学研究》(MMR)主编等。1995年国家杰出青年基金获得者,2009年当选为中国工程院院士,2018年当选为法国医学院外籍院士。

研究贡献:长期从事创(战、烧)伤及损伤后的组织修复与再生研究工作,主要包括战创伤医学、组织修复和再生医学以及生物治疗学三大领域。重点涉及火器伤与创伤弹道学、生长因子生物学、干细胞诱导分化与组织再生、严重创伤致重要内脏缺血性损伤的主动修复以及体表难愈合创面发生机制与防控等。20世纪80年代中期曾4次赴云南老山前线参加战伤调查和救治，经受了战争的考验并获得宝贵的战伤救治经验。1991年出版了国际上第一部《生长因子与创伤修复》学术专著，1998年在国际著名医学杂志《柳叶刀》(Lancet)首先报道了成纤维细胞生长因子对烧伤创面的多中心治疗结果，推动了我国基因工程生长因子类国家一类新药的研发与临床应用，被英国广播公司(BBC)以"把牛的激素变成了治疗烧伤药物"进行高度评价。2001年再次在《柳叶刀》上报道了表皮细胞通过去分化途径转变为表皮干细胞的重要生物学现象，为组织修复和再生提供了原创性的理论根据，被国际同行以"相关研究对细胞去分化给予了精彩的总结"和"是组织修复与再生的第4种机制"等进行充分肯定。2007年与盛志勇院士一起带领团队在国际上首先利用自体干细胞再生汗腺获得成功，为解决严重创（烧）伤患者后期的出汗难题提供了基础，被国际同行评价为"里程碑式的研究"。2008年发现并在国际上首先报道了中国人体表慢性难愈合创面流行病学变化的新特征，推动了中国慢性难愈合创面创新防控体系的建立并取得显著效果，被国际同行以"向东方看"进行高度评价，该成果获2015年度国家科技进步奖一等奖。

作为首席科学家获国家重点基础研究发展计划项目（"973"项目）、国家重点研发计划项目、国家自然科学基金创新群体项目（连续三期）、国家杰出青年科学基金（1995年度）、全军"十二五"和"十三五"战创伤重大项目等28项资助。主编《中华战创伤学》、《中华创伤医学》、《再生医学：原理与实践》、《现代创伤修复学》、英文版 Advanced Trauma and Surgery 和 Cellular Dedifferentiation and Regenerative Medicine 等专著26部，参编专著30余部，在《柳叶刀》和其他国内外杂志发表论文600余篇。特别是2012年应《科学》(Science)杂志社邀请，组织中国科学家在该杂志出版了一期有关《中国的再生医学》(Regenerative Medicine in China)的增刊，显著提升了我国再生医学在国际上的影响。获国家和军队二等奖以上成果23项，其中以第一完成人获国家科技进步奖一等奖1项、二等奖3项和省部级一等奖3项。培养博士研究生、博士后研究人员等70余人。

个人荣誉:1993 年获"国务院政府特殊津贴",被评为"首届全国百名优秀中青年医学科技之星"。1995 年和 2004 年分别获中国人民解放军总后勤部"十大杰出青年"和"科技金星"等荣誉称号。2002 年和 2004 年分别获"求是杰出青年奖"和中国工程院"光华工程科技奖青年奖"。2008 年获"中国人民解放军杰出专业技术人才奖"。2008 年被国际创伤愈合联盟授予"国际创伤修复研究终身成就奖"(Lifetime Achievement Award),为获此殊荣的唯一华人学者。2009 年获"何梁何利基金科学与技术进步奖"。2011 年获中欧创伤修复联盟"终身成就奖"。2012 年当选为"科学中国人(2012)年度人物",并被评为"全军优秀共产党员"。2013 年获"中华创伤医学终身成就奖"和"中华烧伤医学终身成就奖"。2014 年被评为"全军优秀教师"。2016 年被评为全国优秀科技工作者。2012 年和 2018 年分别被中共中央宣传部和中央军委政治工作部作为科技创新重大典型在全国宣传。荣立个人一等功 1 次、二等功 3 次和三等功 1 次。

主编简介

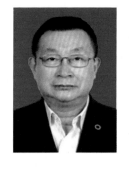

许樟荣，医学硕士，教授，主任医师，博士研究生导师，中国人民解放军战略支援部队特色医学中心专家组成员。原中国人民解放军第306医院副院长兼全军糖尿病诊治中心主任。

学术任职：国家心血管病专家委员会委员、国家公共卫生服务项目专家组成员、中华医学会糖尿病学分会糖尿病足与周围血管病学组顾问、亚洲糖尿病学会监事；《中华内分泌代谢杂志》《中华糖尿病杂志》等11种期刊编委和《糖尿病之友》杂志主编、《中华老年多器官疾病杂志》副主编、《中华全科医学》副主编。曾任国家卫生部慢性疾病预防与控制专家委员会委员、中华医学会糖尿病学分会委员兼副秘书长、内分泌学会委员兼糖尿病学组副组长，*Diabetes*、*Obesity and Metabolism* 编委。

专业特长：糖尿病及其并发症防治，尤其是糖尿病足和下肢血管病、糖尿病与代谢综合征的防治。

学术成就：获国家科技进步奖一等奖和三等奖各1项，北京市科技进步奖一等奖1项，军队医疗成果奖二等奖3项，军队科技进步奖二等奖1项，军队科技进步奖或医疗成果奖三等奖12项。发表论文370余篇，主编（译）、参编糖尿病内分泌专业参考书29部。

个人荣誉：享受国务院政府特殊津贴，荣立个人三等功2次，多次被原中国人民解放军国防科工委后勤部嘉奖。

主编简介

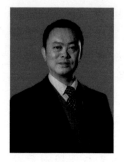

冉兴无，教授，主任医师，博士研究生导师。四川大学华西医院内分泌科副主任、糖尿病足诊治中心主任，四川省学术技术带头人，四川省卫生健康委员会领军人才。

学术任职：中华医学会糖尿病分会常务委员兼糖尿病足病学组组长，中华预防医学会组织感染与损伤预防与控制专业委员会副主任委员，中国老年保健协会糖尿病专业委员会副主任委员，中国老年学学会老年医学委员会高尿酸与痛风专家委员会常务委员，中华医学会糖尿病分会血糖监测学组委员和内分泌学分会肥胖学组委员及创伤分会组织修复学组委员会委员，中国中西医结合学会周围血管疾病专业委员会创面及组织修复学组副主任委员，四川省医学会内分泌暨糖尿病专业委员会主任委员及糖尿病周围血管病变暨足病学组组长，四川省医学会内科专业委员会常务委员兼代谢病学组组长，四川省医师协会内分泌代谢专科医师专业委员会副主任委员。《中华糖尿病杂志》等10种期刊编委。

专业特长：糖尿病及其并发症诊治，尤其是糖尿病足及下肢血管病变的防治。

学术成就：主持国家自然科学基金2项，国家科技部重大专项课题子课题1项，国家卫健委、四川省科技厅及四川省中医药管理局等课题20项。获得四川省科技进步奖一等奖1项、三等奖1项，中华医学科技进步奖三等奖1项，成都市科技进步奖三等奖1项；作为主要研究人员获四川省科技进步奖二等奖1项，三等奖1项；作为负责人获国家专利1项。发表论文250余篇，主编(审)、参编糖尿病内分泌参考书15部。

创面治疗新技术的研发与转化应用系列丛书

编委会名单

总主编

付小兵　中国工程院院士、研究员、教授　中国人民解放军总医院

总主编助理

程　飚　教授、主任医师　中国人民解放军南部战区总医院

编委　（以姓氏笔画为序）

王达利　教授、主任医师　遵义医科大学附属医院

王爱萍　主任医师　中国人民解放军东部战区空军医院

王深明　教授、主任医师　中山大学附属第一医院

冉兴无　教授、主任医师　四川大学华西医院

史春梦　教授　中国人民解放军陆军军医大学

　　　　创伤、烧伤与复合伤国家重点实验室

付小兵　中国工程院院士、研究员、教授　中国人民解放军总医院

吕国忠　教授、主任医师

　　　　江南大学附属医院（无锡市第三人民医院）

朱家源　教授、主任医师　中山大学附属第一医院

刘　锐　副教授、副主任医师　黑龙江省医院

刘　暴　教授、主任医师　北京协和医院

刘　毅　教授、主任医师

　　　　中国人民解放军联勤保障部队第 940 医院

刘宏伟　教授、主任医师　暨南大学附属第一医院

祁少海　教授、主任医师　中山大学附属第一医院

许樟荣　教授、主任医师

　　　　中国人民解放军战略支援部队特色医学中心

1

阮瑞霞　副主任护师、国际造口治疗师
　　　　西安交通大学第一附属医院
李学拥　教授、主任医师
　　　　中国人民解放军空军军医大学第二附属医院
李宗瑜　教授、主任医师　哈尔滨市第五医院
李炳辉　主任医师　华中科技大学同济医学院附属梨园医院
杨彩哲　主任医师　中国人民解放军空军特色医学中心
肖丽玲　主任医师　暨南大学附属第一医院
吴 军　教授　深圳大学第一附属医院
沈余明　教授、主任医师　北京积水潭医院
陆树良　教授、主任医师　上海交通大学医学院、上海市烧伤研究所
周建大　教授、主任医师　中南大学湘雅三医院
郇京宁　教授、主任医师　上海交通大学医学院附属瑞金医院
官 浩　副教授、副主任医师
　　　　中国人民解放军空军军医大学第一附属医院
赵 珺　主任医师　上海交通大学附属第六人民医院
荣新洲　教授、主任医师　华南理工大学附属第二医院
胡大海　教授、主任医师
　　　　中国人民解放军空军军医大学第一附属医院
胡宏鸯　副主任护师　浙江大学医学院附属邵逸夫医院
姜玉峰　副主任医师
　　　　中国人民解放军战略支援部队特色医学中心
姜笃银　教授、主任医师　山东大学第二医院
贾赤宇　教授、主任医师　厦门大学附属翔安医院
徐 欣　教授、主任医师　复旦大学附属中山医院
郭光华　教授、主任医师
　　　　江西省烧伤研究所、南昌大学第一附属医院
黄晓元　教授、主任医师　中南大学湘雅医院
黄跃生　教授、主任医师
　　　　南方科技大学第一附属医院(深圳市人民医院)
曹烨民　教授、主任医师
　　　　上海中医药大学附属上海市中西医结合医院

章一新　教授、主任医师　上海交通大学附属第九人民医院
韩春茂　教授、主任医师　浙江大学医学院附属第二医院
程　飚　教授、主任医师　中国人民解放军南部战区总医院
温　冰　主任医师　北京大学第一医院
谭　谦　教授、主任医师　南京大学医学院附属鼓楼医院
魏在荣　教授、主任医师　遵义医科大学附属医院

附：分册主编名单

第 1 册　创面治疗新技术总论
　　　　付小兵　陆树良　吴　军
第 2 册　酶与生物清创技术在创面治疗中的应用
　　　　王爱萍
第 3 册　超声与水刀清创技术在创面治疗中的应用
　　　　李宗瑜　刘　锐
第 4 册　光、电及磁在创面治疗中的应用
　　　　程　飚　黄跃生　付小兵
第 5 册　生长因子/细胞因子在创面治疗中的应用
　　　　程　飚　付小兵　韩春茂
第 6 册　细胞治疗在创面修复中的应用
　　　　史春梦　王达利　周建大
第 7 册　组织工程在创面治疗中的应用
　　　　韩春茂　姜笃银　付小兵
第 8 册　氧疗在创面修复中的应用
　　　　刘宏伟　付小兵　肖丽玲
第 9 册　负压封闭引流技术在创面治疗中的应用
　　　　胡大海　郇京宁　官　浩
第 10 册　生物敷料在创面治疗中的应用
　　　　吕国忠
第 11 册　先进敷料在创面治疗中的应用
　　　　李学拥

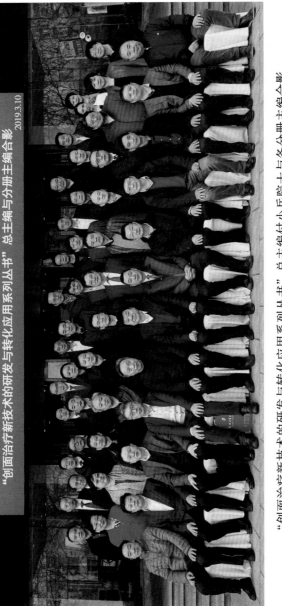

"创面治疗新技术的研发与转化应用系列丛书" 总主编付小兵院士与各分册主编合影

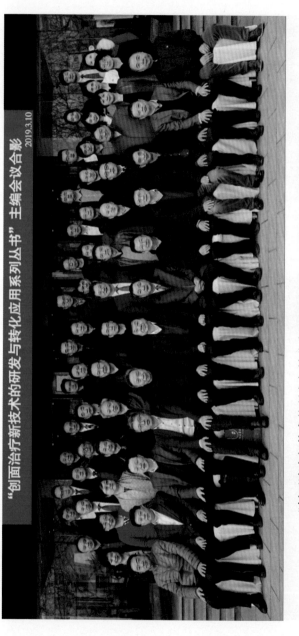

"创面治疗新技术的研发与转化应用系列丛书" 主编会议全体与会者合影

第16册　糖尿病创面的内科诊治

作者名单

主　编

许樟荣　教授、主任医师　中国人民解放军战略支援部队特色医学中心

冉兴无　教授、主任医师　四川大学华西医院

编　委（以姓氏笔画为序）

王玉珍　王爱红　王鹏华　冉兴无

冯　波　刘　芳　闫朝丽　许樟荣

李　秋　李秀钧　杨兵全　陈明卫

林少达　徐　俊　鄞国书　颜晓东

内容提要

　　"创面治疗新技术的研发与转化应用系列丛书"第16册《糖尿病创面的内科诊治》分16个部分，介绍了糖尿病治疗与心血管危险因素的防治、糖尿病患者围术期处理、糖尿病足溃疡和截肢的流行病学及医疗负担，糖尿病神经病变的流行病学及病理生理与治疗，糖尿病合并感染、外周血管病变诊断与治疗，糖尿病足的发病机制、分期（级）分类，负压创面疗法、高压氧治疗、减压技术和自体富血小板凝胶在糖尿病足溃疡中的应用，糖尿病与皮肤和足部关节病变、预防糖尿病足溃疡复发，以及糖尿病足诊治中的多学科合作与分级管理。其内容丰富，体例格式规范，行文流畅，图文并茂，可作为内分泌科、烧伤科、创伤外科、感染科、骨科、血管外科及创面修复科等相关专业各级临床医师、护士和基础研究人员的参考书。

创面治疗新技术的研发与转化应用系列丛书

总序

  创面治疗是古老的医学问题之一,同时在现代社会又有重大的治疗需求,由于社会进步、工农业生产的高速发展以及人们生活方式的改变,现在的创伤和创面治疗与以往相比都发生了很大的改变。一是种类明显增多。除传统的由交通事故、工矿事故、火灾事故以及战争与局部冲突等导致的组织损伤外,由疾病导致的组织损伤与创面也明显增多,如糖尿病与动静脉疾病导致的糖尿病足和下肢动静脉性溃疡创面等。二是发生机制更加复杂。除了创伤和创面本身,其病理生理过程还涉及原始疾病治疗以及老龄化等许多方面,受许多因素的影响,远远超过创伤和创面治疗本身。三是治疗难度加大。由于创伤和创面的发生与发展涉及许多方面,除治疗损伤组织本身外,还需要治疗原发疾病等,如糖尿病足的治疗就涉及创面本身和内分泌代谢、感染控制以及功能重建等。四是占用大量的社会资源与医疗资源。根据我们的初步研究,体表慢性难愈合创面的治疗费用、住院时间与占用的护理成本等均是普通疾病的3倍。五是人们对创伤和创面治疗结果的要求越来越高。希望修复和愈合的创面既没有溃疡发生和瘢痕形成,又达到和损伤以前一样的解剖结构与功能状态,即完美的修复和再生。因此,解决创伤,特别是体表慢性难愈合创面治疗的难题成为医学领域一个值得关注的重要问题,必须加以高度重视。

  创伤,特别是创面治疗除了外科处理以外,各种治疗技术、方法、药物和材料的应用对缩短创面愈合时间、提高愈合质量和减轻医疗负担起到了重要的作用。特别是近年来,各种新的技术、方法和材料在临床上的广泛应用,对加快创面愈合速度和提高愈合质量起到了非常重要的作用。与此同时,也应当看到,在一些地方由于医护人员对这些新的治疗技术和方法的基本原理缺乏了解,加之临床使用不规范等,这些新的治疗技术和方法没有取得应有的治疗效果,部分地方对新治疗技术和方法的滥用也给创面治疗带来一些不良后果。为此,部分专家强烈建议对这些新技术和方法在临床上的应用进行规范和指导。经过与本领域著名专家较长时间的酝酿和准备,本着以科学性为基础、以实用性为手段、以提高治疗效果为目标的原则,编著出版一套"创面治疗新技术的研发与转化应用系列丛书",供广大临床医护人员在工作中参考,并由此达到规范临床治疗行为、提高治疗技术和方法或产品的使用效率的目的。为此,本丛书的编写思路归纳起来有以下几方面。

1. **写作目的** 进一步推广经过临床验证,在创面治疗中具有实际临床治疗效果的新技术、新方法和新产品;进一步规范这些新技术、新方法和新产品在临床的应用,以提高治疗效果,减少并发症,降低医疗费用等;丛书定位是一套实用性、教材性和普及性的著作,丛书中介绍的治疗技术和方法主要基于专家共识和临床经验,而并非强制性的治疗标准,故仅供临床使用时参考。

2. **编著方式** 采用总主编负责下的各分册主编负责制。总主编负责丛书的总体规划、内容选择、分册主编遴选、出版,以及申请国家出版基金和重点图书出版规划项目等事项。分册主编负责该分册参编作者遴选、总体规划、写作、组稿和出版事宜。各分册本身是一部独立的专著,所有分册汇总是一套系列丛书。

3. **写作方法** 本丛书基本上采用统一的写作范式(部分分册也可以根据实际情况进行调整),即包括四大部分:第一部分介绍该技术、方法或产品(不涉及具体公司、不涉及具体公司产品,仅仅是对技术、方法或产品发展的介绍)发展的历史;第二部分介绍该技术、方法或产品治疗创面的基本原理;第三部分重点介绍该技术、方法或产品治疗各种创面的实际病例,包括使用方法、典型病例治疗前后照片对比、部分文字介绍,让读者通过这些典型病例,基本了解该技术方法或产品的临床应用等;第四部分介绍该技术、方法或产品临床应用的注意事项(适应证、禁忌证及并发症防治或注意点等)。

此外，丛书还充分利用互联网和信息技术，在正文中印制了二维码，通过扫描二维码可以看到关联的幻灯片、视频、图片等原创数字资源。这些数字资源拓展了文字不易描述的内容，增加了图书的附加价值，使微观事物描述更加形象化，图书内容更加丰富，有利于读者获取更多的知识信息。

科技发展日新月异，各种新的治疗技术、方法与产品不断出现，本丛书选定的治疗技术、方法或产品不一定全面，可能存在局限性与遗漏之处。由于丛书分册比较多，主编处于不同的单位，在写作形式、内容等方面可能存在一些不一致的地方，还望读者提出批评与建议，以利于我们在今后的修订中加以改进，不断完善。

感谢各位分册主编和为本系列丛书做出贡献的各位专家；感谢郑州大学出版社社长张功员和策划编辑李振川以及出版社工作人员为此付出的辛勤劳动；感谢国家出版基金的大力支持。

中国工程院院士
中国人民解放军总医院生命科学院院长
"创面治疗新技术的研发与转化应用系列丛书"总主编
2018 年 6 月 21 日

3

糖尿病足溃疡是糖尿病的主要慢性并发症之一,也是造成糖尿病患者截肢的主要原因。85%以上糖尿病患者的截肢是由于糖尿病足溃疡所引发或导致的。在我国因为慢性创面住院的患者中,糖尿病足溃疡已经成为第一位的原因。

糖尿病足溃疡往往发生于糖尿病病程长、病情长期未得到控制的患者,治疗困难,医疗花费巨大,预后差,所造成的社会负担和经济负担沉重。糖尿病足病严重地危害着糖尿病患者及其家庭乃至整个社会,足溃疡是糖尿病足病最常见的形式。一个糖尿病患者发生足溃疡,痛苦的是一家人甚至是更多的人。

糖尿病足溃疡诊断容易,治疗困难,预防确实有效。有效的预防措施已经使美欧许多国家糖尿病足病截肢率下降了50%以上。降低糖尿病截肢率的关键是预防和及早地发现并纠正糖尿病足病危险因素,对于已经发生足溃疡的糖尿病患者,给予科学规范和合理的治疗。这种治疗必须是多学科协作基础上的全身治疗与局部处理的结合。降低足溃疡的发生,及时地处理好足溃疡,就能降低截肢率。在英美等发达国家,有专门培训足病师(podiatrist)的学院,足病师专门处理各式各样的足的问题,包括了糖尿病足溃疡,其作用类似于专科医师。在我国则缺乏这类专门的人才。

在付小兵院士和程飚教授的主持领导下,我们主编了这个分册,其主要内容涉及糖尿病足溃疡的基础知识,如糖尿病的综合控制、围术期高血糖的控制、糖尿病神经病、糖尿病下肢动脉病变和糖尿病足溃疡的发病机制、足溃疡的临床分类分期和诊断与鉴别诊断、内科方面的治疗及一些治疗新技术新方法、糖尿病足溃疡的分级管理和多学科合作等。撰写这些章节的作者都是富有临床经验的糖尿病及足并发症的专家，书稿更注重临床实用性，同时也反映近些年的相关进展。本书适合糖尿病专业和慢性创面及其相关专业如血管外科、足踝外科人员阅读参考。尽管编写者做了很大努力，而且绝大多数都有丰富的撰稿和编书经验，但本书仍然会有许多不足，恳请读者理解并尽可能地与我们联系、指出不足，以便我们更好地完成下一稿的任务。

我们十分感谢付小兵院士和程飚教授交予我们主编这个分册的任务，使我们得到一次学习和提高的机会。我们也十分感谢郑州大学出版社出版这套极有价值的著作，使我国医务人员对包括糖尿病足溃疡在内的创面临床诊治有了更深刻的了解，并能将这种知识应用于临床，造福于广大的患者。

许樟荣　冉兴无
2018 年 6 月

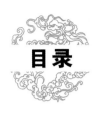

目录

11　糖尿病足的高压氧治疗　·············　150

1 糖尿病治疗与心血管危险因素的防治

1.1 糖尿病治疗新策略:综合防治心血管多危险因素

糖尿病(diabetes mellitus,DM)是以高血糖为重要特征兼有多代谢紊乱[血脂、血压、尿酸、胰岛素、促炎症因子等异常,以及阻塞型睡眠呼吸暂停低通气综合征(obstructive sleep apnea hypopnea syndrome,OSAHS/OSAS)等],且易致动脉粥样硬化的慢性疾病,是代谢综合征的缩影,是冠状动脉粥样硬化性心脏病(coronary atherosclerotic heart disease,CHD;简称冠心病)的"等危症"。

成人糖尿病90%以上为2型糖尿病(type 2 diabetes mellitus,T2DM),其核心问题是其致残、致命的大血管和微血管并发症,尤其是动脉粥样硬化性血管病(atherosclerotic vascular disease,ASVD)高发。与非糖尿病人群相比较,糖尿病患者粥样硬化血管病发生风险高2~4倍。

在西方糖尿病大血管病以心血管疾病(cardiovascular disease,CVD)罹患最高,且一半以上的糖尿病患者死于CVD。中国糖尿病大血管病中CVD的患病率和病死率均低于西方,而无论患病率和病死率均以脑卒中居首位。糖尿病及血管病行动:百普乐及达美康缓释片评价试验[action in diabetes and vascular disease:preterax and diamicron MR(modified release)controlled evaluation,ADVANCE]中国数据分析,脑卒中占13.9%,而心肌梗死仅占6.4%。中国大庆糖尿病研究23年随访结果,ASVD为糖尿病首要死因,其中脑卒中死亡占一半。日本、韩国等亚洲国家的报道与此相一致。这充分说明脑卒中是中国糖尿病动脉粥样硬化病中最常见的患病和致死原因。因此,新近发表的中华医学会内分泌学分会的《中国成人 2 型糖尿病动脉粥样硬化性脑心血管疾病预防指南》采用了动脉粥样硬化性脑心血管病(atherosclerosis cerebral-cardiovascular disease, ASCCVD)一词,其客观地反映了东西方人在糖尿病大血管病方面的重要差别。

糖尿病足溃疡(diabetic foot ulcer,DFU)的病理基础是缺血性周围动脉疾病(peripheral artery disease,PAD)和神经病变,即大血管病变和微血管病兼而有之。糖尿病足(diabetic foot,DF)患者大血管病变的特点是全身性、广泛性、多节段性和严重性。如未能早期诊断和及时处理则致动脉闭塞,而最终导致严重肢体缺血坏死、感染和截肢的灾难性后果。如前所说,糖尿病足患者兼有大血管及微血管病,因此除下肢 PAD 局部病变外,心、脑、肾等全身性病损患病率高。故糖尿病足患者全因死亡率及心血管(cardiovascular,CV)死亡风险亦较非糖尿病足患者明显增高。糖尿病的防治,无论是一级或二级防治的主要目标皆是针对其大血管和微血管并发症。一级防治在于消除危险因素,防止、减少其发生;二级防治则改善其病情,降低病死率,提高生活质量。

糖尿病的治疗长期以来是以降低血糖、血糖(blood glucose, BG)控制达标为中心。直至 2002 年,美国糖尿病学会(American Diabetes Association,ADA)关于糖尿病治疗标准(临床指南)仍只有血糖控制目标。翌年,该指南才增加了血压和血脂目标,血糖控制对于治疗高血糖危象,改善高血糖症状及防治微血管并发症无疑是至关重要的;对于 ASCCVD 的一级和二级预防也是必不可少的。鉴于糖尿病 ASCCVD 发病具有多危险因素,多项专门针对降糖对糖尿病大血管并发症终点事件影响的长期大型、国际、多中心临床试验均未获显著减少大血管事件、显著降低死亡率的硬证据。因此,于 20 世纪 90 年代后期一些学者开始提出糖尿病大血管病防治单纯降糖是不够的。2001 年在 ADA 第 61 届学术年会上 Sherwin 更提出糖尿病的治疗要"超越以葡萄糖为中心"的传统观念。此后更多学者提出糖尿病防治策略要从单纯控制血糖转变到全面防治心血管多重危险因素。

近年来,由于新的循证证据的强力支持,糖尿病心血管综合防治的理念不断强化,并已为国际、国内糖尿病、内分泌和心脏等多学术组织所共识。

糖尿病动脉粥样硬化性心血管病(atherosclerotic cardiovascular disease,ASCVD)多危险因素综合防治包括治疗性生活方式转变(therapeutic lifestyle changes,TLC)和行为改变、血糖控制、调脂、降压及抗血小板治疗等。现分述如下。

1.2 糖尿病的基础治疗

糖尿病的基础治疗包括患者身心健康的全面治疗(holistic approach),涉及患者终身生活的方方面面,其中最为重要的是治疗性生活方式转变(TLC)和行为的改变。糖尿病一旦确诊,应立即进行治疗性生活方式干预。TLC 是糖尿病治疗的基石(cornerstone)或基础,包括卫生营养疗法、运动疗法及忌烟等。

1.2.1 卫生营养疗法

国内外糖尿病指南推荐糖尿病患者均应行个体化的卫生营养疗法,并强调能量平衡。超重及肥胖者应减少总能量摄入以减体重 5%~7%,以改善血糖控制,减少降糖药的应用和降低 CVD 风险。

对于三大营养素摄入的推荐原则为:糖类(碳水化合物)推荐食用以含高纤维的全谷类、果胶、蔬菜、水果为主,避免精加工糖类和含糖食品。He 等报道,女性 2 型糖尿病患者食用全谷类膳食,可减少全因死亡和心血管病死亡。另外,注射胰岛素(insulin),特别是用餐时使用胰岛素的患者应注意糖类的摄入量及进餐时间保持恒定,以维持血糖的控制及避免低血糖反应和减少血糖波动性。

关于蛋白质的摄入量仅糖尿病肾病[白蛋白尿及估算的肾小球滤过率(estimated glomerular filtration rate,eGFR)降低]患者应降低,推荐量为 0.8 g/(kg·d)。低于此标准并无血糖、CVD 及肾功能的进一步获益。其余糖尿病患者蛋白质摄入量对血糖改善及 CVD 获益的作用尚无定论,因此指南提出应"目标个体化"。

脂肪摄入量占总热量 20%~35%。但就代谢目标及 CVD 风险而言,摄入脂肪的类别较摄入量更为重要。减少饱和脂肪酸,增加单不饱和脂肪酸摄入,避免反式脂肪酸,推荐食用富含 ω-3 脂肪酸饮食和坚果等。因其缺乏循证支持,故不推荐 ω-3 脂肪酸作为 CVD 一级或二级预防的补充治疗。

钠摄入<2 300 mg/d(食盐 6 g/d 左右),伴高血压者摄入量应更低。可少量饮酒(乙醇含量<15 g/d),但乙醇增加使用胰岛素或胰岛素促泌剂糖尿病患者延迟性低血糖发作的风险,应注意防止。

此外,由于吸烟增加糖尿病患病及 CVD 风险,糖尿病患者应停止吸烟。

1.2.2　运动疗法

不少研究,包括近期发表的糖尿病健康行动(action for health in diabetes,Look AHEAD)研究报告,糖尿病患者进行体力活动特别是结构式(structural)轻中度以上的耗氧运动或阻抗性锻炼具有减重、健身、改善代谢和减少控制 CVD 多危险因素的药物的应用。尽管如此,历时 9.6 年大型随机对照试验(randomized controlled trial,RCT)(n=5 145)的糖尿病健康行动试验却未能带来任何 CVD 获益。该试验运动组与对照组 CVD 事件数分别为 403∶418[风险比(hazard ratio,HR)0.95,95% 置信区间(confidence interval,CI)0.83~1.09,P=0.51]。对此结果,该研究组解释,可能系干预组减少了心脏保护药,如他汀类药物的应用所致。国内外有关指南均建议糖尿病患者每周至少进行 150 min 中等程度的有氧运动(达最大心率的 50%~70%);若无禁忌证,鼓励成人 2 型糖尿病患者每周至少进行 2 次阻抗锻炼,应尽量减少静坐时间。需要特别指出的是某些有严重糖尿病慢性并发症者不宜采取运动疗法,如增殖性和严重的非增殖性视网膜病患者运动增加玻璃体积血和视网膜脱离的危险；心脏自主神经病患者；糖尿病足开放性溃疡伴感染、夏科关节（Charcot joint，也称沙尔科关节或夏科特关节；本书采用临床习用的"夏科关节"）及周围神经病感觉减退或缺失等。

1.2.3 行为改变及心理咨询与治疗

除前述卫生营养运动疗法需要改变患者饮食生活习惯、保持充足睡眠（7~9 h）外，糖尿病，尤其是糖尿病足和老年患者行为、心理精神障碍发生率较一般糖尿病患者更高，特别是认知功能减退或丧失、睡眠障碍、抑制症和焦虑症，重者伴自杀倾向，应全面仔细评估并处理。

1.2.4 糖尿病自我管理教育与糖尿病自我管理支持

糖尿病治疗性生活方式干预和行为转变是糖尿病终生治疗的基础，必须长期坚持不懈，为此需要建立科学有效的保障体系。ADA 推荐的行之有效的保障体系主要包括以患者为中心的糖尿病自我管理教育（diabetes self-management education，DSME）和糖尿病自我管理支持（diabetes self-management support，DSMS），医保支持（费用报销），社区互助及专业人员的多学科团队共管（team works）方能达到既省费用又取得良好治疗效果的目的。

1.3 血糖控制对糖尿病血管病变的影响

1.3.1 微血管病

糖尿病是以高血糖而确诊的疾病，因此降糖治疗将血糖控制在适当的水平是糖尿病治疗的基础，防治糖尿病微血管病犹然。血糖水平与糖尿病微血管病密切相关，强化降糖治疗能有效降低微血管病相对、绝对风险。糖尿病控制与并发症试验（diabetes control and complications trial，DCCT）结果显示 1 型糖尿病（type 1 diabetes mellitus，T1DM）强化降糖治疗平均 6.5 年显著降低（25% ～ 70%）微血管并发症（糖尿病视网膜病及糖尿病肾病和神经病）的风险。不仅如此，DCCT 强化组的患者在试验结束后长期随访中［糖尿病干预及并发症的流行病学研究（epidemiological study of diabetes intervention and complications，EDIC）即 DCCT/EDIC］，其糖化血红蛋白 A1c（glycated hemoglobin A1c，GHbA1c）水平和原先常规治疗组已无差异，均在 8% 以下水平。不但其微血管病终点事件仍可明显获益；而且大血管病终点事件也明显获益：任何心血管病患病率降低 30%（$P = 0.016$），主要心血管事件患病率降低 32%（$P = 0.07$），即早期的强化降糖的微血管和大血管并发症获益，可延续数十年，即所谓的葡萄糖记忆（glucose memory）或代谢记忆（metabolic memory）作用。当然这种记忆作用随时间的推移是逐渐减弱的。

强化降糖降低微血管并发症的作用不仅见于 1 型糖尿病，为 DCCT 和 DCCT/EDLC 试验所证实；也见于 2 型糖尿病，并为英国糖尿病前瞻性研究（United Kingdom prospective diabetes study，UKPDS）所证实。在该试验中，3 867 例新诊断的 2 型糖尿病患者，随机分为强化降糖与常规降糖两组，随访 10 年后两组 GHbA1c 为 7.0%：7.9%，差值 0.9%，结果强化组较常规组糖尿病肾病风险降低 20%。

如同 DCCT/EDIC 试验，UKPDS 试验于 1998 年结束后也进行了 10 年的后续随访。此间停止强化血糖控制，两组 GHbA1c 水平在 1 年后已无差异。但 10 年后原强化组微血管并发症的发生率仍较常规组显著降低。这充分证明 2 型糖尿病早期强化降糖对降低微血管病变风险的有益作用在强化降糖停止 10 年后仍然延续，这种和 DCCT/EDIC 的"代谢记忆"相似的作用，UKPDS 研究组称为"延续作用"（legacy effect）。当然，这种延续作用也随时间推移而逐渐消减。

在 2 型糖尿病患者强化降血糖试验，GHbA1c 目标值较 UKPDS 更低（<7%）的另外 3 个里程碑式大型随机对照试验（RCT）［糖尿

病心血管风险控制行动(action to control cardiovascular risk in diabetes,ACCORD)试验,糖尿病及血管病行动:百普乐和达美康缓释片评价试验(ADVANCE)及美国退伍军人糖尿病研究(veterans affairs diabetes trial,VADT)]中,强化血糖控制对糖尿病微血管并发症的有益作用依然可见,但获益却逊于 DCCT、DCCT/EDIC 和 UKPDS。究其原因可能与此3项试验的受试者年龄更大、糖尿病病程更长、共患病及 CVD 并发症较多、治疗方式更加激进、低血糖发生率更高、体重增加更多(ADVANCE 例外)等因素有关。

1.3.2　降糖对大血管并发症的作用

　　血糖水平与大血管并发症,尤其是 CVD 的关系以及血糖控制对 CVD 的作用是糖尿病学界一直以来关注的焦点和颇富争议的问题。降低 CVD 发生率及糖尿病病死率,提升糖尿病患者的生活质量是糖尿病防治的终极目标。

　　无论动物实验,还是流行病学研究和临床试验均证明血糖水平(空腹、餐后血糖及 GHbA1c)与 CVD 相关,改善血糖控制能降低 CVD 风险。Ray 等荟萃分析了5个 RCT 试验33 040 例糖尿病患者强化血糖控制5年对 CVD 的影响,结果发现大血管病事件发生率显著降低,包括非致死心肌梗死发生率显著降低17%,非致死卒中发生率降低7%。UKPDS 研究强化降糖阶段虽然未见 CVD 获益(P =0.052),但其后10年随访研究(UKPDS-UP)结果显示,尽管两组间 GHbA1c 水平已无差异,但原强化组微血管病终点事件发生率仍显著降低(见前),而且也见 CVD 获益。原磺脲/胰岛素组心肌梗死的相对风险降低15%,全因死亡率降低13%;肥胖二甲双胍治疗亚组则 CVD 获益更著:心肌梗死和全因死亡的风险分别降低35%和27%。DCCT 队列为平均年龄23岁、CVD 低危的1型糖尿病患者随访平均6.5年的随机化试验期 CVD 事件发生仅1例,不足以评价强化降糖对 CVD 的影响。然而其后续随访(DCCT/EDIC)17年,尽管两组 GHbA1c(平均8%)已无差异,原强化强降糖组较常规治疗组,呈现出大血管明显获益,其任何 CVD 事件风险降低42%(P=

0.02），调整 GHbA1c 和白蛋白尿的组间差异影响后 CVD 事件风险的降低仍有显著性：非致死心肌梗死、卒中的发生率及 CVD 病死率降低 57%（$P=0.02$），这表明早期强化降糖对大血管病的作用同样具有代谢记忆作用。与 UKPDS 受试者特征差异颇大[年龄更长，糖尿病病程更长（8~20 年及以上）,已有一种以上 CVD 或多种 CVD 危险因素或共患病等]的另 3 项 2 型糖尿病强化降糖对大血管病终点事件影响的 RCT 里程碑大试验，即 ACCORD、ADVANCE 及 VADT，其强化血糖控制较 UKPDS 更加激进（ADVANCE 例外），GHbA1c 目标值更低[（6.4%~6.9%）:（7.0%~8.4%）]随机化试验期 5 年左右，结果 CVD 终点事件并无获益。ACCORD 试验甚至开始 1 年强化组 CVD 死亡增加，试验 3 年 CVD 死亡较标准组增加 22%（$HR\ 1.22$,$95\%\ CI\ 1.01\sim1.46$）,乃被迫停止强化。ADVANCE 试验结束后延续随访 4 年（ADAVANE-ON）仍未显现大血管获益，但亦无有害结果。

综上所述，血糖与糖尿病微血管病风险密切相关，强化降糖能显著降低糖尿病微血管病风险，这已成定论。因此，降糖治疗是防治糖尿病微血管病的基础。至于血糖与 2 型糖尿病 CVD 的联系虽然不少 RCT 试验及荟萃分析结果表明，血糖水平高低与 CVD 相关：空腹血糖（fasting plasma glucose,FPG）每增高 1 mmol/L 可预测心血管事件及死亡风险增高 17%，调整其他 CVD 危险因素后 GHbA1c 每增加 1% 伴 CVD 事件危险性增加 18%，心肌梗死危险增加 19%，全因死亡风险升高 12%~14%。但上述三大试验和新近的甘精胰岛素初始干预改善临床结局（outcome reduction with an initial glargine intervention,ORIGIN）试验并未见 CVD 硬性终点获益，后者即 ORIGIN 试验用基础胰岛素治疗使空腹血糖受损（impaired fasting glucose,IFG）、糖耐量受损（impaired glucose tolerance,IGT）,或早期 2 型糖尿病患者 FPG 维持正常，中位数 6.3 年随访 CVD 终点未见任何获益。这表明糖尿病血糖与动脉粥样硬化性心血管病（ASCVD）事件及其风险相关性较血糖与微血管病的相关性要弱得多，强化降糖的 ASCVD 获益不明显，且不同试验结果间存在异质

1

性,这提示糖尿病降糖治疗的 ASCVD 获益只可能于部分患者所取得而非为全体所享有,且干预时间需足够长,如 10 年以上。这部分患者可能是病程短、病情较轻,较年轻,尚无明显 CVD 患病及 CVD 低风险者,无或少有低血糖发作等。UKPDS-UP 试验结果及 VADT 试验后分析(post hoc analysis)发现强化组中病程<15 年者病死率更低,而病程>20 年病死率更高,也印证了此种异质性。

1.3.3 血糖控制靶目标

鉴于糖尿病群体病情的巨大异质性,中华医学会内分泌学会关于《中国成人 2 型糖尿病 GHbA1c 控制目标的专家共识》在国内外率先推荐 GHbA1c 分层达标(表 1.1)。

表 1.1 中国成人 2 型糖尿病 GHbA1c 目标值建议

GHbA1c 水平(%)	适用人群
<6.0	新诊断、年轻、无并发症及伴发疾病,降糖治疗无低血糖和体重增加等不良反应;无须降糖药物干预者;糖尿病合并妊娠;妊娠期发现的糖尿病
<6.5	<65 岁无糖尿病并发病和严重伴发疾病;糖尿病计划妊娠
<7.0	<65 岁口服降糖药物不能达标,合用或改用胰岛素治疗;≥65 岁,无低血糖风险,脏器功能良好,预期生存期>15 年;胰岛素治疗的糖尿病计划妊娠
≤7.5	已有心血管疾病(CVD)或 CVD 极高危
<8.0	≥65 岁,预期生存期 5~15 年
<9.0	≥65 岁或恶性肿瘤预期生存期<5 年;低血糖高危人群;执行治疗方案困难者如精神、智力或视力障碍等;医疗等条件太差

引自:中华医学会内分泌学分会. 中国成人 2 型糖尿病 GHbA1c 控制目标的专家共识[J]. 中华内分泌代谢杂志,2011,27(5):373.

ADA 糖尿病治疗标准除推荐一般目标 GHbA1c<7%（A）而外，也建议应根据患者不同临床特征，如老龄、体衰、病程、低血糖风险、CVD 风险、共患病、预期寿限、患者意愿及经济状况等多因素进行综合考虑，制订个体化 GHbA1c 目标。糖尿病足溃疡患者高血糖促发及加重感染，GHbA1c >7.5%时伴溃疡复发率增高。但此类患者又多系老年，长病程，具有多种大血管、微血管并发症的晚期及重症糖尿病患者 GHbA1c 目标应偏于宽松、适度。这种状况显然与前述相悖，这需医务人员权衡两者利弊以决定 GHbA1c 目标。

1.3.4 药物选择

（1）二甲双胍 UKPDS 试验超重亚组（$n=753$）经二甲双胍治疗后，心肌梗死相对风险较标准组降低 39%。荟萃分析也发现二甲双胍治疗的 CVD 获益。此外，Hong 比较了二甲双胍与格列吡嗪对 CVD 终点的影响，发现 2 型糖尿病和冠状动脉疾病（coronary artery disease，CAD）患者二甲双胍治疗后 CVD 复合终点事件发生率较格列吡嗪治疗后明显降低。本品优点为降糖有效，不增加体重，低血糖风险低，且价格低廉，如无禁忌证，国内外各相关学术组织指南均推荐为 2 型糖尿病一线首选口服降糖药。肾功能不全[eGFR<30 ml/（min·1.72 m^2）]应禁用。糖尿病足欲行血管造影的患者亦应停药。

（2）胰岛素 如前所述，糖尿病足伴溃疡患者病情较重，血管并发症及共患病较多，胰岛素为最常用降糖药。根据 GHbA1c 水平及单纯空腹高血糖抑或空腹、餐后血糖均高来决定选择基础胰岛素或餐时胰岛素或二者合用或胰岛素与口服降糖药合用。

（3）磺酰脲类 磺酰脲类（sulfonylureas，SU）为糖尿病常用的三大降糖药（胰岛素、二甲双胍和 SU）之一。由于其降糖作用强、疗效确定、廉价易得、无严重不良反应等优点，仍为国内外各指南推荐为 2 型糖尿病一线治疗药和二、三线加用药。如二甲双胍禁忌或不耐受，中国 2 型糖尿病指南推荐该类药物可作一线选择之一。其主要不良反应为体重增加和低血糖发生率较高，但不同 SU 有所差异，如 ADAVANCE 试验报告达美康缓释（gliclazide modified release）剂较其他临床试验报告的 SU 低血糖事件和体重增加均最低。此外,一些短效 SU(如格列喹酮)和非 SU 促泌剂(如瑞格列奈),据报道低血糖和体重增加风险亦较低。

(4)阿卡波糖 本品优点为有效降糖,低血糖和体重增加风险低,价格适中,对 2 型糖尿病餐后高血糖突出者尤为适合。《中国 2 型糖尿病防治指南(2013 年)》推荐为一线备选药和二、三线联合用药。预防非胰岛素依赖型糖尿病研究(study to prevent non-insulin-dependent diabetes mellitus,STOP-NIDDM)以阿卡波糖治疗 IGT 致 CVD 事件相对风险降低 49%[HR 0.51(95% CI 0.28~0.95),$P=0.03$]。在中国进行阿卡波糖心血管评价(acarbose cardiovascular evaluation,ACE)试验已经证实,该药对于 2 型糖尿病合并 CVD 无不利作用,且能降低糖尿病前期患者发展为糖病的概率。

(5)其他口服降糖药

1)噻唑烷二酮类:噻唑烷二酮类(thiazolidinediones,TZD)马来酸罗格列酮通过直接拮抗胰岛素抵抗而降糖,而疗效较二甲双胍及 SU 持久[糖尿病后果进展试验(a diabetes outcome progression trial,ADOPT)]。降低糖尿病前期至糖尿病转化风险 62%[雷米普利和罗格列酮降低糖尿病发生率评价(diabetes reduction assessment with ramipril and rosiglitazone medication,DREAM)试验],无低血糖风险,主要不良反应为增加心力衰竭风险。对试验数据再评价的结果证明本品应用 5 年不增加 CVD 事件。吡格列酮前瞻性心血管事件临床试验(pioglitazone prospective clinical trial of cardiovascular events,PROactive)一级终点虽未见获益,但二级终点包括心肌梗死(myocardial infarction,MI)、卒中及心血管死亡率降低 16%,本品亦增加心力衰竭风险,使用前应充分评估。

2)其他新型口服降糖药:自 2008 年美国食品和药品监督管理局(Food and Drug Administration,FDA)关于新研发的降糖药均需提供心血管安全性证据新规发布后,启动了包括胰高血糖素样肽-1 受体激动剂(glucagon-like peptide-1 receptor agonist,GLP-1RA)、GLP-1

类似物、二肽基肽酶-Ⅳ（dipeptidyl peptidase-Ⅳ, DPP-Ⅳ）抑制剂,以及钠葡萄糖共转子-2（sodium-glucose cotransporter-2, SGLT-2）抑制剂等新药和磺脲类、胰岛素、非磺脲促泌剂等老药对心血管安全性的再评价的大型临床试验 10 余项,已揭晓的试验中仅 2 项显现心血管获益。①利拉鲁肽,本品为 GLP-1 类似物,该药对心血管病高危的 2 型糖尿病患者心血管终点作用的中位数随访 3.8 年结果显示,利拉鲁肽组一级复合终点事件发生率(心血管死亡、非致死心肌梗死或非致死卒中)明显低于安慰剂组;心血管病病死率和任何原因死亡率亦均低于安慰剂组。而非致死心肌梗死、非致死卒中及心力衰竭住院率予亦低于安慰剂组,但无显著差异。导致停药的事件与不良反应在胃肠道、胰腺炎两组无显著差异。②恩格列净,本品在 2010—2013 年(中位数 3.1 年)进行的国际多中心(42 国,590 中心)随机双盲安慰剂对照试验[2 型糖尿病患者的恩格列净心血管结局事件试验 – 去除过量葡萄糖（empagliflozin cardiovascular outcome event trial in type 2 diabetes mellitus patients-removing excess glucose, EMPA-REG OUTCOME）]中显现心血管明显获益。本试验受试的 2 型糖尿病患者 7 020 人,均已有确定心血管病,并已进行充分的调脂、降压治疗。在此基础上,试验组恩格列净分 10 mg/d 及 25 mg/d 两个剂量组,但统计分析两组合并。结果,一级复合终点事件发生率恩格列净组较安慰剂组显著降低。与此同时,恩格列净组心血管病病死率、任何原因死亡及心力衰竭住院率均显著低于安慰剂组。心肌梗死和卒中发生率两组无显著差异。恩格列净一级终点事件发生率显著降低主要缘于心血管病病死率显著降低。2018 年 ADA 建议,对于合并多种心血管危险因素的 2 型糖尿病患者,利拉鲁肽和恩格列净类药物作为首选的降糖药物。

综上所述,糖尿病降糖药物的选择要根据患者的病情、意愿和药物的降糖疗效、低血糖风险、对体重的影响、不良反应以及价格等因素综合考虑。

1.4　调脂治疗

1.4.1　2型糖尿病与血脂异常的关系及血脂异常的特点

　　2型糖尿病与血脂异常两者关系十分密切,众多的遗传学、动物实验及临床研究均表明两者具有因果关系。2型糖尿病的家系研究发现其糖耐量正常(normal glucose tolerance,NGT)一级亲属已出现游离脂肪酸(free fatty acid,FFA)或甘油三酯[triglyceride,TG;也称三酰甘油(triacylglycerol,TAG)]升高。在高血脂、肥胖糖尿病大鼠模型制备过程中可清楚地观察到动物自肥胖、血脂异常至糖尿病发生发展的全过程。在高脂饲养过程中,随着动物体重逐渐增加,内脏脂肪量也明显增加,血FFA增高,伴胰岛素抵抗加重[稳态模型评估 – 胰岛素抵抗指数(homeostasis model assessment-insulin resistance index,HOMA-IR)增高],继之出现脂溢(spillover)或非脂组织,如肝、胰的脂肪异位沉着(ectopic deposition of lipid),光镜或电镜下可见肝细胞脂肪浸润或肝细胞坏死(脂肪肝炎)。与此同时,胰岛B细胞也由于脂肪浸润,出现信号转导障碍、B细胞内质网应激、线粒体功能障碍,激活B细胞自吞噬(autophagy),乃至B细胞凋亡甚或坏死,最后血糖显著升高,大鼠出现消瘦、多尿、多饮等明显糖尿病的高血糖症状。在临床上也观察到不少肥胖、代谢综合征患者在血糖不高时已有明显血脂异常。因此可以说血脂异常为"糖尿病之母"。McGary称:"脂调节异常是2型糖尿病及其并发症的原发的病理生理。"

　　2型糖尿病和代谢综合征血脂谱特点是:高甘油三酯血症,低高密度脂蛋白胆固醇(high density lipoprotein cholesterol,HDL-C)血症,高非HDL-C血症和小而致密低密度脂蛋白胆固醇(small,dense low-density lipoprotein cholesterol,sd LDL-C)颗粒增多,而LDL-C血清浓度可能仅轻度升高,甚或正常。此种血脂谱具有很强的致动脉粥样硬化的作用,故谓"致粥样脂相"(atherogenic lipid profile)。

1.4.2 糖尿病的血脂管理

(1)调脂靶目标 降低 LDL-C。在糖尿病血管并发症的防治中,如果说血糖控制是防治糖尿病微血管病的基石,则他汀类药物治疗降低 LDL-C 便是防治糖尿病动脉粥样硬化性心血管病(ASCVD)的基石。尽管 2 型糖尿病血脂谱是以 TG 和非 HDL-C 增高以及低 HDL-C 为突出特征,而 LDL-C 浓度并未明显升高,或基本正常,但 LDL-C 质,即亚组分有重要变化,即 sd LDL-C 颗粒增多。而 sd LDL-C 致粥样硬化作用甚强。因此,2 型糖尿病调脂治疗的一级靶目标是 LDL-C,以他汀类药物降低 LDL-C 至目标值以下,并长期维持。

(2)他汀类药物在 2 型糖尿病血脂管理中的重要地位 在 2 型糖尿病 ASCVD 防治的众多大型 RCT 试验中,包括降糖、降压、调脂、抗血小板等,以他汀类药物降 LDL-C 的试验业绩最为优秀。在几十年中以不同他汀类制剂,于不同试验群体(不同危险分层的非糖尿病,糖尿病患者)ASCVD 的一级或二级预防中均取得 CVD 显著获益,而且跨试验的结果一致性佳。2 型糖尿病他汀类药物 ASCVD 二级预防获益的证据,也最多而强有力,牢固奠定了他汀类治疗基石的地位。一项含 14 个他汀类药物随机化试验 18 686 例糖尿病患者(其中 1 型糖尿病 1 466 例,2 型糖尿病 17 220 例),平均随访 4.3 年的荟萃分析结果证明 LDL-C 每降低 1 mmol/L,主要血管事件发生率相应降低 21%,心血管疾病病死率降低 13%。更为重要的是他汀类药物干预试验所显示的 CVD 获益独立于 LDL-C 和其他血脂值的基线水平。

(3)他汀类药物治疗的原则

1)在有效治疗性生活方式转变(TLC)(见前)基础上加他汀类药物治疗。

2)治疗强度原则:鉴于许多他汀类药物试验设计着眼于考查他汀类药物治疗的强度(剂量)而非特定 LDL-C 目标值与 ASCVD 获

益的关系,因而 2013 年美国心脏学会/美国心脏协会
(American college ofcardiology, ACC/American Heart Association,
AHA)的调脂指南以强度分级推荐他汀类药物的应用。治疗强度从
他汀类药物剂量和 LDL-C 降低幅度两因素决定,分中强(moderate
intensity)和高强(high intensity)两挡,而未推荐 LDL-C 的目标值。
ACC/AHA 此意见仍为 2016 年 ADA 指南所采纳,但 IMPROVE-IT
试验结果发表对 ACC/AHA 原则提出了挑战(表 1.2)。

表 1.2　他汀类药物治疗的强度及其相应的不同他汀类制剂剂量(1 次/d)

高强度他汀类药物治疗	中强度他汀类药物治疗
LDL-C 降低≥50%	LDL-C 降低 30%~50%
阿托伐他汀 40~80 mg	阿托伐他汀 10~20 mg
瑞舒伐他汀 20~40 mg	瑞舒伐他汀 5~10 mg
	辛伐他汀 20~40 mg
	普伐他汀 40~80 mg
	洛伐他汀 40 mg
	氟伐他汀 XL 80 mg
	匹伐他汀 2~4 mg

引自:Diabetes Care,2016,39(Suppl 1):S64(Table 8-2)

　　3)危险因素分层原则:分为中危和高危两挡次。他汀类药物治
疗的强度亦由危险度的高低而决定(表 1.3)。

表 1.3　2 型糖尿病 ASCVD 危险分层及相应他汀类药物治疗强度推荐

年龄(岁)	危险因素(RF)	他汀类药物治疗强度*
<40	无	无
	ASCVD RF＊＊	中或高
	ASCVD	高

续表 1.3

年龄(岁)	危险因素(RF)	他汀类药物治疗强度*
40~75	无	中
	ASCVD RF	高
	ASCVD	高
	ACS,LDL-C>1.2 mmol/L, 大剂量他汀类药物不耐受者	中,加依折麦布
>75	无	中
	ASCVD RF	中或高
	ASCVD	高
	ACS,LDL-C>1.2 mmol/L, 大剂量他汀类药物不耐受者	中,加依折麦布

　* 在 TLC 基础上;** 包括 LDL-C≥2.6 mmol/L,高血压,吸烟,超重或肥胖和早发 ASCVD 家族史;ACS 急性冠脉综合征。引自:Diabetes Care,2016,39(Suppl 1):S64(Table 8-1)

需要特别指出的是糖尿病是冠心病的等危症,糖尿病如再加上 LDL-C>2.6 mmol/L,即是高危,如年龄>40 岁,即应进行高强度他汀类药物治疗。

(4)他汀类药物应用的循证推荐(ADA 糖尿病指南,2016 年)

1)糖尿病伴 ASCVD 者不论年龄如何均应在 TLC 基础进行高强度他汀类药物治疗(A)。

2)40~75 岁无 ASCVD 危险因素的糖尿病患者应于 TLC 基础之上进行中强度他汀类药物治疗(A);伴 ASCVD 危险因素者,则用高强度他汀类药物治疗(B)。

3)75 岁以上糖尿病患者,如无 ASCVD 危险因素用中强度他汀类药物治疗;有 ASCVD 危险因素者用中强度或高强度他汀类药物治疗(B)。

(5)其他血脂异常的治疗　如前所述,高 TG 和低 HDL-C 为 2 型糖尿病血脂异常特征,但以贝特类和烟酸衍生物治疗以降低 TG

和升高 HDL-C 为调脂靶目标的临床试验,均未见 ASCVD 明显获益。因而各学会指南一般均未推荐以降低 TG 和升高 HDL-C 作为 2 型糖尿病调脂治疗主要靶目标,某些指南推荐非 HDL-C(TC-HDL-C)作为调脂的次级替代靶目标。

此外,推荐:①治疗性生活方式干预,特别是忌酒;②TG 特高者如>1 000 mg/L(11.3 mmol/L)需立即用贝特类及(或)鱼油治疗,以降低急性胰腺炎风险;③男性糖尿病他汀类药物治疗者如血 TG> 2.2 mmol/L,HDL-C≤0.9 mmol/L 时可在他汀基础上加贝特联合治疗(B)。

尽管贝特试验 ASCVD 一级终点未见获益,但二级终点或亚组分析结果获益。如非诺贝特干预和降低糖尿病事件(fenofibrate intervention and event lowering of diabetes,FIELD)试验二级复合终点减少,其中包括白蛋白尿和截肢的显著减少。控制糖尿病心血管风险的行动脂质试验(action to control cardiovascular risk in diabetes lipid test,ACCORD-LIPID)队列中 TG > 2.2 mmol/L,HDL-C < 0.88 mmol/L 亚组 CVD 相对风险降低 $26\% \sim 35\%$。

(6)他汀类与依折麦布联合治疗结果与调脂策略新思考　再降 ASCVD 结局的维多林有效性国际试验(improved reduction of outcomes:vytorin efficacy international trial,IMPROVE-IT)是一项为期 7 年旨在确定依折麦布加他汀类药物较单纯他汀类药物治疗能否使 ASCVD 终点事件发生率再度降低的国际(39 国)多中心(1 147)、大型($n = 18$ 144)随机、双盲、金标准对照(他汀类药物)试验。试验对象为急性冠脉综合征的住院患者,基线 LDL-C 水平已行降脂治疗者为 $1.3 \sim 2.6$ mmol/L,未行降脂治疗者为 $1.3 \sim 3.2$ mmol/L。

试验药维多林(vytorin)为含辛伐他汀 40 mg 和依折麦布 10 mg 的复方固定剂;对照药为辛伐他汀 40 mg 加安慰剂(单纯辛伐他汀组)。结果:①中位数时间加权的平均 LDL-C 水平辛伐他汀-依折麦布组为 1.4 mmol/L;而单纯辛伐他汀组为 1.8 mmol/L。②一级终点 Kaplan-Meier 事件发生辛伐他汀-依折麦布组为 32.7%;而单纯辛伐他汀组为 34.7%。试验组较对照组绝对风险下降 2%;*HR*

1

$0.936, 95\% CI\ 0.89 \sim 0.99, P = 0.016$。

本试验结果显示：在辛伐他汀治疗基础上加依折麦布再降 LDL-C 能进一步改善心血管结局。同时表明将 LDL-C 降至既往的最低目标值（1.8 mmol/L）以下心血管还能再获益。

在他汀类药物降脂治疗理念和策略上过去数十年中经历了从重视 LDL-C 目标值→取消 LDL-C 目标值，强调他汀治疗剂量强度→再度强调 LDL-C 目标值的起落跌宕。2002 年美国国家胆固醇教育计划（National Cholesterol Education Program, NCEP）成人治疗专家组第 3 次报告（ATPⅢ）根据 Framingham 冠心病危险分层将他汀类药物降 LDL-C 的目标值推荐为 3 挡：高危 LDL-C<2.6 mmol/L（100 mg/dl）；中危<3.2 mmol/L（130 mg/dl）和低危<4.1 mmol/L（160 mg/dl）。由于近期著名的他汀类药物降脂五大试验［心脏保护研究（heart protection study, HPS）、普伐他汀老年风险前瞻性研究（prospective study of pravastatin in the elderly at risk, PROSPER）、降压及降脂治疗预防心脏病发作试验——降脂部分（antihypertensive and lipid-lowering treatment to prevent heart attack trial—lipid-lowering trial, ALLHAT-LLT）、盎格鲁-斯堪的纳维亚心脏终点试验-降脂分支研究（Anglo-Scandinavian cardiac outcomes trial-lipid lowering arm, ASCOT-LLA）和普伐他汀/阿托伐他汀评估和感染疗法-心肌梗死溶栓 22（pravastatin or atorvastatin evaluation and infection therapy-thrombolysis in myocardial infarcfion 22, PROVE IT-TIMI22）］结果相继发表。2004 年成人治疗组第三次指南（adult treatment panel Ⅲ, ATPⅢ）专家组，根据五大试验的最新循证，对其 2002 年指南做了适当修正，将 LDL-C 目标值增加了极高危患者 LDL-C<1.8 mmol/L（70 mg/dl）一挡，推荐为可选择（option）目标，此包括基线 LDL-C<2.6 mmol/L 的患者。极高危指急性冠脉综合征（acute coronary syndrome, ACS）或高危加代谢综合征或糖尿病等。此外，中危的目标值是<3.2 mmol/L，但根据新循证可选择<2.6 mmol/L，其中包括基线 LDL-C 在 2.6~3.2 mmol/L 者。

修正报告强调：①五大试验的新证据主要是对 ATPⅢ 指南

LDL-C 目标值的强化和支持,尤其是糖尿病和老年降脂获益。因此,仍坚持原高、中危目标值<2.6 mmol/L 及<3.2 mmol/L 为强力推荐。②强调他汀治疗 LDL-C 目标是 LDL-C 的绝对值,强化治疗将 LDL-C 水平降低 30%~40%(相对值)并非降脂靶目标。③无论患者属哪一危险级别治疗性生活方式转变均为降脂治疗的基础,强调 LDL-C 达标是因为动物实验、流行病学研究及临床试验已充分证明血清胆固醇水平与 ASCVD 存在因果关系,降低胆固醇水平则 ASCVD 获益,即胆固醇和 ASCVD 风险两者之间存在量效关系。胆固醇治疗试验协作组(cholesterol treatment trial collaborative group,CTT)所做 14 个他汀类药物 RCT 试验 90 065 例的荟萃分析发现 LDL-C 平均降低 1 mmol/L,5 年主要冠心病事件发生率下降 23%。进而对本荟萃分析样本中的糖尿病亚组($n=18\ 686$)进行分析的结果与之相似,即 LDL-C 降低 1 mmol/L 主要血管事件发生率相应降低 21%;全因死亡率相应降低 9%,而非糖尿病组降低 13%,两者亦相似(见前)。这就是所谓胆固醇学说(cholesterol hypothesis)。

此后一些研究报道他汀类药物有降胆固醇之外的作用,如抗炎、抗氧化、改善血管内皮功能等,即所谓他汀类药物的多效性(pleiotropic effects),并认为此作用是他汀类药物特有的降胆固醇之外的 CVD 获益部分,此即所谓他汀学说(statin hypothesis),由此而产生了还要不要 LDL-C 目标值的争论。尽管如此,LDL-C 目标值仍为各大指南所推荐。直至 2013 年 ACC/AHA 胆固醇治疗指南放弃胆固醇治疗的目标值,转而强调他汀治疗强度的作用。按 ASCVD 危险分层他汀类药物采用高强度或中强度治疗。如前所述,ADA 鉴于既往他汀类药物 CVD 终点试验旨在验证他汀类药物的剂量而非胆固醇目标,也于 2015 年的降脂指南放弃 LDL-C 目标值,而改为按 CVD 危险分层的他汀类药物治疗强度和 LDL-C 降幅的推荐。危险分层见表 1.3。高强度指 LDL-C 降幅≥50%,中强度 LDL-C 降幅 30%~50%。2014 年《中国胆固醇教育计划血脂异常防治专家建议》认为胆固醇目标值设定有流行病学、遗传学和临床试验的循证基础,是行之有效的治疗模式。而大剂量高强度他汀治疗中国人不良反应发生率高,因而根据 ASCVD 危险因素推荐了中国人 ASCVD 一级预防与二级预防 LDL-C 的目标值(表 1.4)。

表 1.4　ASCVD 一级预防与二级预防降胆固醇治疗的目标值

临床疾患和(或)危险因素	目标 LDL-C(mmol/L)
ASCVD	<1.8
糖尿病+高血压或其他危险因素[a]	<1.8
糖尿病	<2.6
慢性肾病(3 或 4 期)	<2.6
高血压+1 项其他危险因素[a]	<2.6
高血压或 3 项其他危险因素[a]	<3.4

　　ASCVD:动脉粥样硬化性心血管疾病;LDL-C:低密度脂蛋白胆固醇;[a]其他危险因素,包括年龄(男≥45 岁,女≥55 岁)、吸烟、高密度脂蛋白胆固醇<1.04 mmol/L、体质指数≥28 kg/m², 早发缺血性心血管病家族史。引自:2014 年《中国胆固醇教育计划血脂异常治疗专家建议》,中华心血管病杂志,2014,42(8):634.

　　以急性冠状动脉综合征患者为试验对象的维多林有效性国际试验(IMPROVE-IT)结果对 ACC/AHA 的大剂量强化他汀类药物治疗策略,即他汀学说提出了严重挑战。本试验用中强度他汀加依折麦布治疗大样本 ACS 人群,将 LDL-C 水平降至 1.4 mmol/L 左右(远低于过去指南建议的 1.8 mmol/L 的目标值),随访 7 年结果一级终点的绝对风险较单纯辛伐他汀组下降 2%($P = 0.016$)。这表明将 ACS 后 LDL-C 水平降至较既往的目标值更低 CVD 还可获益,但 CVD 最大获益的 LDL-C 最低目标值是多少? 本试验未能回答。不论用何种降脂药物治疗,将 LDL-C 降低于特定的目标值是冠心病防治策略的首要问题,因此有学者建议将胆固醇学说升级为胆固醇原则(cholesterol principle)。

1.5 高血压的管理

高血压是糖尿病最常见的共患病,其共患率为70%~80%。高血压也是代谢综合征经典四大成分之一,它和糖尿病均为ASCVD危险因素,二者并存则更增加心肌梗死、卒中、全因死亡、心力衰竭、肾病和其他微血管病风险,故有"致命二重奏"(deadly duet)之谓。近几十年来,无数RCT临床试验,无论是早期包括糖尿病的普通群体研究中糖尿病亚组分析或近期糖尿病群体的降压ASCVD终点研究,如UKPDS、控制糖尿病心血管危险行动:血压研究(action to control cardiovascular risk in diabetes:blood pressure study, ACCORD-BP)、ADVANCE/ADVANCE-ON-BP的结果均证明糖尿病伴高血压患者降压治疗能显著降低ASCVD事件。UKPDS强化降压组[血压19.2/7.5 kPa(144/82 mmHg)]较常规降压组[血压20.53/11.60 kPa(154/87 mmHg)]脑卒中风险降低44%,而心肌梗死风险非显著降低21%。新近,一项包括49个RCT总纳入对象73 738例,其中糖尿病患者47 113例的系统评价,meta分析发现糖尿病高血压患者降压治疗的血管获益与治疗前后的血压水平均有关。如治疗前的收缩压(systolic blood pressure,SBP)>18.67 kPa(140 mmHg),则降压治疗使SBP<18.67 kPa(140 mmHg)可降低死亡和心血管风险。倘若治疗前的SBP<18.67 kPa(140 mmHg),再度降压非但无益,反而增加心血管死亡风险。但卒中是例外。ACCORD-BP强化降压组[SBP 15.87 kPa(119 mmHg)]一级终点事件发生率和全因死亡率虽然和常规降压组[SBP 17.6 kPa(132 mmHg)]无差异,但二级终点卒中发生率显著降低(41%),但药物严重不良反应(serious adverse reactions,SAE)也明显增加。另一项包括37 736例2型糖尿病或空腹血糖受损伴高血压患者的meta分析亦有类似发现,即强化降压治疗心血管、微血管均未见获益,但卒中发生率降低17%。药物严重不良反应发生率也随之增加40%。基于最新证据,近年欧美心脏、糖尿病、内分泌学术组织的指南均不推荐糖尿病患者强化降压

治疗,而且将糖尿病血压控制目标从过去的<17.33/10.67 kPa(130/80 mmHg)提高到<18.67/12.00 kPa(140/90 mmHg)。<17.33/10.67 kPa(130/80 mmHg)的目标如能安全达到可能仅适合特定人群:年轻、白蛋白尿或伴其他 ASCVD 危险因素的患者。

对糖尿病的血压管理策略推荐如下。

● 糖尿病患者血压>16.00/10.67 kPa(120/80 mmHg)建议 TLC,如低钠摄入(2 400 mg/d)、忌烟、限酒、减重、增加体力活动等。

● 血压>18.67/12.00 kPa(140/90 mmHg)者在 TLC 基础上应即起始药物治疗,降压达标,即血压<18.67/12.00 kPa(140/90 mmHg)。

降压目标值确定之后,要解决药物选择的两个问题:其一,初始,即首选何种降压药,传统习惯上将降压药分为噻嗪类利尿剂(包括吲达帕胺)、钙通道阻滞药(calcium channel blocker,CCB)、血管紧张素转化酶抑制剂(angiotensin-converting enzyme inhibitor,ACEI)、血管紧张素受体拮抗剂(angiotensin receptor blocker,ARB)、β受体阻滞剂和α受体阻滞剂六大类。但 2014 年的美国高血压预防、检测、评估与治疗联合委员会第八次报告(the 8th report of the joint national committee on American prevention,detection,evaluation and treatment of hypertension,JNC8)的指南仅推荐利尿剂、钙拮抗剂、ACEI 及 ARB 4 类作为首选。对糖尿病 ASCVD 的一、二级预防,4 类降压药有无各自独特的优势?各大指南与 JNC8 立场基本一致,即降压达标是关键。无论哪类降压药起始,只要血压能安全达标并长期维持均能 ASCVD 获益,因此选择任何一类起始均可。但下述特殊情况可做特别考虑。如糖尿病肾病(diabetic kidney disease,DKD/chronic kidney disease,CKD)或非糖尿病肾病(non-DKD),伴/不伴蛋白尿者,则推荐首选 ACEI 或 ARB 以改善肾功能,减少蛋白尿或延缓肾病进展。一类不耐受可选择另一类,但不推荐 ACEI 和 ARB 联合治疗。对于黑人无论糖尿病与否 JNC8 推荐首选噻嗪利尿剂或 CCB。此外,其他考虑因素尚包括有无心力衰竭、急性冠脉综合征、心肌梗死及价格、药物严重不良反应等。其二是加药,初始治疗单药降压不达标可二联或三联。加药时 4 类中任何一类均可。需要指出的是不少患者可能需二联甚至三联始能使血压达标。但药物严重不良事件也随之增加。

1.6 抗血小板治疗

阿司匹林作为糖尿病二级预防能有效降低已患心肌梗死和卒中的极高危患者 ASCVD 的患病率和病死率,治疗剂量 75~162 mg/d。如对阿司匹林过敏可用氯吡格雷 75 mg/d 替代,对急性冠脉综合征抗血小板二联治疗 1 年是合理的选择。阿司匹林主要不良反应为增加胃肠出血风险,临床实际发生率可高达(1~5)/(1 000 人·年)。阿司匹林一级预防试验未能取得确切 ASCVD 获益,因而 ADA 指南仅于≥50 岁的糖尿病伴 10 年 CVD 风险>10% 者作低级别的推荐。

(李秀钧)

糖尿病治疗与心血管危险因素的防治

参考文献

[1]中华医学会内分泌学分会. 中国成人 2 型糖尿病患者动脉粥样硬化性脑心血管疾病分级预防指南[J]. 中华内分泌代谢杂志,2016,32(7):540-545.

[2]李秀钧. 2 型糖尿病防治策略的革命:从降糖治疗到全面防治心

血管危险因素［J］.中华内科杂志,2002,41（4）:217-218.

［3］李秀钧.糖尿病心血管多重危险因素综合防治理念再强化［J］.中华内科杂志,2013,52（7）:1-4.

［4］中华医学会内分泌学分会.中国成人 2 型糖尿病 GHbA1c 控制目标的专家共识［J］.中华内分泌代谢杂志,2011,3（5）:73-77.

［5］2014 年中国胆固醇教育计划血脂异常防治建议专家组,中华心血管病杂志编辑委员会,血脂与动脉粥样硬化循证工作组,等.2014 年中国胆固醇教育计划血脂异常防治专家建议［J］.中华心血管病杂志,2014,42（8）:633-636.

［6］HAFFNER S M,LEHTO S,RONNEMAA T,et al. Mortality from coronary heart disease in subjects with type 2 diabetes and in nondiabetic subjects with and without prior myocardial infarction［J］.N Engl J Med,1998,339（4）:229-234.

［7］WOODWARD M,PATEL A,ZANGAS S,et al. Does glycemic control offer similar benefits among potients with diabetes in different regions of the world:results from the ADVANCE trial［J］. Diabetes Care,2011,34（12）:2091-2095.

［8］AN Y,ZHANG P,WANG J,et al. Cardiovascular and all-cause mortalily over a 23-year period among Chinese with newly diagnosed diabetes in the Da Qing IGT and Diabetes Study［J］. Diabetes Care,2015,38（7）:1365-1371.

［9］GAEDE P, LUND-ANDERSON H, PARVING H H, et al. Effect of multifactorial intervention on mortality in type 2 diabetics［J］. N Engl J Med,2008,358（6）:580-591.

［10］INSUCCHI S E,BERGENSTAL R M,BUSE J B,et al. Management of hyperglycemia in type 2 diabetes,2015:a patient-centered approach:Update to a position statement of the american diabetes association and the european association for the study of diabetes［J］. Diabetes Care,2015,38（1）:140-149.

［11］FOX C S,GOLDEN S H,ANDERSON C,et al. Update on prevention of cardiovascular disease in adults with type 2 diabetes mellitus in light of recent evidence:a scientific statement from the american heart association and the american diabetes association[J]. Diabetes Care,2015,38(9):1777-1803.

[12]AMERICAN DIABETES ASSOCIATION. Standards of medical care in diabetes[J]. Diabetes Care,2016,39(Suppl 1):S23-S35.

[13]GARBER A J,ABRAHAMSON M J,BARZILAY J I,et al. Consensus statement by the american association of clinical endocrinologists and american college of endocrinology on the comprehensive type 2 diabetes management algorithm-2016 executive summary[J]. Endocr Pract,2016,22(1):87-102.

[14]NATHAN D M,CLEARY P A,BACK LUND J Y,et al. Diabetes control and complications trial/epidemiology of diabetes interventions and complications(dcct/ed1 c)study research group:intensive diabetes treatment and cardiovascular disease in patients with type 1 diabetes[J]. N Engl J Med,2005,353:2643-2653.

[15]The Diabetes Control and Complications Trial(DCCT)/Epidemiology of Diabetes Intervention and Complications(EDIC)Study Research Group. Intensive diabetes treatment and cardiovascular outcomes in type 1 diabetes:the DCCT/EDIC study 30-year follow-up[J]. Diabetes Care,2016,39(5):686-693.

[16]UK Prospective Diabetes Study(UKPDS)Group. Intensive blood glucose control with sulfonylurea and insulin compared with conventional treatment and risk of complications in patients with type 2 diabetes(UKPDS 34)[J]. Lancet,1998(352):837-853.

[17]GERSTEIN H C,ISLAM S,ANAND S,et al. Dysglycaemia and the risk of acute myocardial infarction in multiple ethnic groups:an analysis of 15 780 petients from the INTERHEART study[J]. Diabetologia,2010,53(12):2509-2517.

[18]GERSTEIN H C,BOSCH J,DAGENAIS G R,et al. ORIGN Trial

Investigators. Basal insulin and cardiovascular and other outcomes in dysglycemia[J]. N Engl J Med,2012,367(4):319-328.

[19]DUCKWORTH W C,ABRAIRA C,MORITZ T E,et al. The duration of diabetes affects the response to intensive glucose control in type 2 subjects: the VA diabetes trial[J]. J Diabetes Complications,2011,25(6):355-361.

[20]MARSO S P,DANIEL G H,BROWN-FRANDSEN K,et al. LEADER trial investigators liraglutide and cardiovascular outcomes in type 2 diabetes[J]. N Engl J Med,2016,377(9):839-848.

[21]ZINMAN B,WANNER C,LACHIN J M,et al. Empagliflozin,cardiovascular outcomes,and mortality in type 2 diabetes[J]. N Engl J Med,2015,373(22):2117-2128.

[22]CANNON C P,BLAZING M A,GIUGLIANO R P,et al. Ezetimibe added to statin therapy after acute coronary syndromes[J]. NEJM, 2015,372(25):2387-2397.

[23]GRUNDY S M,CLEEMAN J I,MERZ C N B,et al. For the Coordinating committee of the national cholesterol education program. implications of recent clinical trials for the national cholesterol education program adult treatment panel Ⅲ guidelines[J]. Circulation,2014,110(6):227-239.

[24]WRIGHT R S, MURPHY J. PROVE-IT to IMPROVE-IT, why LDL-C goals still matter in post-ASC patients[J]. JACC,2016,67(4):362-364.

[25]JARCHO J A,KEANEY J R. Proof that lower is better-LDL cholesterol and IMPROE-IT[J]. N Engl J Med,2015,372(25):2448-2450.

[26]BRUNSTROM M,CARLBERG B. Effect of antihypertensive treatment at different blood pressure levels in patients with diabetes mellitus: systematic review and meta-analysis[J]. BMJ,2016,352:1717-1724.

2 糖尿病患者围术期处理

根据国际糖尿病联盟（International Diabetes Federation, IDF）发布的糖尿病地图, 2017 年全球有将近 4.25 亿人患有糖尿病, 其中 80% 在中、低收入国家, 1/3 是 65 岁以上的老年人; 如果不采取积极的行动, 2045 年的糖尿病患者人数将达到 6.29 亿。我国 2013 年流行病学研究显示, 中国成人 2 型糖尿病（T2DM）患病率为 11.6%, 糖尿病前期患病率达 50.1%。

50% 的糖尿病患者一生至少要接受 1 次以上外科手术, 由于外科疾病、麻醉、手术等应激因素, 可使糖尿病病情加重。由于糖尿病患者代谢紊乱, 术中危险性和术后并发症均明显高于非糖尿病患者, 糖尿病患者的术后感染率、心律失常、急性肾功能衰竭、肠梗阻、中风、心肌梗死、住院时间延长和死亡风险等都显著增加。同时, 对手术的应激反应也会导致胰岛素抵抗加剧和胰岛素分泌减少, 导致胰岛素的相对不足。

2.1 高血糖对围术期结局的影响

2.1.1 未被诊断糖尿病

有相当一部分患者是在围术期首次被诊断为糖尿病, Cleveland Clinic 研究发现, 在 39 434 例非心脏手术的患者中, 未被诊断的糖尿病比例达 10%, 空腹血糖受损（IFG）达 11%。Lauruschkat 和他的研究团队发现, 在 7 310 例冠脉搭桥术患者中未被诊断糖尿病的比例达 5.2%（已知糖尿病的比例为 29.6%）。与非糖尿病患者和已知糖尿病的患者相比, 未被诊断为糖尿病的患者需要急救和重新插管的比例更高、术后辅助呼吸的时间更长,围术期死亡率也更高。之前的研究也证实,未被诊断的糖尿病是增加围术期死亡率和致残率的危险因素。Gustafsson 前瞻性地观察了 120 例行大肠手术且未知糖尿病的患者,发现糖化血红蛋白 A1c(GHbA1c)>6% 的患者肺炎、尿路感染、胸腔积液和术后肠梗阻的发生率显著增加,且术后血糖水平也显著升高,而术前 GHbA1c<7% 可以显著降低患者感染并发症发生率,包括肺炎、创面感染、尿路感染和败血症。

2.1.2　术前高血糖

美国临床内分泌医师学会(American Society of Clinical Endocrinologists,AACE)和美国糖尿病学会(ADA)联合发布了《住院患者血糖管理共识》:任意时间点血糖>7.8 mmol/L,即可认为是高血糖症。术前高血糖是围术期致死和致残的独立危险因素,独立于患者是否处于糖尿病状态。大量研究显示,高血糖会造成心脏手术和重症监护治疗病房(intensive care unit,ICU)患者的结局恶化,改善高血糖状态,可以显著降低多器官功能衰竭、全身感染及短期和长期的死亡率。冠状动脉搭桥术患者术前血糖>11.1 mmol/L 会显著增加深部胸骨创面的感染,颈动脉内膜切除术术前高血糖的患者手术导致的中风、短暂性缺血、心肌梗死和死亡的发生率显著增加。对于择期非心脏手术的患者,1 年的死亡率与术前血糖水平存在相关性,与血糖控制在 5.6~11.1 mmol/L 的患者相比,血糖>11.1 mmol/L 的患者死亡率增加 2.1 倍,术后第 1 天血糖>12.2 mmol/L 的患者,感染风险增加 2.7 倍。血糖每升高 2.2 mmol/L,术后创面感染率增加 30%。

2.1.3　血糖波动

围术期血糖波动与 ICU 和围术期的结局存在一定的相关性。平均血糖和血糖波动[标准差(standard deviation,SD)]均与 ICU 患者的死亡率存在相关性。血糖波动对 ICU 患者死亡率的预测作用强于平均血糖。平均血糖高且血糖波动大的患者,死亡率高;平均血糖处于同一水平的患者,如果血糖波动较小,其死亡率会显著降低。血糖波动是危重患者死亡率的独立预测因子。然而,改善血糖波动是否对预后有改善,尚无定论。

2.1.4 高血糖造成危害的可能机制

手术会导致应激,出现应激性高血糖,应急状态会导致负反馈激素(如胰高血糖素、肾上腺素、皮质醇和生长激素)水平升高,从而导致糖类的代谢一系列的改变,包括:胰岛素抵抗、肝糖生成增加、外周胰岛素利用受损和相对胰岛素不足。肾上腺素会刺激胰高血糖素的分泌,抑制胰岛细胞分泌胰岛素。皮质醇水平较高会增加肝糖的生成,刺激蛋白质分解和增加糖原生成。高血糖会导致大量活性氧生成和炎症因子水平升高,促炎因子肿瘤坏死因子 α-(tumor necrosis factor-α,TNF-α)、白细胞介素-1β(interleukin-1β,IL-1β)、白细胞介素-6(interleukin-6,IL-6)都会导致胰岛素抵抗。TNF-α 会干扰胰岛素信号途径、葡萄糖转运蛋白-4(glucose transporter-4,GLUT-4)的合成和膜转运。外周胰岛素抵抗会导致胰岛素作用减弱。应激导致的高血糖和胰岛素抵抗,增加围术期血糖控制的难度。高血糖会损伤白细胞的功能,影响其吞噬、趋化和杀菌作用。高血糖会抑制新生血管的形成和胶原合成,限制了手术部位新的健康组织的生成。促炎因子和胰岛素抵抗会促进脂肪的分解,导致循环中游离脂肪酸的水平升高,促进代谢恶化。儿茶酚胺水平增加和血压升高与心律不齐存在相关性,同时促进心肌耗氧量增加,增加缺血性中风的发生风险。高血糖导致的氧化应激会损伤凝血功能,循环可容组织因子和血栓-抗血栓复合物水平增加,血小板凝集功能增强(图2.1)。

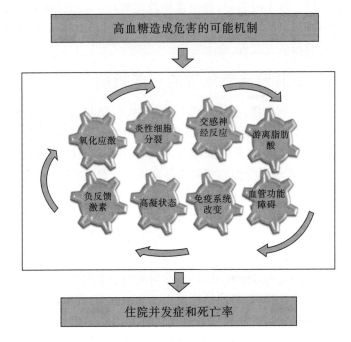

图 2.1　高血糖造成危害的可能机制

2.2　术前血糖评估和管理

2.2.1　术前评估

糖尿病患者术前需要进行血糖评估,包括:糖尿病的类型[T1DM、T2DM、妊娠糖尿病(gestational diabetes mellitus,GDM)等]、病史、目前治疗方案、血糖控制情况、并发症和合并症情况。

2.2.2　T1DM 患者围术期血糖管理策略

T1DM 患者胰岛 B 细胞几乎没有内源性胰岛素的分泌。与

T2DM 患者相比,T1DM 患者的血糖控制更差、急性肾损伤发生率更高。术前,需要给予基础-餐时方案以控制血糖。在手术期间给予静脉胰岛素输注,若手术时间超过 2 h,则需要每小时监测一次床旁血糖。若手术时间较短,当血糖≥9.9 mmol/L,则需要给予皮下速效胰岛素治疗。术后 80% 的 T1DM 患者需要给予基础胰岛素治疗,当患者开始进食后,则需要起始餐时胰岛素的治疗。每天血糖需要监测 4 次以上,以调整胰岛素的剂量。

2.2.3 T2DM 患者围术期血糖管理策略

2.2.3.1 控制目标

ADA 指南推荐,围术期血糖控制目标为 4.4~10.0 mmol/L。中华医学会内分泌学分会根据不同手术的类型,分别推荐 T2DM 患者围术期血糖控制目标(表 2.1、表 2.2)。

表 2.1　2 型糖尿病患者围术期血糖控制目标

病情分类	血糖控制目标		
	宽松	一般	严格
择期手术(术前、术中、术后)			
大、中、小手术	√术前 GHbA1c<8.5%		
精细手术(如整形)			√
器官移植手术		√	
急诊手术(术中、术后)			
大、中、小手术	√		
精细手术(如整形)			√
器官移植手术		√	

表 2.2　血糖控制目标分层

项目	空腹/餐前血糖(mmol/L)	餐后 2 h 血糖/不能进食时任一时间点血糖(mmol/L)
一般控制	6~8	8~10
宽松控制	8~10	8~12(特殊情况可放宽至 13.9)
严格控制	4.4~6.0	6~8

2.2.3.2　T2DM 患者术前血糖管理方案

2 型糖尿病患者术前血糖的管理需要遵循个体化原则。大部分的学者都主张口服降糖药物和非胰岛素注射降糖药物可以在术前使用,直至手术当天停用。肾功能不全的患者术前 24~48 h 内停用二甲双胍,改用胰岛素治疗,以降低围术期乳酸酸中毒的风险。围术期胰岛素的治疗应该避免低血糖的发生,维持合理的血糖控制水平。2013 年中华医学会内分泌学分会(CSE)发表的《中国成人住院患者高血糖管理目标专家共识》推荐:T2DM 患者术前空腹血糖水平应控制在 7.8 mmol/L 以下,餐后血糖控制在 10 mmol/L 以下。对于口服降糖药血糖控制不佳的患者,应及时调整为胰岛素治疗。接受小手术的口服降糖药控制良好的患者,术前当晚及手术当天停用口服降糖药;接受大中手术应在术前 3 d 停用口服降糖药,改为胰岛素治疗。

2.2.3.3　术中血糖管理策略

(1)术中血糖控制目标之争　有关术中血糖控制与术后结局的研究非常有限,目前的循证证据主要集中在心脏手术的患者中。在心脏手术的临床观察性研究中发现,出现主要终点(死亡、感染及心脏、神经系统、肾脏和肺部疾病)的患者手术一开始的血糖、平均血糖和最高血糖水平均显著升高,术中血糖每升高 1.1 mmol/L,主要终点事件发生风险增加 34%。术中连续 4 次以上血糖 > 11.1 mmol/L 的患者,术后的心脏和非心脏相关的结局均较差,术中最高血糖 ≥20 mmol/L 是糖尿病和非糖尿病患者致死和致残的独立预测因子。

Leuven 1 研究是一项单中心的随机对照研究,纳入 1 548 例外科 ICU 患者,分别给予强化胰岛素治疗和常规治疗,强化胰岛素治疗组的血糖控制目标为 4.4~6.1 mmol/L,常规组的血糖控制目标为 10.0~11.1 mmol/L。结果显示,强化胰岛素治疗组的住院死亡率及败血症发生率、透析率、输血率、多元性神经无障碍疾病发生率分别降低 34%、46%、41%、50% 和 44%,且缩短住院时间,需要在 ICU 住院 2 周以上的患者减少 39%,ICU 及住院患者的生存率增加;强化胰岛素治疗组的低血糖事件(血糖≤2.2 mmol/L)发生率显著增加(5.1% 比 0.8%),但与死亡无关。

Leuven 2 研究纳入了 1 200 例内科 ICU 患者,研究设计与 Leuven 1 研究相似。研究结果显示,强化胰岛素治疗没有降低住院死亡率(37.7% 比 40.0%,$P = 0.33$),同时低血糖发生率更高(18.7% 比 3.1%),多变量分析显示,低血糖是死亡独立的预测因素。将两项 Leuven 研究汇总分析显示,维持血糖<8.3 mmol/L 对于降低围术期死亡率极为重要。如果为了保护肾脏和神经系统,需要将血糖控制在 6.1 mmol/L 以内,而这个血糖控制目标不能带来额外的生存获益。使用血糖评估流程规则者的生存率(normoglycemia in intensive care evaluation-survival using glucose algorithm regulation,NICE-SUGAR)研究是一项多中心随机对照研究,纳入 6 104 例内科和外科 ICU 患者,其中外科 ICU 患者占 35%,强化治疗组血糖控制目标为 4.5~6.0 mmol/L,常规治疗组血糖控制目标为 8~10 mmol/L。NICE-SUGAR 研究结果与 Leuven 研究结果正好相反,强化治疗组的 90 d 死亡率反而高于常规治疗组(27.5% 比 24.9%,$P = 0.03$),同时强化治疗组的低血糖发生率也更高(6.8% 比 0.5%,$P < 0.001$)。NICE-SUGAR 研究对 ICU 患者的强化治疗的安全性提出了质疑,认为对于 ICU 患者血糖正常化并不能让患者得益。

Gandhi 等的一个随机对照研究纳入 400 例接受心脏手术的成人患者,随机分为强化治疗组(术中血糖控制目标为 4.4~5.5 mmol/L)和常规治疗组(术中血糖不超过 11.1 mmol/L 不给予胰岛素治疗)。两组患者术后均给予胰岛素输注,以维持血糖水平。研究结果显示,强化治疗组的死亡(4 比 0,$P=0.061$)和中风(8 比 1,$P=0.02$)发生率显著增加。这项研究对术中胰岛素强化治疗的安全性提出质疑。在 Shim 等的随机双盲安慰剂对照研究中纳入 82 例进行冠状动脉搭桥术的患者,随机分为两组,从麻醉开始至手术结束分别输注 5% 的葡萄糖和 0.75 ml/(kg·h)的葡萄糖-胰岛素-钾极化液(combination of glucose-insulin-potassium,GIK),研究结果显示,进行冠状动脉搭桥术的患者术中给予 GIK 输注并不能减轻心肌损伤和改善术中心脏功能。一项纳入 5 个 RCT 研究的 meta 分析,共 706 例心脏手术患者,随机接受强化治疗和常规治疗,两组术后 30 d 内死亡率和住院死亡率相当,且低血糖发生率也相当,但感染的发生率强化治疗组更低。

术中强化治疗主要导致严重低血糖和死亡率增加。术中强化治疗是否可以获益,需要更大型的 RCT 研究来证实。可能有多种因素导致这些研究的结果不一致,包括不同的静脉胰岛素治疗方案和执行情况、血糖控制目标、不同的患者群、血糖监测的方法和胰岛素的调节方案等。

目前没有评估非 ICU 住院患者强化血糖控制对预后影响的 RCT 研究,多项观察性研究显示,高血糖与临床预后较差存在显著的相关性,包括住院时间延长、感染、出院后致残率和致死率。

(2)术中控制目标推荐 2009 年 AACE 和 ADA 联合发布了《住院患者血糖管理共识》推荐:ICU 危重患者血糖 ≥10 mmol/L 时,需要起始胰岛素注射,开始胰岛素治疗之后,血糖控制目标为 7.7~10.0 mmol/L。2011 年美国内科医师协会(American College of Physicians,ACP)发表了《住院强化胰岛素治疗控制血糖管理指南》推荐:内科 ICU 和外科 ICU 患者如果使用胰岛素治疗,血糖控制目标为 7.8~11.1 mmol/L。2013 年 CSE《中国成人住院患者高血糖管理目标专家共识》推荐:在大中型手术术中,当血糖 > 10 mmol/L 需应用胰岛素控制血糖,并加强血糖监测,避免低血糖和血糖大幅波动,血糖控制的目标为 5~11 mmol/L。

（3）术中血糖管理方案　由于胰岛素的半衰期短，所以静脉输注可以随时根据患者的情况变化来调整胰岛素的剂量，容易实现血糖控制目标。对于非门诊手术患者，术中推荐给予静脉葡萄糖输注。静脉葡萄糖输注被证实是安全有效的，低血糖发生率较低。

手术当天常用降糖药物的使用方案见表2.3。

表2.3　手术当天常用降糖药物的使用方案

项目	方案			
口服降糖药	甘精或地特胰岛素	NPH或预混胰岛素	R（短效），速效胰岛素类似物	非胰岛素注射降糖药物
停用	80%常规剂量	若血糖>6.6 mmol/L，给予50%常规剂量	若禁食，则需停用	停用

（4）术中血糖监测　静脉胰岛素输注方案，需要频繁地监测血糖，以减少低血糖的发生和达到最佳的血糖控制。术中血糖监测频率需要综合考虑多种因素来决定。AACE和ADA联合发布了《住院患者血糖管理共识》推荐：血糖控制稳定的糖尿病患者，手术时间较短（<2 h）或门诊手术的患者需要在入院、手术前和出院时监测血糖。手术时间较长或在术中接受皮下胰岛素注射的患者需要每1~2 h监测1次血糖。正常饮食的患者，需要监测三餐餐前和睡前的床旁血糖，接受持续肠道营养或肠外营养的患者，需要每4~6 h监测1次血糖。对于接受大型手术或使用胰岛素治疗的患者，ADA指南推荐每30 min监测1次血糖。

对于血糖控制稳定的患者，推荐床旁血糖监测。美国临床实验室标准化委员会（National Committee for Clinical Laboratory Standards，NCCLS）推荐床旁血糖监测和中心实验室监测结果的差值不超过±15%（血糖<5.5 mmol/L）和±20%（血糖>5.5 mmol/L）。

2.3　术后血糖控制

2.3.1　术后血糖控制目标

2013 年 CSE《中国成人住院患者高血糖管理目标专家共识》推荐:普通手术(包括择期和急诊手术)术中术后,一般的血糖控制目标为空腹血糖 6～8 mmol/L,随机血糖 8～10 mmol/L,血糖水平>10 mmol/L 需应用胰岛素控制血糖,并加强血糖监测,避免低血糖和血糖大幅波动。在患者恢复正常饮食以前仍予胰岛素静脉输注,恢复正常饮食后可予胰岛素皮下注射。从静脉向皮下注射胰岛素的转换方案:原静脉胰岛素全天总量的 75%～80% 为转换后皮下注射胰岛素的全天总量,皮下胰岛素必须在停止静脉胰岛素前 1～4 h给予。

英国糖尿病协会和护理建议的立场声明(Diabetes UK Position Statements and Care Recommendations)推荐术后血糖控制目标为:6～10 mmol/L,此外,4～12 mmol/L 的范围也是可以被接受的。根据血糖情况,可以采用皮下或静脉注射胰岛素。

2.3.2　术后血糖控制方案

美国内分泌学会临床指南委员会(Clinical Guidelines Subcommittee of The Endocrine Society)推荐:术后皮下胰岛素注射治疗为优选方案,禁食者可使用基础剂量,正常进餐患者给予基础+餐时剂量的胰岛素。术后,当患者病情好转且饮食恢复后要从静脉持续胰岛素滴注(continuous insulin infusion,CII)改为胰岛素皮下注射。

给予肠道营养的患者,容易发生高血糖,需要给予基础胰岛素+静脉滴注胰岛素,以控制血糖<8.9 mmol/L(表 2.4)。

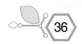

表 2.4　肠道营养治疗时胰岛素的应用

项目	胰岛素的应用
持续肠内营养治疗	每日 1 次(甘精/地特胰岛素)或每日 2 次(地特/NPH 胰岛素)的基础胰岛素
	每 4 h 注射 1 次速效胰岛素类似物(赖脯/门冬/赖谷胰岛素)或每 6 h 注射 1 次短效胰岛素
循环肠内营养治疗	基础胰岛素注射(甘精/地特/NPH)
	肠内营养开始时注射短效/速效胰岛素
	在肠内营养期每 4 h 注射同剂量的速效胰岛素类似物或每 6 h 注射短效胰岛素
间歇肠内营养治疗	每次肠内营养灌注前注射短效或速效胰岛素类似物

2.3.3　术中、术后低血糖的处理

术中,由于手术导致的应激反应,很少有患者出现低血糖,若患者术前或术中血糖≤2.2 mmol/L,则需要给予 5%(100~150 ml/h)或 10%(50~75 ml/h)的葡萄糖溶液输注,每 15 min 监测 1 次血糖,以确保连续 2 次血糖维持在 5.5 mmol/L。术后,如患者已经恢复进食,则给予 15~30 g 的糖类(橙汁、饼干)来纠正低血糖。

2.4　门诊手术患者的血糖管理

门诊手术患者应该尽量避免低血糖的发生和维持较好的血糖控制。需要持续给予降糖药物的治疗、给予一定频率的血糖监测和术后及时开始进食。

需要对进行门诊手术的糖尿病患者进行评估,包括糖尿病的类型、降糖药物[口服抗糖尿病药物(oral antidiabetic drugs,OADs)和胰岛素]的剂量、低血糖的发生情况、发生低血糖时的血糖水平及之前因为血糖控制不佳而入院的病史。手术当天停用 OADs 和非胰岛素注射药物,直至术后恢复正常饮食。

2

2.4.1　门诊手术患者的血糖控制目标

围术期:2016 年 ADA 指南推荐,门诊患者的 GHbA1c<7%,餐前血糖 4.40~7.15 mmol/L,餐后血糖峰值<9.9 mmol/L,门诊手术患者的血糖控制目标与之一致。对于血糖控制较好的糖尿病门诊手术患者,术中血糖控制目标<9.9 mmol/L。对于血糖控制不佳的糖尿病患者,术中血糖尽量维持在术前基线水平,短时间下降至正常,会出现低血糖和器官的损伤,另外,短时间内血糖下降也会导致血糖波动增加,氧化应激反应加剧,增加围术期的死亡率和致残率。

门诊手术过程中,给予皮下注射速效胰岛素类似物优于常规人胰岛素。对于非危重患者,美国糖尿病学会(ADA)/欧洲糖尿病研究协会(European Association for the Study of Diabetes,EASD)共识推荐皮下注射胰岛素的方案。目前缺少围术期使用 OADs 的循证依据,也没有循证资料提示二甲双胍会增加围术期乳酸酸中毒的风险。

2.4.2　门诊手术血糖监测

至少在入院、术前和出院时进行血糖监测,术中根据手术的时间和使用的胰岛素种类,需要每 1~2 h 监测 1 次血糖,若手术时间<2 h,则不需要进行血糖监测。由于速效胰岛素达峰需要 90 min,需要每 1 h 监测 1 次血糖。术中接受胰岛素注射和血糖偏低的患者,需要进行较为频繁的血糖监测。对于血糖稳定的患者,推荐床旁血糖监测,确保患者的血糖在 3.9 mmol/L 以上,并保持一定的监测频率,以确保患者的安全。

2.5　警惕术后低血糖的发生

低血糖会损伤患者大脑功能,长时间严重低血糖会导致大脑死亡。麻醉和睡眠状态下,尤应注意低血糖的发生。避免低血糖的预防措施:识别处于低血糖风险的患者,适当地改变患者术前的降糖方案,对于血糖控制较为严格、有低血糖史的患者,提高警惕。

教育患者识别可能发生低血糖的症状和处理方法(口服 15 g 葡萄糖,使血糖 20 min 内升高 2.1 mmol/L),最好使用葡萄糖或蔗糖片。提供患者教育资料,如术后饮食恢复、降糖药物和胰岛素的使用等。避免术前、术中和术后胰岛素的重叠。需要根据围术期的情况和饮食摄入量来综合考虑是否需要重新恢复手术前的降糖方案。

2.6 术后出院回家血糖控制策略

虽然大部分糖尿病患者在住院期间需要胰岛素的治疗,但是也有很多患者出院回家后并不需要胰岛素的治疗,需要根据患者 GHbA1c 情况,给予个体化的治疗方案。美国 Emory University 针对非心脏手术患者推荐:GHbA1c 控制在 8% ~ 10% 的患者,可以转为基础+OADs 的方案,基础胰岛素的剂量为住院期间胰岛素日剂量的 50%;GHbA1c >10% 的患者,仍需要采用基础-餐时胰岛素方案治疗。

(冯　波)

糖尿病患者围术期处理

参考文献

[1]中华医学会内分泌学分会.中国成人住院患者高血糖管理目标专家共识[J].中华内分泌代谢杂志,2013,29(3):189-195.

[2]INTERNATIONAL DIABETES FEDERATION. Diabetes Atlas[M] 8th. Brussels:International Diabetes Federation,2017.

[3]XU Y,WANG L,HE J,et al. Prevalence and control of diabetes in Chinese adults[J]. JAMA,2013,310(9):948-959.

[4]AKHTAR S,BARASH P G,INZUCCHI S E. Scientific principles and clinical implications of perioperative glucose regulation and control[J]. Anesth Analg,2010,110(2):478-497.

[5]ABDELMALAK B,ABDELMALAK J B,KNITTEL J,et al. The prevalence of un-diagnosed diabetes in non-cardiac surgery patients,an observational study[J]. Can J Anaesth,2010,57(12):1058-1064.

[6]KOHL B A,SCHWARTZ S. How to manage perioperative endocrine insufficiency[J]. Anesthesiol Clin,2010,28(1):139-155.

[7]GUSTAFSSON U O,THORELL A,SOOP M,et al. Haemoglobin A1c as a predictor of postoperative hyperglycaemia and complications after major colorectal surgery[J]. Br J Surg,2009,96(11):1358-1364.

[8]MOGHISSI E S,KORYTKOWSKI M T,DINARDO M,et al. American association of clinical endocrinologists and american diabetes association consensus statement on inpatient glycemic control[J]. Endocr Pract,2009,15(4):353-369.

[9]FURNARY A P,GAO G,GRUNKEMEIER G L,et al. Continuous insulin infusion reduces mortality in patients with diabetes undergoing coronary artery bypass grafting[J]. J Thorac Cardiovasc Surg,2003,125(5):1007-1021.

[10]INZUCCHI S E. Clinical practice: management of hyperglycemia in the hospital setting [J]. N Engl J Med, 2006, 355 (18): 1903-1911.

[11]ABDELMALAK B B, KNITTEL J, ABDELMALAK J B, et al. Preoperative blood glucose concentrations and postoperative outcomes after elective non-cardiacsurgery: an observational study [J]. Br J Anaesth, 2014, 112(1): 79-88.

[12]DUGGAN E W, KLOPMAN M A, BERRY A J, et al. The emory university perioperative algorithm for the management of hyperglycemia and diabetes in non-cardiac surgery patients [J]. Curr Diab Rep, 2016, 16(3): 1-13.

[13]AMERICAN DIABETES ASSOCIATION. Standards of medical care in diabetes-2016 [J]. Diabetes Care, 2016, 39 (Suppl 1): S99-S104.

[14]JOSHI G P, CHUNG F, VANN M A, et al. Society for Ambulatory Anesthesia consensus statementon perioperative blood glucose management in diabetic patients undergoing ambulatory surgery [J]. AnesthAnalg, 2010, 111(6): 1378-1387.

[15]FINFER S, HERITIER S, COMMITTEE N S M, et al. The NICE-SUGAR (Normoglycaemia in Intensive Care Evaluation and Survival Using Glucose Algorithm Regulation) Study: statistical analysis plan [J]. Crit Care Resusc, 2009, 11(1): 46-57.

[16]HUA J, CHEN G, LI H, et al. Intensive intraoperative insulin therapy versus conventional insulin therapy during cardiac surgery: a meta-analysis [J]. J Cardiothorac Vasc Anesth, 2012, 26 (5): 829-834.

[17]KOSIBOROD M, INZUCCHI S E, GOYAL A, et al. The relationship between spontaneous and iatrogenic hypoglycemia and mortality in patients hospitalized with acute myocardial infarction [J]. Circulation, 2008, 118(Suppl): S1109.

第 16 册 糖尿病创面的内科诊治

2

[18] BRUNO A, GREGORI D, CAROPRESO A, et al. Normal glucose values are associated with a lower risk of mortality in hospitalized patients[J]. Diabetes Care, 2008, 31(11): 2209-2210.

[19] NORHAMMAR A M, RYDÉN L, MALMBERG K. Admission plasma glucose: independent risk factor for long-term prognosis after myocardial infarction even in nondiabetic patients[J]. Diabetes Care, 1999, 22(11): 1827-1831.

[20] NOORDZIJ P G, BOERSMA E, SCHREINER F, et al. Increased preoperative glucose levels are associated with perioperative mortality in patients undergoing noncardiac, nonvascular surgery[J]. Eur J Endocrinol, 2007, 156(1): 137-142.

[21] MCALISTER F A, MAJUMDAR S R, BLITZ S, et al. The relation between hyperglycemia and outcomes in2 471 patients admitted to the hospital with community-acquired pneumonia [J]. Diabetes Care, 2005, 28(4): 810-815.

[22] BAKER E H, JANAWAY C H, PHILIPS B J, et al. Hyperglycaemia is associated with poor outcomes in patients admitted to hospital with acute exacerbations of chronic obstructive pulmonary disease[J]. Thorax, 2006, 61(4): 284-289.

[23] WIENER R S, WIENER D C, LARSON R J. Benefits and risks of tight glucose control in critically ill adults: a meta-analysis[J]. JAMA, 2008, 300(9): 933-944.

[24] FINFER S, DELANEY A. Tight glycemic control in critically ill adults[J]. JAMA, 2008, 300(8): 963-965.

[25] DHATARIYA K, LEVY N, KILVERT A, et al. NHS diabetes guideline for the perioperative management of the adult patient with diabetes[J]. Diabet Med, 2012, 29(4): 420-433.

[26] UMPIERREZ G E, HELLMAN R, KORYTKOWSKI M T, et al. Management of hyperglycemia in hospitalized patients in non-critical care setting: an endocrine society clinical practice guideline [J]. J Clin

Endocrinol Metab,2012,97（1）:16-38.

［27］SALPETER S R,GREYBER E,PASTERNAK G A,et al. Risk of fatal and nonfatal lactic acidosis with metformin use in type 2 diabetes mellitus［J］. Cochrane Database Syst Rev, 2010, 20: CD002967.

［28］CRYER P E. Hypoglycemia,functional brain failure,and brain death［J］. J Clin Invest,2007,117（4）:868-870.

［29］CRYER P E,AXELROD L,GROSSMAN A B,et al. Evaluation and management of adult hypoglycemic disorders:an endocrine society clinical practice guideline［J］. J Clin Endocrinol Metab, 2009,94（3）:709-728.

3 糖尿病足溃疡和截肢的流行病学及医疗负担

3.1 糖尿病足的危害

糖尿病正在全球范围内流行,我国的糖尿病患病率从 1980 年初的 0.67% 增加到 2008 年的 9.7%,将近 30 年间,患病率增加了13 倍。最近报道的根据空腹和餐后血糖、糖化血红蛋白诊断的我国糖尿病的患病率是 10.9%。根据国际糖尿病联盟(IDF)2017 年发布的糖尿病地图,2017 年全球有近 4.25 亿人患有糖尿病,其中80% 在中、低收入国家,1/3 是 65 岁以上的老年人;如果不采取积极的行动,2045 年的糖尿病患者人数将达到 6.29 亿。其中东南亚和西亚太区是糖尿病重灾区,中国就有 1.21 亿糖尿病患者。

糖尿病足是糖尿病患者致残致死的主要原因之一,也是社会的一种沉重负担和一个真正的公共卫生问题。据估计,全球每 20 s 就有一个糖尿病患者遭受截肢。糖尿病足预后很差,与许多癌症相当,甚至要比除了肺癌、胰腺癌以外的大多数癌症的病死率和致残率更高。糖尿病足溃疡患者生存率很低,3 年以内的累计死亡率高达 28%,而在截肢患者则接近 50%。据国外学者估计,50% ~ 70%的下肢截肢与糖尿病有关。一个糖尿病患者的截肢,绝非仅仅是患者个人的不幸,也是家庭乃至社会的不幸。糖尿病足并发症产生巨大的社会和患者本人的费用。足病变占用了发达国家 12% ~ 15%的糖尿病的医疗卫生资源。在发展中国家,这个数目达到 40%。美国的糖尿病医疗费用中 1/3 是发生于糖尿病足患者。

糖尿病足最主要的不良后果是糖尿病足溃疡和截肢,严重的患者可导致死亡。每年,全球大约有 400 万患者发生糖尿病足溃疡。

足溃疡是最为常见的糖尿病足的表现形式,也是造成糖尿病患者截肢的主要原因。据报道,有 85% 以上的糖尿病患者截肢起因于足溃疡。以后病情恶化到严重感染或坏疽,乃至截肢。5 个溃疡中有4 个是开始于外部创伤。虽然有 5% 以上的糖尿病患者有过足溃疡的病史,但糖尿病患者的一生中足溃疡的发生率高达 25%,换言之,约有 1/4 的糖尿病患者会在其一生中发生足溃疡。所以,预防和降低糖尿病截肢率应该从预防及及早治疗糖尿病足溃疡开始。

糖尿病患者的足病变是常见的糖尿病患者的住院原因,而且,糖尿病足的住院日长,治疗困难,医疗费用高,造成糖尿病患者的死亡率和残废率明显增加。美国最近的大数据显示,相对于非卧床的糖尿病门诊病例,糖尿病足有 3.4 倍之高的住院/急诊诊治、2.1 倍的转诊给其他医生、1.9 倍之多的 1 年就诊次数,而且医生花费在诊治上的时间更多。糖尿病足感染更有 6.7 倍之高的直接转诊到急诊或住院诊治。

周围神经病变、下肢动脉病变和足畸形是糖尿病足溃疡危险性增加的主要原因。年龄、性别、文化程度、经济条件、生活习惯和糖尿病并发症或并存性病变也是重要的发病因素。了解这些因素,对于糖尿病足的危险评估及采取相应的预防措施都是重要的。

3.2 糖尿病足溃疡的患病率

糖尿病足是用于描述糖尿病患者踝以下的皮肤及其深层组织破坏,往往合并感染和(或)下肢的不同程度的动脉闭塞症,严重的累及肌肉和骨组织,与病程长短无关。活动性足病变可以是新近发生的或是慢性溃疡恶性发展中,被用于任何一个表现有足病变的糖尿病患者。

确切的有关这种糖尿病晚期并发症的发病率和患病率的数据很有限,而且往往被低估。目前有关包括糖尿病足在内的糖尿病晚期并发症的流行病学数据局限于一些社区基础上的研究和来自数十家大医院糖尿病中心或临床的研究,例如欧洲的 Eurodial 研究和我国的 2004 年、2012 年的糖尿病足溃疡调查等。我国还没有全国性的前瞻性的糖尿病足流行病学的调查。相当多的糖尿病足溃疡患者并没认识到足溃疡的严重性和治疗的急迫性,因而不能及时到医院专科就诊。许多患者在家里自我处治及其附近的诊所或非医疗单位如澡堂、修脚店处理。部分严重的糖尿病足即使来医院就诊,也会因为医保问题和经济条件受限,放弃在医院的综合性治疗而自动出院,甚至更为严重的是放弃治疗。即使在医院住院,患者往往散住在内分泌糖尿病专科、骨科、血管外科、烧伤科、普通外科和内科等多个科室,某一专业的专科调查往往会漏诊相当一部分患者。因此,根据现有的文献报道的数据,往往会低估了糖尿病足的患病率,低估了糖尿病截肢率。

文献中大多数的数据来自于有选择的人群,且使用不同的定义,难以将国内的或全球范围内的糖尿病足标准化,糖尿病足的类型和程度各地差别很大。如在发达国家,高达 60% 的新发溃疡与周围动脉病变有关,即所谓的神经缺血型或缺血型溃疡;在发展中国家,更常见的是神经性溃疡。

meta 分析发现,全球糖尿病足溃疡的患病率是 6.3%,男性高于女性,2 型糖尿病高于 1 型糖尿病。北美的糖尿病足溃疡患病率最高,达 13.0%;大洋洲的患病率最低,为 3.0%;亚洲、欧洲和非洲分别为 5.5%、5.1% 和 7.2%。澳大利亚患病率最低,为 1.5%;比利时患病率最高,为 16.6%,其次是加拿大(14.8%)和美国(13.0%)。在合并糖尿病足易患因素(如周围神经病、周围血管病和足畸形等)的人群中,患病率肯定明显增加。

国外报道有关糖尿病患者足溃疡有关数据:2.2%~5.9% 的足溃疡年发病率;1.4%~8.3% 的足溃疡患病率;神经病变的 1 年发病率为 7%;新发足溃疡或溃疡复发的年累积发病率是 11%~25%;愈合的足溃疡的 2 年内再发新溃疡的发病率为 30%~50%;10% 的足溃疡患者伴有以往不知晓的糖尿病。

中华医学会糖尿病学分会糖尿病足学组(Diabetic Foot Group of Chinese Diabetes Society,CDSDFG)组织 11 个省市的 14 家三级甲等

医院对 2004 年全年门诊和住院糖尿病足患者进行调查,共收集糖尿病足与周围血管病变患者 634 例。糖尿病足高发在年龄 71～80 岁、糖尿病病程 11～20 年、文化程度初小及初中、月收入 501～1 500 元的糖尿病患者。糖尿病足患者合并糖尿病并发症或相关病变及危险因素依次为神经病变(68.0%)、高血压(57.4%)、视网膜病变(42.8%)、肾病(40.4%)、血脂异常(30.0%)、下肢动脉病变(28.7%)、冠心病(28.5%)、脑血管病(24.3%),吸烟率为 38.8%。足溃疡和(或)坏疽患者中,溃疡以单发(57.3%)、Wagner 1 级和 2 级溃疡(63.2%)为主,合并坏疽者 28.8%,部位多在足趾(88.0%),干性坏疽居多(49.1%)。足溃疡以混合型溃疡为主(60.4%),67.9% 的溃疡合并感染。糖尿病足溃疡患者平均住院时间为 26 d,住院总费用为 14 906 元。

2012 年,CDSDFG 再次组织了 11 个省市的 15 家三甲医院调查了全年的糖尿病足溃疡住院病例,并将调查结果与 2004 年的糖尿病足溃疡病例做了比较。2004 年、2012 年糖尿病足溃疡患者分别为 386 例、682 例。与 2004 年相比,2012 年的糖尿病足溃疡患者的足病病程短、男性比例高;吸烟率、饮酒率高;空腹血糖、餐后血糖、总胆固醇及低密度脂蛋白胆固醇降低;高血压、冠心病、糖尿病肾病、糖尿病视网膜病变的患病率升高。2012 年组的足溃疡的感染率、Wagner 3 级以上比例及 Texas D 期(感染并缺血)比例升高,与 2004 年组相比差异有统计学意义(分别为 76.6% 比 68.7%,52.4% 比 29.5%,46.7% 比34.3%);总截肢率升高,但大截肢率降低、愈合率升高(分别为 17.2% 比 10.2%,2.3% 比 5.9%,52.3% 比 18.2%,均 $P<0.05$),住院时间缩短,由 2004 年的 21 d 缩短到 18 d。

来自北欧国家的两项研究报告,在一般人群中糖尿病足溃疡的年发病率是 >2%。然而,在有选择性的高危人群中,发病率为 2.5%～7.2%,相比较于欧洲社区为基础的研究是 0.2%～2.2% 和临床为基础的发展中国家的研究发病率是 3%～6%。在那些有易患因素的患者中,溃疡更好发。神经性病变的患者足溃疡发病率是 5%～7%。糖尿病患者的终身糖尿病足溃疡发病率高达 25%,其至更高。以往有过愈合的足溃疡的患者中,30%～50%的患者将会在2年内再发生足溃疡。

姜玉峰等调查了15家三甲医院的669例糖尿病足溃疡患者。669例次患者中2/3为男性,平均年龄64岁;110例为神经性溃疡,122例为缺血性溃疡,276例为神经缺血性溃疡,12例溃疡无法分类;45%的患者为Wagner 3级以上的病例;总的截肢率19.03%,其中大截肢2.14%,小截肢16.89%;白细胞升高[比值比(odds ratio, OR)1.25]、溃疡病史(OR 6.8)与糖尿病足溃疡大截肢风险明显相关;病程增加(OR 1.004)、白细胞计数(OR 1.102)、感染(OR 2.323)、足畸形(OR 1.973)、血管再造病史(OR 2.662)和餐后血糖下降(OR 0.94)与糖尿病足溃疡小截肢明显相关。

我国的糖尿病足溃疡和截肢存在着地区差别。王玉珍等对我国南方和北方14家医院的2004年全年门诊和住院的糖尿病足和周围血管病变的患者进行调查。结果发现,与南方地区相比,北方地区的糖尿病足患者足病变病程长,高血压、血脂异常、冠心病、肾病、视网膜病变和神经病患病率高,合并的糖尿病并发症和其他危险因素多,足病变的预后更差。南方的糖尿病足患者较多地受着血管和炎症因素方面的影响,而北方的糖尿病足患者受到的影响因素更多一些,更杂一些,不仅有血液学血管病变的影响,还受着经济条件方面的制约。

付小兵等报道的多中心住院患者的慢性皮肤溃疡调查,糖尿病占致病因素比率已经由1986年的4.9%上升到2008年的32.6%,而创伤因素比率则由67.0%降低到23.8%。

糖尿病足的主要不良结局是下肢截肢。通常认为,所有截肢中的70%～85%的截肢发生于糖尿病患者。在多数研究中,糖尿病患者的下肢截肢率已经被估计为每年7/10万到206/10万。不同地区、不同医院之间的截肢率差别非常大。

中国人民解放军空军总医院报道的该院2001—2015年1 771例糖尿病足患者的截肢率为18.24%,其中大截肢为2.32%,小截肢为15.92%;截肢患者的血糖控制更差、炎症指标更高、营养学指标更差,合并的下肢血管病率更高。我国的 2010 年的多中心糖尿病截肢率调查收集了 39 家医院共有 1 684 例患者截肢数据,其中 475 例是因糖尿病足截肢患者,占 28.2%,但各医院的糖尿病截肢所占全院同期截肢率的百分比差别很大,最低为 2.5%(1/40),最高为 95.2%(60/63)。

国内糖尿病足溃疡发病率的研究很少。姜玉峰等报道,我国糖尿病患者 1 年内新发溃疡发生率为 8.1%,糖尿病足溃疡患者 1 年内新发溃疡发生率为 31.6%。

3.3　糖尿病足的医疗费用

2017 年全球糖尿病的医疗费用高达 7 270 亿美元,其中中国的费用为 1 100 亿美元。大多数的有关糖尿病足医疗费用的研究都是集中报告直接的医疗费用,如住院费用,包括医疗护理费用和病房费用等。

根据美国糖尿病学会的报告,美国的糖尿病患者有 2 230 万,2012 年年度糖尿病医疗花费是 2 450 亿美元。糖尿病足的人均花费是 8 658 美元。除了单独的糖尿病花费以外,全美的糖尿病足的医疗费用是 90 亿~130 亿美元。与对照者相比较,DFU 患者有更多的住院时间、更多的家庭医护费用,有更多的失去工作的费用。糖尿病足溃疡患者的医疗费用是非糖尿病足溃疡对照者的 2 倍,人均年增加医疗费用 11 711 美元(医疗保险卡使用者)和 15 890 美元(私人保险)。

Rayman 和 Jeffcoate 利用英国国家的数据资料和经济模型以估算 2010—2011 年的英国国家医疗卫生服务中糖尿病足的费用。2010—2011 年的糖尿病足医疗费用估算在 5.80 亿英镑,约占全国医疗卫生支出的 0.6%。该费用的一半以上(3.07 亿英镑)是花在了在社区和一级医疗服务单位糖尿病足溃疡的护理上。住院糖尿病足溃疡费用为 2.19 亿英镑,截肢费用为 5 500 万英镑。

我国 2004 年的多中心调查显示,糖尿病足溃疡患者的平均住院时间为 25 d,住院次均总费用 14 906 元。2012 年多中心调查的糖尿病足患者住院费用高于 2004 年,日均住院费用升高(955∶589 元),但住院时间缩短[18(12~32)∶21(15~32)d]。经过消费价格指数校正后,两组住院费用差异无统计学意义。

我国 2010 年多中心糖尿病截肢率调查说明,病程大于 20 年的患者住院时间最长(42 d),住院费用最多(34 253 元);当糖尿病截肢患者并发神经病变、下肢血管病变、肾病、视网膜病变时,住院时间及住院费用显著增加。随着 Wagner 分级的增加,住院时间无显著增加,但住院费用明显增加;小截肢患者与大截肢比较,住院时间短,平均少 3 d,住院费用少,平均低 10 000 元;二次或多次截肢及死亡患者不但住院时间明显延长,花费显著增加。

糖尿病足可以加重糖尿病患者的医疗经济负担,但贫穷也与糖尿病足有关,不卫生的习惯导致感染性足病变。另外的较为突出的危险因素是赤足走路和糖尿病足患者延迟就诊。赤足走路在许多欠发达国家非常常见,与低收入直接相关,但是,这也可以是一种潜在的文化习惯。就全球而言,相对于其他一些民族,华人足病变的患病率相对要低,这不仅仅与其体重有关,还与其良好的文化卫生习惯如洗脚、不赤足等有关。

(许樟荣)

糖尿病足溃疡和截肢的流行病学及经济负担

参考文献

[1] 王爱红,赵湜,李强,等. 中国部分省市糖尿病足调查及医学经济学分析[J]. 中华内分泌代谢杂志,2005,21(6):496-499.

[2] 班绎娟,冉兴无,杨川,等. 中国部分省市糖尿病足病临床资料和住院费用等比较[J]. 中华糖尿病杂志,2014,6(7):499-503.

[3] 王玉珍,王爱红,赵湜,等. 中国南方与北方地区糖尿病足病危险因素分析[J]. 中华医学杂志,2007,87(26):1817-1820.

[4] 徐波,杨彩哲,吴石白,等. 糖尿病足患者截肢相关危险因素分析[J]. 中华内科杂志,2017,56(1):24-28.

[5] 王爱红,许樟荣,纪立农,等. 中国城市医院糖尿病截肢的临床特点及医疗费用分析[J]. 中华医学杂志,2012,92(4):224-227.

[6] YANG W Y,LU J M,WENG J P,et al. Prevalence of diabetes among men and women in China[J]. N Engl J Med,2010,362(12):1090-1101.

[7] WANG L,GAO P,ZHANG M,et al. Prevalence and ethnic pattern of diabetes and prediabetes in china in 2013[J]. JAMA,2017,317(24):2515-2523.

[8] INTERNATIONAL DIABETES FEDERATION. Diabetes Atlas[M]. 8th. Brussels:International Diabetes Federation,2017.

[9] FRYKBERG R G,ZGONIS T,ARMSTRONG D G,et al. American college at foot and ankle surgeons. diabetic foot disorders:a clinical practice guideline[J]. J Foot Ankle Surg,2006(45):52-66.

[10] DRIVER V R,FABBI M,LAVERY L A,et al. The costs of diabetic foot:the economic case for the limb salvage team[J]. J Am Podiatr J Med Assoc,2010,100(5):335-341.

[11] RAGHAV A,KHAN Z A,LABALA R K,et al. Financial burden of diabetic foot ulcers to world:a progressive topic to discuss always[J].

Ther Adv Endocrinol Metab,2018,9(1):29-31.

[12]SKREPNEK G H,MILLS J,LAVERY A L,et al. Health care service and outcomes among an estimated 6. 7 million ambulatory care diabetic foot cases in the US[J]. Diabetes Care, 2017,40(7):936-942.

[13]ABBAS Z G. The global burden of diabetic foot[M]//PENDSEY S. Contemporary management of the diabetic foot. New Delhi:Jaypee Brothers Medical,2014:24-30.

[14]ZHANG P,LU J,JING Y,et al. Global epidemiology of diabetic foot ulceration:a systematic review and meta-analysis[J]. Ann Med,2017,49(2):106-116.

[15]APELQVIST J. Epidemiology of diabetic foot disease and etiology of ulceration[M]//HINCHLIFFE R J,SCHAPER N C,THOMPSON M M,et al. The Diabetic Foot. London:JP Medical,2014:3-9.

[16]JIANG Y F,RAN X W,JIA L J,et al. Epidemiology of type 2 diabetic foot problems and predictive factors for amputation in china[J]. The International Journal of Lower Extremity Wounds,2015,14(1): 19-27.

[17]JIANG Y,HUANG S,FU X,et al. Epidemiology of chronic cutaneous wounds in China[J]. Wound Rep Reg,2011,19(2):181-188.

[18]JIANG Y,WANG X,XIA L,et al. A cohort study of diabetic patients and diabetic foot ulceration patients in China[J]. Wound Repair Regen,2015,23(2):222-230.

[19]TENNVALL G R,APELQVIST J. Health-economic consequences of diabetic foot lesions[J]. Clin Infect Dis,2004,39(Suppl 2): S132-S139.

[20]RICE J B,DESAI U,CUMMINGS A K,et al. Burden of DFUs for medicare and private insurers[J]. Diabetes Care,2014,37 (3):651-658.

[21] RAYMAN M K G, JEFFCOATE W F. Cost of diabetic foot disease to the National Health Service in England [J]. Diabetic Med, 2014, 31(12):1498-1504.

[22] CANAVAN R J, UNWIN N C, KELLY W F, et al. Diabetes- and non-diabetes-related lower extremity amputation incidence before and after the introduction of better organized diabetes foot care-continuous longitudinal monitoring using a standard method [J]. Diabetes Care, 2008, 31(3):459-463.

[23] XU Z, RAN X. Diabetic foot care in China: challenges and strategy [J]. Lancet Diabetes and Endocrinology, 2016, 4(4):297-298.

[24] MARGOLIS D J, MALAY D S, HOFFSTAD O J, et al. Incidence of diabetic foot ulcer and lower extremity amputation among medicare beneficiaries, 2006 to 2008 [J]. Diabetes Care, 2011, 34(11):2363-2367.

4 糖尿病足的发病机制

糖尿病足的发病机制尚未完全阐明,传统认为主要与周围神经病变、血管病变及足部感染有关。近年的研究显示,遗传、氧化应激在糖尿病足发病中也有一定的作用,这些因素协同作用造成足部的组织溃疡、坏死及最终截肢。

4.1 神经病变

糖尿病神经病变是糖尿病常见的并发症,包括中枢神经病变及周围神经病变,其中以周围神经病变更常见,是引起糖尿病足的因素之一。研究发现高达51%的糖尿病足患者存在神经病变,但其发病机制尚不完全明确,目前认为是由多种机制共同作用所导致,包括代谢紊乱、微血管损伤、氧化应激损伤等。

4.1.1 糖尿病神经病变的发病机制

4.1.1.1 代谢紊乱

代谢紊乱是导致糖尿病患者出现神经损害的主要原因之一,其中包括多元醇代谢增强、肌醇代谢紊乱、非酶促组织蛋白糖基化作用、脂代谢异常和神经营养代谢障碍等方面。以上代谢紊乱,均可通过影响神经组织的生长、结构、代谢和营养状态而对神经组织造成损伤,从而形成糖尿病神经病变。

(1)多元醇通路激活 在糖尿病患者中,大量的葡萄糖还原为山梨醇(sorbitol,SNS;也称山梨糖醇),后者再经山梨醇脱氢酶(sorbitol dehydrogenase,SDH)的作用氧化为果糖。同时,糖尿病高血糖状态时葡萄糖在神经细胞外形成高渗状态,将葡萄糖转化为山梨醇。以上两者共同作用,使得山梨醇生成增加。山梨醇通透性较差,一旦形成,便在细胞内蓄积,继而引起许多病变:①使 Na^+,K^+-ATP 酶的活性下降,使神经细胞生理功能降低,传导速度减慢;②导致神经细胞内渗透压增高,神经细胞肿胀、变性,细胞结构和功能的完整性受损,导致细胞代谢与功能的损害;③细胞易受自由基的损伤,从而导致细胞的代谢和功能损害;④SDH 将山梨醇转化为果糖,神经细胞内果糖的积聚可促进神经细胞骨架蛋白的糖化,干扰神经的轴浆运输,可引起神经结构和功能的改变。

(2)肌醇代谢紊乱 肌醇是合成细胞膜肌醇磷脂(phosphatidylinositol,PI)的主要成分,高血糖状态下神经内肌醇代谢异常能够导致糖尿病周围神经发生功能变化。受到糖尿病神经病变的神经组织中磷脂酰肌醇和肌醇磷脂代谢异常影响,Na^+,K^+-ATP 酶活力减弱,神经组织细胞膜上的 Na^+ 偶联的高亲和力和特异性转运受影响,神经组织中肌醇含量进一步减少,则会进一步加重神经膜功能的障碍,从而导致神经传导速度减慢。

(3)非酶促组织蛋白糖基化 晚期糖基化终末产物(advanced glycation end products,AGE)是蛋白质的氨基与糖的醛基发生非酶促反应的终末产物,AGE 对细胞的毒性作用是通过与其特异性受体即晚期糖基化终末产物受体(receptor for advanced glycation end-produc,RAGE)的结合来实现的。研究均表明 AGE 在糖尿病患者外周神经的胞内及胞外的含量均明显增加。AGE 聚积于营养神经的血管壁,使管壁增厚,管腔狭窄,最终导致神经的缺血缺氧性损害。即 AGE 的聚积与糖尿病神经病变的发展过程密切联系。

(4)脂代谢紊乱 糖尿病时胰岛素绝对或相对不足,可导致神经组织脂代谢异常,其中主要是脂质合成异常和构成髓鞘的脂质比例异常。糖尿病状态下,致体内 γ-亚麻酸减少,进而花生四烯酸减少,由后者生成的扩血管性前列腺素(prostaglandin,PG)E_1、PGE_2 及前列环素(prostaglandin I_2,PGI_2)下降,其结果则导致缺血缺氧性神经损害。另外,糖尿病神经病变时左旋-肉毒碱(L-carnitine,左卡尼

4

汀)减少,脂酰肉毒碱增加,这种代谢异常使得有毒的长链脂肪酸在细胞液中蓄积,不能转运进入线粒体内进行氧化供能;肉毒碱的减少也使舒血管物质前列环素的生成减少,降低神经组织血流量。

(5)神经营养代谢障碍 神经生成营养因子来源于神经纤维支配的靶细胞或支持细胞,不同生长因子作用于特定的受体,调节核酸和蛋白质代谢,促进神经的结构蛋白质合成,因而对神经生长发育及保护有着重要意义。其中神经生长因子(nerve growth factor, NGF)、胰岛素样生长因子-1(insulin-like growth factor-1,IGF-1)尤为重要。NGF 缺乏与引起临床症状的细纤维功能障碍有关。动物实验表明,糖尿病大鼠坐骨神经及上段颈交感神经节内 IGF-1 信使核糖核酸(messenger ribonucleic acid,mRNA)降低,补充外源性 IGF-1 可缓解神经传导速度的降低、阻止痛觉过敏的进展,减轻糖尿病神经损害。

4.1.1.2 微血管损伤

微血管是血液与周围组织进行物质交换的主要部位,是周围神经获取营养的输送管道。糖尿病时血管内皮细胞增生,造成管腔狭窄甚至闭塞,血管结构蛋白和胶原蛋白的非酶糖基化使小动脉、毛细血管内膜和基底膜增厚,这些微血管病变造成外周神经低灌注。

一氧化氮(NO)是血管内皮系统分泌的血管活性物质,其在外周血中浓度的变化可反映血管内皮细胞受损的程度。糖尿病患者处于高血糖状态,由于多元醇代谢途径亢进及氧自由基生成过多而清除减少,晚期糖基化终末产物(AGE)生成增多,均可使 NO 灭活增加。NO 减少进而可导致内皮依赖性血管功能下降,血管收缩,外周组织局部血流灌注不足,引起神经缺血缺氧,从而导致神经损伤。

糖尿病患者全血黏度及红细胞聚集指数均高于正常人,在神经传导速度异常患者中尤为明显,说明血液流变学异常与神经病变的严重程度有关。高糖状态常导致红细胞膜胆固醇、胆固醇磷脂、过氧化脂质含量增加,红细胞变形能力下降;循环纤维蛋白原水平升高,组织纤溶酶原抑制物增多;以上原因均会使血浆处于高渗状态,血液相对浓缩,黏滞性升高,微循环血流不畅,周围组织有效灌注不足,甚至形成血栓发生阻塞,使神经组织缺氧而导致神经病变。

上述因素导致微循环阻滞,逐渐封闭了向外周组织输送氧气及营养的通道,导致周围神经组织缺血缺氧,最终引起神经病变。

4.1.1.3　氧化应激损伤

大量研究证实,糖尿病患者体内的氧化应激增强。氧化应激通过两方面产生神经损害。一方面高血糖可使非酶糖基化作用增高,从而产生大量自由基;另一方面高血糖可致血液黏度增高,血液流速减慢,组织缺血缺氧,而产生更多自由基,加重神经细胞的损伤。实验表明,过氧化物等引起的氧化应激,可导致糖尿病大鼠模型坐骨神经的神经内膜小动脉舒张功能障碍,神经传导速度下降。经内膜氧化应激产生的活性氧类(reactive oxygen species,ROS)亦可对神经组织产生直接毒性作用。氧化应激也可直接引起神经元脱氧核糖核酸(deoxyribonucleic acid,DNA)、神经元蛋白、脂质损害,阻碍轴突运输和信号转导。并导致许多神经营养因子如神经生长因子和睫状神经营养因子等的减少,从而减弱受损神经纤维的再生能力。

4.1.1.4　其他因素

除高血糖外,遗传与环境因素同样在糖尿病慢性并发症的发生中起重要作用。与糖尿病并发症相关的基因包括醛糖还原酶基因、神经生长因子基因、降钙素基因相关肽表达、一氧化氮合酶基因、Na^+、K^+-ATP 酶基因、抗氧化酶的基因,但其作用机制还有待进一步研究证实。

此外,有学者提出维生素 B_1 与糖类代谢紊乱、脂肪代谢紊乱、血中谷胱甘肽浓度降低等相关。有报道称糖尿病患者血清中维生素 B_1 浓度较正常值低,可能存在维生素 B_1 缺乏的糖代谢障碍,从而出现感觉异常等周围神经炎症状,给予维生素 B_1 症状可得到改善。

4.1.2　不同类型周围神经病变导致糖尿病足的发病机制

糖尿病周围神经病变引起感觉神经、运动神经及自主神经异常,三者在糖尿病足的发病中均起到重要作用。

4.1.2.1 感觉神经病变

感觉神经病变常先累及支配足部痛觉和温度觉的细小神经,导致患者对压力相关创伤和皮肤损伤的敏感性下降,失去对有害刺激的自我保护机制,对有害刺激不能及时感知,容易受到伤害。

当患者保护性感觉减弱或丧失时:①在使用热水袋、脚炉、加热器、红外线等时出现低温烫伤,进而造成深部溃疡;②踩在尖锐物体上引起创伤,起初病变轻微,未被及时察觉;③急性刺激(摩擦)作用,如鞋袜穿着不当或其他器械摩擦等,可形成水疱或血疱,处理不当则损害继续发展,骨和关节坏死也时有发生;④在慢性刺激下足底易形成胼胝,通常胼胝内出现不规则黑色素沉着,表示有出血征象,有感染的风险。

4.1.2.2 运动神经病变

运动神经病变主要影响小的外周神经,引起足部腓肠肌群(主要是屈肌)神经支配的异常。运动神经损害使肌肉间失去平衡,直立步行时足底压力改变。特征性改变为踇趾外翻和锤状趾。这种压力变化使得足底跖骨远端在步行时局部压力增加,容易形成胼胝。该病变首先从最远端的肌肉开始。

(1)踇趾外翻 踇趾外翻畸形时,导致足底肌群功能不全且引起足底反射,对足趾起支撑作用的远位横弓被破坏后,踇趾处于小趾侧偏位的状态。最初,踇趾及第5趾的趾骨远端易形成胼胝,由于足趾的变形,第2、3趾侧也可出现胼胝、形成溃疡,这取决于行走的方式。

(2)锤状趾和爪状趾 锤状趾指跖趾关节(metatarsophalangeal joint,MTP 关节)的屈曲障碍和趾间关节(interphalangeal joint,IP 关节)的伸展障碍,即 MTP 关节处于伸展位、近节趾骨间关节(proximal interphalangeal joint,PIP 关节)处于屈曲位,是由于蚓状肌的功能下降引起的。在某些原因作用下(如溃疡形成),趾背腱膜伸展,远节趾骨间关节(distal interphalangeal joint,DIP 关节)屈曲变形称为爪状趾。在第 1 趾离断后,鞋的压迫作用于第 2 趾,第 2 趾离断后作用于第 3 趾,易形成爪状趾。骨间背侧肌辅助近节趾骨的屈曲和中、远节趾骨伸展,其功能不全加重它的损伤。糖尿病时易患爪状趾,风湿病时锤状趾多见。

(3)蹞囊炎 蹞趾远端趾骨头滑膜囊因反复的摩擦刺激诱发炎症,炎症使骨膜广泛骨化,造成蹞趾外翻状态,亦称为假骨性蹞趾外翻。

(4)脂肪层菲薄化 上所述变形引起脂肪层菲薄化,考虑由于行走时脂肪层向远端移动引起。有研究通过 X 射线电子计算机断层扫描(X-ray computed tomography,X-CT)比较有无锤状趾或爪状趾两组人群趾骨远端脂肪层厚度,结果发现足部畸形组平均厚度2.5 mm,而无足畸形组平均厚度6.0 mm,这也是足部畸形患者易发生溃疡的原因之一。

(5)夏科(Charcot)足畸形 夏科足最早在脊髓结核中提出这个概念,在脊髓和各种周围神经病变中也有发生,现在几乎全由糖尿病发展而来。自主神经损伤导致骨的血流增加,骨吸收增多,发展为骨破坏。因此,下肢动脉闭塞症时血流障碍,不易形成夏科足。

夏科足损伤分为 3 个阶段:Ⅰ期,急性炎症期;Ⅱ期,骨破坏期;Ⅲ期,稳定期。因为病因欠清楚,大多数发展至第 3 期的足畸形状态才为临床医师认识诊断。最易受侵袭的部位是跗跖关节,以跗横关节移位致内凸畸形和跗骨破坏致舟状畸形为特征。治疗溃疡过程中容易残留窦道。膝关节也易发生同样的关节病变(夏科膝关节病)。

4.1.2.3 自主神经病变

自主神经病变在糖尿病足中的作用,直到 20 世纪下半叶才逐渐被人们所认识到,可累及全身各器官系统,是糖尿病神经病变中最复杂的。

大量的动静脉短路(arteriovenous shunt,AV shunt)存在于足底和足趾的趾腹皮肤最下方的网状层中,起调节体温的生理作用。糖尿病自主神经病变发生后,皮肤血流的自主调节能力丧失,引起动

4

静脉血管短路,血管一直处于扩张状态,引发皮肤的血流障碍,最终导致小静脉扩张,毛细血管压力上升,组织通透性增加,组织水肿,组织氧分压下降,皮肤代谢率下降。虽然皮温不低,颜色粉红,但具有营养性的血供实际上已经减少。

足底和足趾发生的角化起自汗腺管。因自主神经损害致汗腺功能下降,使皮肤柔韧性降低,导致皮肤干燥、皲裂,成为细菌入侵的门户,最终导致溃疡的发生。

4.2 血管病变

糖尿病血管病变是糖尿病足发生的重要因素,分为大血管病变和微血管病变,其发生机制复杂多样。

4.2.1 大血管病变

大血管指中等以上动脉,糖尿病大血管病变主要累及心、脑及下肢动脉。糖尿病周围血管病变是 2 型糖尿病常见的大血管并发症,据国外报道其发病率可达 20%～40%。病变易发生于膝以下的胫、腓动脉,尤其以胫动脉多见,病理改变为动脉粥样硬化。糖尿病周围血管病变可诱发缺血性溃疡、坏疽、坏疽继发感染,甚至导致截肢。

糖尿病动脉粥样硬化与非糖尿病所致的在病理上无差异,为多种因素联合作用引起,原因包括慢性高血糖、高血压、脂代谢紊乱、血管内皮损伤、增龄、性别、肥胖及吸烟等。

(1)高血糖 糖尿病大血管病变的发生与多种因素有关,但高血糖则可能是该病变发生的始动环节。高血糖对胰岛 B 细胞有毒性作用,使周围靶细胞胰岛素敏感性降低,加重胰岛素抵抗,促进动脉粥样硬化的发生和发展;糖尿病在血糖增高状态下,氧化应激增加,蛋白的糖基化增加,经过一系列的脱水氧化反应后形成晚期糖基化终末产物(AGE),AGE 能促进胶原和其他细胞外基质蛋白的过度交联,引起低密度脂蛋白的聚积,糖基化后的高密度脂蛋白从外周清除胆固醇的能力降低,并可引起血小板聚集增加,诱导巨噬细胞变为泡沫细胞,造成血管内皮损伤,加速动脉粥样硬化。

(2)高血压 持久的高血压可使大血管管壁内膜细胞和纤维组织增生,导致内膜损伤,管腔变窄,同时有利于脂质在大、中动脉内膜的沉积和血小板黏附聚集,从而发生动脉粥样硬化,病变累及下肢动脉可影响下肢及足部血液供应。此外,收缩压增高可引起末梢组织毛细血管内压增高,导致毛细血管内皮细胞增生、基底膜增厚及血管内皮细胞自身调节功能受损,进而造成动静脉短路,使足部皮肤的血液供应受损,导致组织缺血、缺氧,最终足部溃疡形成。

(3)脂代谢紊乱 2 型糖尿病患者当中有 40%~60% 存在不同程度脂代谢异常,主要表现为甘油三酯(三酰甘油)升高、低密度脂蛋白升高、高密度脂蛋白降低三联征。

糖尿病患者由于胰岛素分泌不足、高胰岛素血症使体内低密度脂蛋白增加;长期的血糖控制不良,低密度脂蛋白的氧化修饰增多,使动脉壁内的巨噬细胞吞噬氧化低密度脂蛋白后不能降解而成为泡沫细胞,造成血管内皮损伤,导致动脉硬化发生。

高胰岛素血症促进甘油三酯合成,加速胆固醇、胆固醇酯和脂肪合成,抑制脂肪及胆固醇酯分解,使血中游离的胆固醇增多。

糖尿病患者高密度脂蛋白下降,使清除动脉壁内胆固醇的功能下降,从而更容易使胆固醇沉积于动脉壁内。

综上,糖尿病患者低密度脂蛋白升高、甘油三酯升高、高密度脂蛋白降低,促使动脉粥样硬化的发生。

(4)其他因素 年龄是糖尿病大血管病变发生的独立危险因素。糖尿病足多发生于 40 岁以上的患者。我国多中心糖尿病足溃疡的调查发现,患者的平均年龄为 65.5 岁。糖尿病足患病率随年龄增加而增加。高龄患者的下肢大血管病变发病率更高。

糖尿病大血管病变的发生与性别有一定关系。国内文献提示,糖尿病大血管病变的发病男多于女,分析其原因可能是雌激素有保护血管的作用,因而肢体大小血管病变机会在女性糖尿病患者相对减少。但随着年龄的增大,女性雌激素分泌的减少,这种性别差异

4

也逐渐减少。

吸烟作为糖尿病大血管病变的独立危险因素,其机制可能与内皮细胞受损、脂蛋白异化作用受限及胰岛素抵抗有关。

另外,血液流变学的改变、血液黏度增加、血小板聚集和黏附力增强可造成微循环障碍,导致组织缺氧,加重大血管病变和动脉粥样硬化的程度。

4.2.2 微血管病变

微血管是指微小动脉和微小静脉之间的管腔直径在 100 μm 以下的毛细血管网。糖尿病微血管病变是糖尿病最早出现、最常见的并发症,主要是微循环障碍,包括微血管病变、微血流紊乱和血液理化特性改变,这三者在糖尿病足肢端坏疽发病过程中,相互影响,互为因果。其典型表现是微循环障碍、微血管瘤形成和微血管基底膜增厚。血管管腔缩小,内膜粗糙,血管弹力和收缩力降低,血流不畅,致使组织缺氧,血液黏度增高。另外,糖尿病时一氧化氮过度产生,与活性氧反应生成过氧亚硝基,进一步破坏血管结构和功能。微血管病变可以波及全身,发生于肢体末端的微血管,从而形成糖尿病微血管性坏疽。

微血管病变的产生主要与高血糖、氧化应激、非酶糖化和多元醇代谢旁路、蛋白激酶 C、红细胞形态改变等多方面因素有关。

4.2.3 血管病变与神经病变之间的关系

上述种种危险因素促进糖尿病患者血管的动脉粥样硬化、血液的高凝状态、广泛的微血栓形成、血管阻力增加等,从而使管腔狭窄、闭塞,致肢体远端缺血,使组织不能获得足够的氧气及营养物质,不能及时地排出代谢废物,表现为肢端发凉、怕冷、营养不良、间歇性跛行、静息痛,严重者有可能导致缺血性坏疽。微血管病变同时也阻碍了神经组织获取营养的途径,促进神经病变发生或发展,加重糖尿病足的病情,出现肢端感觉异常、疼痛、麻木、袜套样感觉等症状。血管病变可独立引起糖尿病足,也可通过影响周围神经的功能引发糖尿病足。

4.3 感染

周围神经病变和血管病变是糖尿病足发生的不可缺少的条件，而感染则是加重糖尿病足病情甚至导致截肢的直接原因。研究表明，糖尿病患者80%的截肢都是由于足溃疡继发感染导致的。糖尿病患者由于机体免疫力低下，中性粒细胞的游走性和吞噬能力受损，对感染或损伤的反应减弱；由于存在感觉神经病变，对痛觉或温度觉的感知减弱，对感染的感知亦会延迟；而外周血管病变的存在则进一步加重这种反应，不会出现红肿或硬结等感染的迹象。大约仅有1/3的糖尿病患者足部感染时会出现发热，尽管存在广泛的感染，白细胞计数可能不会升高。微小的创伤即可引起微生物的侵袭和感染，并且感染后使血液中促凝物质增加，局部氧耗增加，使局部缺血加重而发生坏疽。

4.3.1 高血糖

高糖环境是良好的培养基，有利于病原微生物侵入、定植、繁殖。高血糖使血浆渗透压升高，抑制白细胞的吞噬能力，导致机体抵抗力下降，感染不易控制。当血糖达到 11.1 mmol/L 后白细胞趋化、黏附与吞噬功能将会降低，杀菌活性受抑，损害了天然免疫系统对感染源的抵御功能。高血糖的改善可使吞噬细胞功能得到一定程度的恢复。其机制是这种细胞中含有大量的糖原，通过糖酵解产生大量的超氧离子及过氧化氢，作为细胞的代谢能源，使它们有足够能量来吞噬、杀死细菌及病毒，细胞内线粒体的氧化也依靠糖酵解来完成。所以胰岛素水平过低，血糖未得到有效控制，可致吞噬细胞中的糖原合成与酵解能力降低，以致超氧离子产生减少，吞噬细胞出现功能障碍。高糖能够加剧炎症反应和内皮损伤，内皮炎症反应增加会对微循环环境造成不良影响，加重感染。

4

4.3.2 免疫力低下

高血糖状态下细胞免疫功能低下,是易发生感染的重要因素。

糖尿病患者体内代谢紊乱严重,导致中性粒细胞趋化、吞噬、杀菌能力降低,包括中和化学毒素、吞噬功能、细胞内杀菌作用、血清调理素和细胞免疫功能等,使机体对感染抵抗力降低,杀菌能力减退,使感染率增加,并且使感染的创面难以愈合。

糖尿病患者蛋白质的合成减少,但分解加快,使免疫球蛋白、补体、抗体等生成减少,淋巴细胞转换率降低,导致机体难以有效抵抗入侵的病原。糖尿病患者易发生血管病变,引起微循环血流障碍,组织缺氧,抗体分布减少,亦易发生感染。以上原因导致免疫力低下,使患者极易感染且感染严重。

4.3.3 皮肤损伤

人体皮肤是一组保护机体防御外界刺激和预防细菌微生物感染的天然屏障。正常人在生活中也会遇到皮肤创伤和感染,但是却不易进展为严重的感染或坏疽,而糖尿病患者一旦皮肤损伤,即使是微小的损伤,也易于形成严重感染,其根本原因在于糖尿病引起的一系列病理改变,导致糖尿病患者的皮肤不仅更加容易遭受损害,并且在受到损害后容易迁延不愈造成更大的损伤。

糖尿病代谢紊乱所致皮肤组织中糖含量增高和代谢产物蓄积引起的皮肤微环境改变,是导致糖尿病创面难愈的始动因素之一。

一旦皮肤的保护层被攻破,下层的组织就暴露在细菌群中,这个创面就极可能进展为活动的感染,细菌侵入机体繁殖生长,感染化脓,通过连续的扩展,感染可能涉及更深组织并逐渐蔓延扩大发展为坏疽。这一系列事件可以迅速发展,特别是在肢体缺血的情况下。

糖尿病肾脏损害逐渐发展至尿毒症期,残余肾单位不能充分地排泄代谢废物和降解某些内分泌激素,致使其蓄积在体内,加重患者皮肤"微环境污染"。

4.3.4 组织修复能力降低

糖尿病患者局部组织糖含量的增加有可能引起局部糖代谢的紊乱,导致皮肤组织局部的病理生理改变,即使在未损伤的状态下,糖尿病表皮细胞在进入有丝分裂期时即显著低于正常,细胞处于有丝分裂的低水平,呈现"增而不殖"的现象,提示在糖尿病状态下,皮肤表皮细胞的增殖行为受到干扰,不能有效、有序地完成细胞增殖周期,使得表皮细胞不能保持一定的增殖率以维持正常的新陈代谢需要和表皮结构的完整,表皮组织在未损伤的情况下已经存在着组织学和细胞生物学行为的改变,这可能是糖尿病皮肤易损和在损伤后难以修复的原因之一。另外,糖尿病患者体内蛋白质消耗增加,合成减少,分解增快,血管病变使营养物质供应障碍,降低了局部组织的修复能力。

4.3.5 治疗不当,加重感染

(1)创面内异物 创面内异物是糖尿病患者局部感染和坏疽不愈合的重要原因。异物损伤是多种多样的,如木刺、铁钉、泥土、砖瓦、玻璃碎片;本身的死骨没有及时去除;手术、换药过程中遗留体内的纱布、消毒棉球等,这些异物可能遗留在创面内,也可能随外力拔出,但异物所携带的大量细菌已存留在创面内,甚至有些肉眼看不见的微小异物存留在创面内,局部均可发生细菌感染。

(2)创面内无效腔和引流不畅 创面内无效腔(死腔)及引流不畅,多见于各种芒刺伤或刺伤较深后发生深部感染,腱鞘、韧带或肌间隙损伤感染,手术切口缝合留有无效腔,坏死组织不易清除,尤其是口小腔大的创面,引流不畅,分泌物不易排除。创面无效腔内部为缺氧环境,利于厌氧菌生长繁殖,造成局部感染,而且创面不易愈合。同时由于无效腔结构限制,腔内坏死组织不易清除,尤其是口小腔大的创面,引流不畅,分泌物不易排除,创面不易愈合,故此种情况下,常需要暴露创面,扩创引流,预防厌氧菌感染,以促进创面愈合。

4.4 氧化应激与糖尿病足

1990 年 Sohal 教授首先提出氧化应激的概念。氧化应激,顾名思义,当受到有害刺激时,机体会产生大量的活性氧自由基(reactive oxyradical)和活性氮自由基(reactive nitrogen species,RNS),在机体抗氧化清除防御作用下降时,活性氧类(ROS)的生成速度远远超过其清除速度,导致 ROS 大量堆积,引起体内氧化与抗氧化系统失衡,从而导致组织损伤。ROS 主要包括超氧阴离子自由基($O_2^{\cdot -}$)、过氧化氢(H_2O_2)、羟自由基($OH-$)等具有氧化还原潜能的氧的衍生物。人体内的自由基防御系统有两种:一种是酶促防御系统,包括过氧化氢酶(catalase,CAT)、谷胱甘肽过氧化物酶(glutathione peroxidase,GPX)及超氧化物歧化酶(superoxide dismutase,SOD)等;另一种是非酶促防御系统,包括谷胱甘肽(glutathione,GSH)、维生素 C(vitamin C,Vit C)、维生素 E(vitamin E,Vit E)、α-硫辛酸(α-lipoil acid,ALA)、褪黑素(melatonin,MLT)等。防御系统能保护细胞、清除自由基,对机体十分重要。自由基生成和消除的平衡对于维持人体的正常运作是十分必要的,属于机体的防御机制,而 ROS 还能作为信息调节分子调节各种生理功能。但当生物体受到外界刺激或者其内部代谢失衡、导致体内 ROS 浓度异常增高时,氧化和抗氧化系统失衡,将导致氧化应激现象。

4.4.1 氧化应激促进糖尿病足发生、发展

糖尿病患者的皮肤组织在未损伤、组织结构完整性未遭到破坏时就已存在组织学和细胞生物学的改变,这种损害是内源性的、潜在的,暂且称之为"内源性损害"。代谢紊乱是糖尿病皮肤"内源性损害"形成的病理基础,对其机制的研究焦点集中于血管病变、神经病变、症性反应紊乱及糖尿病患者的皮肤病变。大量的研究结果表明,高血糖引起的氧化应激在糖尿病足的众多发病机制中起重要作用,是糖尿病足发生、发展的重要因素。

高血糖状态下,线粒体产生大量 ROS,使氧化应激水平增高,通过损害内皮细胞、线粒体,导致异常代谢通路激活,促进炎症反应等,从而加重糖尿病足的发展。目前,大量的证据支持 ROS 是线粒体在生理和病理条件下产生的,线粒体 ROS 合成可能受一氧化氮(NO)调控,生理水平的 NO 和 O_2 竞争与细胞色素 C 结合,产生可逆性抑制,调节电子传递链。过量的 NO 会产生细胞毒性作用,造成微血管损伤、轴突变性和神经性疼痛,从而参与糖尿病足的发生。

氧化应激除损伤细胞结构外,还调控细胞凋亡,大大促进了血管的粥样硬化病变。在这方面,ROS 积聚的一个重要后果是增加线粒体渗透性转换孔(permeability transition pore,PTP)通路的敏感性。最近的研究证据表明,PTP 通路和 ROS 的生成是一个恶性循环,PTP 通路可增加心肌细胞线粒体 ROS 的生成。体外实验资料显示,PTP 通路是引起离体的内皮细胞和平滑肌细胞死亡的原因之一。

4.4.2 氧化应激是导致糖尿病创面难愈合的重要因素

皮肤创面在愈合的过程中产生过多的 ROS 以及 RNS。在创伤修复的炎症阶段,炎症细胞被激活,产生大量的过氧化物,发挥其杀菌、调节信号转导、抗炎等作用;若过氧化物过量产生,便会导致氧化应激反应,导致创面延迟愈合或者过度修复(如瘢痕)。正常情况下,大鼠全层皮肤创伤后丙二代巴比妥酸活性物质水平升高,各种抗氧化酶的表达也有所增加,尤其是创面高度增生的表皮及毛囊四周的 SOD、GPX 的 mRNA 水平显著升高。这表明创面组织中氧化应激水平升高,同时抗氧化能力有所增加,创面组织对氧化应激存在防御和代偿机制。

糖尿病患者的高血糖、高水平的糖基化终末产物、一氧化氮合酶及精氨酸酶环境能够使 ROS 水平升高,同时清除 ROS 的谷胱甘肽及半胱氨酸的水平下降更加重了 ROS 的升高。ROS 破坏蛋白质、DNA 及脂质,导致细胞的功能障碍甚至死亡,ROS 还影响血小板的活化和生长因子的释放、可以直接降解细胞外基质成分或者通过增加基质金属蛋白酶(matrix metalloproteinases, MMP)的表达间接降解细胞外基质。这提示氧化应激是糖尿病创面难愈合的重要因素。

氧化应激的发生与炎症反应密切相关。在创面组织的炎症反应中,急性期白细胞、巨噬细胞等炎症细胞浸润,激活后产生大量的ROS起到抗感染及清除变性坏死细胞和组织的作用,这是机体的防御机制;但如果产生过多的ROS将会使组织发生氧化应激导致损伤,从而加重炎症反应和组织损伤,而中间过程可能存在级联放大效应。研究表明,慢性炎症状态是糖尿病及其并发症发生、发展的关键因素之一。高糖状态下氧化应激造成内皮细胞损伤、促炎介质(如IL-1β、IL-6、TNF-α 等)释放增加,微血管通透性增加,促进炎症的发展,导致糖尿病创面难以愈合。

糖尿病创面难愈是由多种因素共同造成的,涉及创面修复各个环节的损伤因素的相互作用,这些损伤因素其实在溃疡形成之前已经隐匿存在,造成皮肤组织微环境的改变,最终导致糖尿病创面难以愈合。

4.5 遗传因素

研究发现一些基因如血管内皮生长因子基因、Toll 样受体基因与糖尿病足的发生相关,但基因改变并不能完全影响疾病发展,越来越多的研究表明在糖尿病的发展中表观遗传机制发挥着重要作用。表观遗传变化多样,包括组蛋白的翻译后修饰、胞嘧啶在 DNA中的甲基化、线粒体遗传、微小 RNA 表达及转座,这些变化影响基因表达而不改变基因组 DNA 序列。

在糖尿病足创面愈合过程中,表观遗传同样起重要作用,miRNA-27b 有助于细胞增殖与血管形成,并延缓细胞凋亡,抗血管生成分子血小板反应蛋白-1(thrombospondin-1, TSP-1)是一种参与多种生物过程,包括血管生成、细胞凋亡的大型多功能糖蛋白,研究发现糖尿病足患者中 miRNA-27b 水平降低、TSP-1 沉默等。

　　研究发现获得性免疫缺陷综合征(艾滋病)相关的神经系统病变是由一个缺失的线粒体基因组引起的,导致远端轴突线粒体功能障碍,而糖尿病足相关联的神经病变可能与其具有类似的病因。

(王爱红)

糖尿病足的发病机制

参考文献

[1]王爱红,赵湜,李强,等.中国部分省市糖尿病足调查及医学经济学分析[J].中华内分泌代谢杂志,2005,21(6):496-499.

[2]班绎娟,冉兴无,杨川,等.中国部分省市糖尿病足病临床资料和住院费用等比较[J].中华糖尿病杂志,2014,6(7):499-503.

[3]AHMED N. Advanced glycation endproducts-role in pathology of diabetic complications[J]. Diabetes Res Clin Prac,2005,67(1):3-21.

[4]BENTO C F,PEREIRA P. Regulation of hypoxia-inducible factor 1 and the loss of the cellular response to hypoxia in diabetes[J]. Diabetologia,2011,54(8):1946-1956.

[5]APELQVIST J. Epidemiology of diabetic foot disease and etiology of ulceration[M]//HINCHLIFFE R J. The Diabetic Foot. London:JP Medical Pub,2014:3-9.

5 糖尿病神经病变的流行病学及病理生理

目前已认识到糖尿病足与周围神经病变相关,常规的足部检查、足部神经检测已经成为糖尿病患者防治和护理的重要环节。中华医学会糖尿病学分会、美国糖尿病学会(ADA)指南推荐确诊 2 型糖尿病后 5 年和确诊 1 型糖尿病后 3 年应常规进行神经病变检查。神经病变与早发的心脏性猝死明显相关,评估是否存在神经病变有重要意义。Havrdova 等对存在周围神经病变的 1 型糖尿病患者在联合肾脏和胰腺移植后进行 8 年随访,发现即使移植后血糖控制良好,并不能逆转神经病变,提示早期控制血糖对神经病变预防的重要性。

糖尿病周围神经病变是基于临床特征、病因、解剖特点和病理生理机制进行诊断。糖尿病周围神经病变可分为运动或感觉神经病变、大纤维和小纤维神经病变。小纤维神经病变经常早于大神经纤维病变,并以经典的症状如疼痛、麻木和触觉丧失。大神经纤维病变导致震动觉丧失和肌肉无力、腱反射消失。但是极少患者仅表现为大神经纤维或小神经纤维病变,绝大部分患者均为混合状态。本章主要介绍周围神经系统的解剖生理学、糖尿病神经病变临床特征与流行病学、糖尿病神经病变的发病机制与病理生理。

5.1 周围神经系统的解剖生理学

一般来说,周围神经系统分为 3 种主要成分:运动神经、感觉神经和自主神经。

5.1.1 运动神经

运动神经起源于在大脑皮质并经特异的神经传导通路下传,包括侧皮质脊髓束和红核脊髓束,控制机体的随意运动。腹内侧核包括控制运动和姿势的网状脊髓和控制头颈部运动的顶盖脊髓束和前庭脊髓束。

下传神经纤维与脊髓腹角运动神经连接,运动神经元发出神经纤维连接骨骼肌。有髓鞘的 α 运动神经元构成了外周神经的绝大部分,并终止于骨骼肌组织的终板膜。肌纤维的运动神经元的数量决定运动的精细程度。这些神经元较低的兴奋度活动对于保持肌肉的完整性也是至关重要的。这意味着肌肉处于持续刺激状态并保持一定的强度。

5.1.2 感觉神经

感觉神经又称为体感神经,将神经冲动由外周传导至脊髓,并继而传导至大脑感觉中枢。两个主要的信号转导途径包括脊髓的脊柱旁通路,主要传递触觉和本体感觉,以及脊髓丘脑束,传递痛觉和温度觉。

人体有 3 种形式的感觉受体,接收外界刺激并转变为电信号。其中机械感受器主要感受移动和压迫的信息;温度感受器主要感受温度的变化;伤害感受器则主要感受与伤害相关的刺激,进而形成痛觉。

运动神经和感觉神经构成了周围神经纤维,每条神经纤维直径不同;其中直径越大的神经纤维,且有髓鞘包绕,神经传导速度越快。α 纤维是最大的神经纤维,直径波动于 8 ~ 20 μm,神经传导速度为 44 ~ 120 m/s。γ 纤维是运动纤维的主要成分,但髓鞘成分相对较少,直径小于 α 纤维,直径在 3 ~ 8 μm,神经传导速度为 18 ~ 48 m/s。C 纤维与温度觉和痛觉有关,直径小于 1.5 μm,神经传导速度为 0.5 ~ 2 m/s;这是最细小的神经纤维,也是糖尿病患者中较早损伤的神经纤维。

5.1.3　自主神经

自主神经几乎调节所有内脏器官功能的正常维持,并保证机体处于稳态起重要作用。自主神经分为交感神经和副交感神经两种类型,交感神经纤维在胸椎水平离开脊髓神经核,支配众多的内脏器官包括眼睛、唾液腺、心脏及大部分的腹内脏器、肾上腺、血流、膀胱和生殖系统等;副交感神经纤维离开中枢神经系统并随着脑神经(Ⅲ、Ⅶ、Ⅸ和Ⅹ)下传,同样支配上述器官。在腹腔延伸较长的迷走神经一旦受损,胃肠道症状如饱腹感、恶心、呕吐、便秘、腹胀十分常见。

自主神经系统在控制心血管功能中发挥重要作用,控制心率,通过调控血管紧张度及压力感受器感知循环血容量维持血压稳定。在男性副交感神经与阴茎海绵体血管收缩有关,在阴茎勃起中发挥作用;而交感神经则与射精控制有关。皮肤是身体的重要散热器官,自主神经通过调节血管收缩和舒张,控制汗液分泌而起调控体温的作用。自主神经还控制食物由口咽部到达直肠的速度。

5.2　糖尿病神经病变临床特征与流行病学

糖尿病周围神经病变早期临床表现隐匿,此时没有临床表现,但可能神经病变的检测已有异常;病情发展可表现典型临床症状如感觉过敏、疼痛等,但病变继续加重临床症状消失,如没有疼痛感觉。由于神经病变检测手段的缺乏和神经病变定义缺乏统一性,造成糖尿病神经病变发病率相关数据的缺乏;糖尿病周围神经病变的患病率报道不一,而且相差比较大,鉴别诊断存在一定的困难。病情轻重和病史长短不一等均影响患病率的估计。我国糖尿病神经病变患病率高,广东省糖尿病神经病变患病率达 33.1%,上海市糖尿病神经病变患病率更高达 61.8%,国内 14 家三甲医院的糖尿病足调查共纳入 530 例糖尿病足患者,其中神经性溃疡患者有 337 例,占所有患者的 63.3%,提示在糖尿病足患者中,神经病变的发生率更高。

糖尿病神经病变临床特征可表现多种多样,各种神经病变的临床表现和发病率存在显著差异。

5.2.1　远端对称性多发神经病变

症状从肢体远端开始,逐步向近端发展,呈手套-袜子样分布。一般从下肢症状到膝部水平时,上肢远端也开始出现症状,疾病后期躯干部也可出现感觉障碍。若下肢症状严重且波及双侧大腿近端,而两上肢仍无异常,应注意排除脊髓疾病可能。远端对称性多发神经病变是周围神经病变中最为常见的临床类型,以感觉障碍为主,伴有不同程度的自主神经症状,而运动障碍相对较轻,发病通常较为隐匿,但在应激刺激下或糖尿病治疗开始后可急性发病。

感觉症状的具体表现可与受累神经纤维大小有关。若受累的是细小纤维,则疼痛和感觉异常为主。疼痛可以是钝痛、烧灼样疼痛、刺痛、刀割样痛、撕裂样痛、压缩痛或痉挛样疼痛。感觉异常可表现为寒冷或发麻感、发木感、肿胀感。深感觉障碍一般表现轻微。由于触觉、痛觉和温度觉丧失,可以导致肢体远端遭受各种意外损伤而患者毫无察觉。自主神经病变时足部不出汗,可以导致皮肤干裂,容易导致溃疡的产生。如果粗大纤维受累,那么关节位置觉和振动觉将受到影响。可出现步态和站立不稳的症状,尤其是光线不佳或闭目行走时更为明显。患者常诉有踩棉花感或地板异样感。由于行动不稳容易造成跌倒、外伤甚至骨折。临床上,细小纤维受损更为多见,但最为常见的是细小纤维和粗大纤维同时受累的混合型病例。运动障碍如远端的无力、手与足的小肌肉萎缩,一般出现在疾病后期。

5.2.2　急性疼痛性神经病变

这是一种比较少见的类型神经病变,急性发病的剧烈疼痛和难受的感觉过敏,下肢尤为显著,但也可以超过足部范围而波及整个下肢、躯干或手部。常伴有明显的肌肉无力、萎缩、体重减轻与抑郁。急性疼痛性神经病变常见于男性,可见于任何年龄的 1 型和 2 型糖尿病患者。

5.2.3　自主神经病变

自主神经病变作为糖尿病神经病变极少单独存在,即便有些患者自主神经病变症状比较突出,但通过病史采集及相关电生理检查仍可发现躯体性神经纤维的某种程度损害。而存在糖尿病躯体性神经病变的病例中,合并有自主神经病变的比例可高达 40%。一旦出现自主神经功能障碍的临床症状后则预后不佳。自主神经病变累及的内脏器官不同,则表现多样。

(1)心血管系统　慢性高血糖引起代谢紊乱、微循环障碍及免疫损伤,神经组织缺血缺氧,影响神经结构功能,造成自主神经损害;副交感神经节前纤维较长,对缺血缺氧较敏感,所以迷走神经较早且易受损害,迷走神经受损后不能抗衡交感神经作用,故糖尿病心血管自主神经病变早期表现为心率变异性下降,静息性心动过速。晚期临床表现为心率固定,运动耐受性下降、术中心血管系统不稳定、直立性低血压、无症状性心肌缺血、无痛性心肌梗死,甚至心源性猝死。

(2)消化系统　自主神经系统功能障碍可影响消化系统功能状态,可表现为全消化道收缩蠕动功能的障碍。在没有临床症状的患者中,通过钡餐检查可以发现食管平滑肌的功能障碍。如轻度的食管扩张,通过时间延长、食管远端异常的蠕动压力波。这些功能障碍与迷走神经病变有关。显著的症状如吞咽困难、锁骨后不适感、胃灼烧感则较少见,患者出现上述症状应积极排除食管癌、反流性食管炎等其他病因可能。

胃平滑肌动力降低可以产生一些非特异性的临床症状,如进食后恶心、上腹部胀痛、胀气、稍进食即有饱感,以及不能预料的血糖水平波动与口服降糖药物吸收的改变。呕吐是晚期较为严重的症状,可严重影响患者生活质量。胃动力瘫痪的患者可表现为厌食和体重减轻。胃延迟排空/胃轻瘫常见。

（3）泌尿生殖系统　糖尿病性膀胱病变最早出现的也是最常出现的症状是膀胱感觉的丧失，膀胱内尿量可以达到 1 000 ml 或以上而无尿意，排尿次数明显减少，其次出现逼尿肌功能减退，排尿无力，残余尿量增加，通过超声检查残余尿可达 150 ml 以上。晚期则出现大而无力的膀胱，需要长期留置导尿管或行膀胱造瘘来解决患者排尿问题。女性糖尿病患者出现尿失禁为 38% ~ 63%。阳痿在男性糖尿病患者中高发。年龄、病程、血糖控制不佳、吸烟均是糖尿病人群发生阳痿的危险因素。但在诊断过程中应排除器质性病变导致的阳痿。

（4）汗腺功能异常　出汗异常，汗腺支配神经功能障碍是糖尿病自主神经病变的一个常见症状。主要表现为四肢末端少汗，但往往同时伴有躯干部位的多汗。

5.3　糖尿病神经病变的发病机制与病理生理

至今糖尿病神经病变的病因和病理生理机制尚未完全阐明，目前主要有如下相关机制和假说。

5.3.1　山梨醇旁路激活

生理状态下，葡萄糖大部分被己糖激酶磷酸化，通过糖酵解和三羧酸循环为人体提供能量，仅约 3% 非磷酸化葡萄糖进入多元醇代谢通路。醛糖还原酶(aldose reductase, AR) 是多元醇通路的限速酶，能将葡萄糖转化为山梨醇，后者在山梨醇脱氢酶的催化下氧化为果糖。由于葡萄糖不是 AR 的最适底物，血糖正常时 AR 保持低活性状态；高血糖状态下，AR 则被过度激活，促使体内约 30% 的葡萄糖转化成山梨醇。然而山梨醇脱氢酶的活性并未相应增强，造成各组织细胞内山梨醇和果糖聚积。AR 活性不适当增强及山梨醇聚积可通过多种途径，与高血糖等因素共同促进糖尿病神经病变的发生、发展。

AR 过度激活可导致体液调节功能障碍,尤其是微循环障碍。应用醛糖还原酶抑制剂(aldose reductase inhibitor,ARI)干预可以改善微血管对缓激肽、组胺、血小板活化因子等的反应性,显著增强主动脉对去氧肾上腺素作用导致的最大收缩反应,恢复乙酰胆碱依赖的内皮舒血管效应。这提示该效应为一氧化氮合酶依赖性的过程。微循环障碍也是导致糖尿病神经病变的原因之一。

AR 的过度激活可能使细胞膜 Na^+,K^+-ATP 酶活性下降,影响了细胞功能;损伤神经组织。除上述假说外,还有 3 个主要途径导致神经组织的直接损伤:①神经组织局部血供减少;②神经营养因子减少;③神经组织变性。

5.3.2 糖基化代谢终末产物

晚期糖基化终末产物(AGE)是糖尿病血管并发症发生的关键因素之一。AGE 是慢性高血糖环境下,蛋白质、核酸或脂质等大分子物质的氨基自发地与葡萄糖或还原糖的醛基或酮基发生非酶促反应,生成的稳定共价复合物。AGE 有多种受体,如巨噬细胞清道夫受体Ⅰ型和Ⅱ型、寡糖转移酶-48、80K-H 磷酸蛋白和半乳糖结合蛋白-3,其中晚期糖基化终末产物受体(RAGE)为其重要受体之一。AGE 一经形成,则不断沉积于组织中并与上述受体结合形成稳定化合物。

高糖状态下,AGE 在周围神经中沉积增加,首先促进神经的结构蛋白及功能蛋白糖基化,蛋白结构改变表现为轴突转运减少、轴突变性,有髓纤维密度下降。其次,AGE 可使神经血管内皮通透性增加,NO 活性下降,使血管渗出及舒张功能障碍,导致局部神经缺血。AGE 与 RAGE 结合还产生 ROS,激活核因子-κB(nuclear factor-κB,NF-κB)、IL-6,TNF-α、转化生长因子-β(transforming growth factor-β,TGF-β)、胰岛素样生长因子(insulin-like growth factor,IGF)、血管细胞黏附分子-1(vascular cell adhesion molecule-1,VCAM-1)、细胞间黏附分子-1(intercellular cell adhesion molecule-1,ICAM-1)等表达及释放上调,加重神经细胞及血管的损伤,导致脉管炎性神经病变。

5.3.3 蛋白激酶 C

蛋白激酶 C(protein kinase C,PKC)由一个多基因家族编码的多肽类物质,目前已经发现的 PKC 有 2 个亚型。高血糖和游离脂肪酸可以影响 PKC 的信号转导,激活二酯酰甘油(diacylglycerol,DAG)-PKC 途径。PKC 的激活是糖尿病慢性病并发症发生、发展的重要机制之一。PKC 激活可以直接促进白蛋白和其他大分子通过内皮屏障,可能是通过磷酸化细胞内的骨架蛋白所致。PKC 活化可以通过调控生长因子的表达调节血管通透性和新血管形成。

5.3.4 血脂异常

糖尿病患者经常合并血脂异常,后者不仅是心血管疾病的危险因素,同时与糖尿病神经病变的发生发展也是息息相关。高游离脂肪酸(FFA)血症也与糖尿病神经病变的发生发展关系密切。高脂饮食可增加血浆 LDL 水平,与增强的系统氧化应激相互促进,导致氧化型低密度脂蛋白(oxidized low density lipoprotein,oxLDL)水平升高。oxLDL 可导致内皮细胞和神经元的损伤和坏死。

FFA 以甘油三酯的形式储存在脂肪细胞中,是禁食情况下的主要能量来源。脂肪分解代谢活跃时 FFA 大量释放入血导致高 FFA 血症。FFA 不仅抑制葡萄糖氧化和胰岛素信号转导,葡萄糖运输降低,还可损伤血管内皮,导致糖尿病并发症的发生。FFA 可以通过促进炎症因子的释放,导致外周神经的损伤。

5.3.5 微血管功能紊乱

越来越多证据表明,组织异常引起的各种慢性疼痛综合征是由于病变的皮肤、肌肉或者血管的微血管系统功能紊乱。

糖尿病患者血管因长期高糖刺激,造成动脉粥样硬化、管腔狭窄,致使远端末梢循环供血不足,神经滋养血管出现低灌注。组织形态学显示,糖尿病患者周围神经滋养血管的管壁基底膜增厚,发生透明变性,内皮细胞肿胀和增生,管腔狭窄,导致血管阻力增加,造成神经低灌注和神经内膜缺氧,进而发生神经变性坏死。

5.3.6　氧化应激与炎症

氧化应激对神经细胞和神经胶质细胞的损伤在糖尿病神经病变的发生、发展中发挥重要作用。线粒体产生的 ROS 及其他氧化剂改变了氧化剂及内源性抗氧化剂之间的平衡。氧化应激除了本身导致神经组织的破坏,而且进一步活化了多元醇途径、晚期糖基化产物,激活蛋白激酶 C 和己糖激酶途径,同时也可通过 NF-κB 触发和扩大了炎症反应。

糖尿病合并神经病变的患者体内炎症因子水平高于单纯糖尿病患者,且不同的炎症因子与不同的神经纤维损伤有一定关系。应用维生素 D 对上述患者进行干预,可以明显抑制炎症因子的水平,提示维生素可能通过调节炎症因子水平从而在糖尿病神经病变的防治中发挥作用。

5.3.7　神经生长因子

神经生长因子(nerve growth factor,NGF)合成减少、逆向轴浆运输障碍及其受体表达异常可能是糖尿病神经病变的发病机制之一。实验证实无论是 DM 模型还是糖尿病神经病变患者,其组织或血液中的 NGF 均明显下降。通过给予维生素 A 干预可以明显增加周围神经组织中 NGF 的表达。

5.3.8　自身免疫性损害

早在 20 世纪 80 年代即有报道糖尿病自主神经病变的患者血中可检测到交感神经节抗体和肾上腺髓质抗体。糖尿病患者中神经系统的自身免疫损害可能是糖尿病神经病变产生额外原因之一。

5.3.9　糖尿病神经病变的基因易感性

糖尿病神经病变也表现多基因多态性,现有研究提示多种基因与糖尿病神经病变相关。

（林少达　郑国书）

糖尿病神经病变的流行病学及病理生理

参考文献

[1] 林少达,林楚佳,王爱红,等. 中国部分省市糖尿病足调查及神经病变分析[J]. 中华医学杂志,2007,87(18):1241-1244.

[2] 林锟,郑国书,林少达. 醛糖还原酶抑制剂与糖尿病慢性并发症[J]. 中国糖尿病杂志,2011,19(10):792-795.

[3] BIERHAUS A,HASLBECK K M,HUMPERT P M,et al. Loss of pain perception in diabetes is dependent on a receptor of the immunoglobulin superfamily[J]. J Clin Invest,2004,114(12):1741-1751.

[4] FREEMAN O J,UNWIN R D,DOWSEY A W,et al. Metabolic dysfunction is restricted to the sciatic nerve in experimental diabetic neuropathy[J]. Diabetes,2016,65(1):228-238.

[5] BILIR B,TULUBAS F,BILIR B E,et al. The association of vitamin D with inflammatory cytokines in diabetic peripheral neuropathy[J]. J Phys Ther Sci,2016,28(7):2159-2163.

[6] BOULTON A J M. Diabetic Neuropathy[M]//PENDSEY S. Contemporary management of the diabetic foot. New Delhi:Jaypee, 2014:31-38.

6 糖尿病周围神经病的内科治疗

糖尿病周围神经病变(diabetic peripheral neuropathy,DPN)的防治一直以来都是临床的难点。DPN 的内科治疗主要包括 3 个方面：①加强血糖控制和危险因素管理；②针对发病机制治疗；③针对疼痛症状的治疗。

6.1 代谢控制

代谢控制是 DPN 治疗的基础。欧洲糖尿病前瞻性并发症研究(European diabetes prospective complications study,EURODIAB)对 31 个中心 1 172 例 1 型糖尿病患者平均随访 7.3 年,结果发现心血管危险因素,包括血糖控制水平、甘油三酯、体重指数、吸烟、高血压与 DPN 的发生显著相关。另外两项横断面研究也显示了代谢综合征和 DPN 相关。

6.1.1 血糖控制

积极严格地控制血糖并保持血糖稳定是预防和治疗 DPN 的最重要措施。我国 2013 年版《糖尿病周围神经病诊断和治疗共识》中建议将糖化血红蛋白 A1c(GHbA1c)控制在 7% 以内,但具体控制程度应个体化。良好的血糖控制可预防 1 型糖尿病患者神经病变的发生,并能延缓进展,但在 2 型糖尿病患者中证据不足。Callaghan 等总结了近 20 年内观察强化控制血糖至少 1 年对 DPN 影响的 17 项临床随机对照试验(RCT),7 项针对 1 型糖尿病患者的试验中,除了一项研究外均显示出更严格的血糖控制可减少 DPN 的发生。其中最大的美国糖尿病控制与并发症试验(DCCT)研究显示,对

1 400 余名 1 型糖尿病患者使用胰岛素强化治疗 5 年可使 DPN 发生率降低 60%。DCCT 研究结束后开展了糖尿病干预和并发症的流行病学研究（EDIC），该研究表明 DCCT 实验结束后 14 年，与常规治疗组相比，强化治疗组 DPN 发病率和患病率仍持续下降。但是，8 项针对 2 型糖尿病强化血糖控制的研究结果较 1 型糖尿病而言则获益不确切。对 5 500 名患者平均随访 3.7 年的控制糖尿病心血管危险行动（ACCORD）研究显示，2 型糖尿病更严格的血糖控制可使 DPN 发病率降低 7%，但与对照组相比未达到统计学差异。Duckworth 等对 1 791 名患者历时 5.6 年的退伍军人糖尿病研究（VADT）中 DPN 的发病率在试验结束时也无显著降低。英国前瞻性糖尿病研究（UKPDS）显示，强化血糖控制组在 15 年随访时，震动感觉阈值受损的发生率降低 [0.60（95% 可信区间 0.39～0.94）]，但是在之前的 3 年、6 年及 12 年随访时与对照组相比无差异。这种存在于 1 型和 2 型糖尿病之间的差异提示 2 型糖尿病神经病变的发病机制较 1 型糖尿病更复杂，因此治疗也更困难。

糖尿病慢性并发症的发生不仅与 GHbA1c 水平相关，而且与血糖波动相关。研究表明，血糖波动与 DPN 疼痛的发生显著相关，1 型糖尿病痛性周围神经病变者较无痛者血糖波动大。胰岛素泵治疗可以获得平稳的血糖控制，有利于改善 DPN 神经生理学，减轻疼痛症状。包括 49 名 1 型糖尿病患者随访 2 年的研究表明，在 GHbA1c 相同的情况下，胰岛素泵较每日多次胰岛素注射可以增加表皮神经纤维密度，增加角膜神经纤维密度和长度，提示可以促进小神经纤维再生。

6.1.2　控制血压

既往建议应用血管紧张素转化酶抑制剂（angiotensin converting enzyme inhibitor，ACEI）、血管紧张素受体拮抗剂（angiotensin receptor blocker，ARB）或钙通道阻滞药（calcium channel blockers，CCB），将血压控制在 18.67/12.00 kPa（140/90 mmHg）以下。合并严重肾病/血肌酐水平升高或肾小球滤过率低于 60 ml/（min·1.72 m²）者，则慎用

ACEI 和 ARB 类,且血压要控制在 17.33/10.67 kPa(130/80 mmHg)以下。

6.1.3　调节血脂

低密度脂蛋白胆固醇(low-density lipoprotein cholesterol, LDL-C)升高,尤其是氧化的 LDL-C 参与了 DPN 发病。不同载脂蛋白 E(apolipoprotein E, ApoE)基因型的糖尿病患者 DPN 患病风险也不同。因此,应用他汀类药物控制 LDL-C 水平可能对 DPN 有一定帮助,一般应控制在 2.6 mmol/L 以下。有研究发现高甘油三酯血症是有髓神经纤维缺失的危险因素,且独立于糖尿病病程和血糖控制水平。高甘油三酯血症还是截肢的独立危险因素。一项临床试验表明糖耐量异常患者通过饮食运动降低甘油三酯水平后可以提高表皮神经纤维密度。非诺贝特干预降低糖尿病事件研究(FIELD)中看到非诺贝特可以减少糖尿病患者发生截肢。

6.1.4　戒烟

多项研究表明,吸烟是 DPN 重要的危险因素。因此劝阻不吸烟者不要吸烟,鼓励吸烟者戒烟。

6.1.5　运动

一项 32 例糖耐量减退患者随访 1 年的研究表明,运动可以使得表皮神经纤维密度增加,提示运动可能可以预防神经病变。另外一项 78 例糖尿病患者随访 4 年的研究表明,长时间有氧运动可以阻止 DPN 的发生和延缓进展。

6.2　对因治疗

DPN 的发病机制复杂,涉及代谢紊乱(山梨醇途径、己糖胺途径、非酶糖基化及糖化终末产物形成)、微循环障碍引起的缺血缺氧及氧化应激损伤、同时伴有炎症和自身免疫因素、神经生长修复障碍和维生素营养障碍等的参与,因此,治疗应针对发病机制的不同方面。目前的对因疗法包括以下几个方面。

6.2.1 抗氧化应激

氧化应激是机体在高糖、缺血缺氧等损伤因素的作用下,体内产生的高活性分子如活性氧过多或清除减少导致的组织损伤,是DPN 发生的核心环节。抗氧化剂类药物通过阻抑神经内氧化应激状态、增加营养神经血管的血流量、加快神经传导速度、增加神经Na$^+$,K$^+$-ATP 酶活性等机制,改善 DPN 症状。α-硫辛酸是丙酮酸脱氢酶系的辅助因子,也是目前临床应用最广的强抗氧化剂。基础实验表明:①α-硫辛酸保护神经轴突,促进神经轴突生长,在 α-硫辛酸的作用下,轴突受氧化应激损伤的程度减弱,数量减少;②保护线粒体功能,通过上调线粒体蛋白(共济蛋白,frataxin)表达增加线粒体膜电位,抗氧化应激,从而保护神经免受损伤;③激活神经细胞抗凋亡信号活性,抑制神经细胞凋亡;④改善血管内皮依赖性舒张功能。

德国 Ziegler 教授领衔的 ALANDIN Ⅰ、Ⅱ、Ⅲ 研究以及 Sydney等临床研究,证实以抗氧化应激为目的的抗氧化剂 α-硫辛酸600 mg/d、静脉滴注 3 周可对 DPN 起到明确的改善神经感觉症状和神经传导速度等治疗作用。新近 McIlduff 等关于 α-硫辛酸的荟萃分析提示,α-硫辛酸针对小纤维病变更为有效,相对于电生理指标,神经病变症状改善更为明显;因人体内源合成 α-硫辛酸的能力随糖尿病病程的延长而减弱,所以建议尽早开始 α-硫辛酸干预治疗。

我国关于 α-硫辛酸治疗 DPN 的一项多中心、自身对照研究,共纳入了 284 例 DPN 患者,研究表明 α-硫辛酸 600 mg/d、静脉滴注,连续 10~14 d,可以显著改善 DPN 症状,显著改善总症状评分(total symptoms score,TSS),总有效率 73.2%,并且具有良好的安全性、治疗依从性和疗效满意度。和 α-硫辛酸疗效正相关的因素有疗程满14 d、治疗前神经症状严重、治疗前血糖水平较低、血糖降低的幅度较小,负相关因素是尿微量白蛋白水平升高。

6

亚洲糖尿病研究协会(Asian Association for Study of Diabetes, AASD)的指南也推荐抗氧化剂 α-硫辛酸治疗,其应用方法有 α-硫辛酸针剂 600 mg/d 静脉滴注 4 周和每日 3 次口服。口服 α-硫辛酸较静脉应用方便。长达 4 年的随机、双盲、安慰剂对照的多中心临床 NATHAN1 研究显示,对于轻中度的 DPN 患者,口服应用 α-硫辛酸,每日 600 mg,虽然神经传导速度未改善,但可减轻及延缓神经损害的发生,并且具有良好的耐受性。但也有荟萃分析研究表明,α-硫辛酸 600 mg/d 静脉滴注 3 周显著改善 DPN,但后续的口服 α-硫辛酸治疗,对于改善 DPN 症状的临床相关性不确切。我国一项评估大剂量口服 α-硫辛酸疗效的随机、双盲、多中心、安慰剂对照研究,共从 5 个中心入选 236 例有临床症状的 DPN 患者,口服 α-硫辛酸(117 例)1 800 mg/d 或安慰剂(119 例)12 周,经过 α-硫辛酸治疗 12 周后,73.3%患者神经症状显著改善,对照组为 18.3%;总体神经症状评分下降(2.6±2.3),显著高于对照组(0.7±1.4);2 周后随访时,两组症状改变量差异有统计学意义。α-硫辛酸对疼痛、麻木、烧灼感和其他感觉异常均有较好的疗效,症状积分均较入组前显著降低,但是神经传导速度在治疗前后无改变。

6.2.2　营养神经及神经修复

血糖升高引起的一系列代谢紊乱引起神经缺血缺氧,导致神经纤维肿胀以至变性。B 族维生素缺乏是 DPN 发病原因之一。苯磷硫胺是脂溶性维生素 B_1 衍生物,动物实验表明,苯磷硫胺参与糖尿病血管损伤中的 3 种主要通路。一项历时 6 周包括 165 名患者的 Ⅲ 期安慰剂对照临床试验中,符合方案集分析(per-protocol),表明苯磷硫胺可以改善 DPN 患者神经症状评分,但是包括了脱落患者的意向性治疗(intent-to-treat)原则分析中则未看到这种作用。

维生素 B_{12} 的衍生物甲钴胺为蛋氨酸合成酶辅酶,该酶促进髓鞘的主要成分卵磷脂合成,与髓鞘、核糖核体膜、线粒体膜、突触及受体等的功能有关,可促进核酸和蛋白质的合成,改善神经元和施万细胞的代谢,促进轴索内输送和轴索的再生。在临床上应用活性

维生素 B_{12} 制剂如甲基钴胺素,获得了一定效果。常用药物剂量是 500 μg/次,每日 3 次口服,也可以 500~1 000 μg/d 静脉滴注或肌内注射,连续使用1~2 周,以获得更好疗效。荟萃分析显示,甲钴胺与改善循环药物前列腺素合用的疗效优于甲钴胺单药。

鼠神经生长因子从小鼠颌下腺提取,与人体的神经生长因子相似度达到90%以上,可以充分补充神经生长因子,局部注射可以大大提高患处的生长因子浓度,对感觉神经元和交感神经元起到修复作用;可以减少由于神经毒性造成的山梨醇积聚、非酶糖基化异常和氧自由基产生增多等现象,提高自由基的清除率。有研究显示,鼠神经生长因子不仅可以改善神经功能的障碍,还可以缩小感觉障碍的面积,提高患者的生活质量。

6.2.3 改善神经微循环

DPN 是一种糖尿病微血管病变,微血管结构改变表现为动脉变细,静脉扩张,动静脉分流和新生血管形成,毛细血管内皮细胞增生肥大,基底膜增厚,管腔狭窄,导致受损神经组织和神经元存在微循环障碍和缺血缺氧。同时高血糖状态时凝血和血小板激活,纤维蛋白原水平增高导致的高凝状态也会影响周围神经的血液供应。血管扩张剂,如 ACEI、己酮可可碱、前列腺素制剂(如前列腺素 E_1、前列地尔、贝前列腺素钠等)可扩张微血管,减轻血液黏度;抑制血小板聚集药物如阿司匹林、西洛他唑可以改善糖尿病高凝状态。其中,前列腺素 E_1 主要用于血管性疾病,其对 DPN 的治疗作用在Ⅱ期临床试验中显示有效。临床研究表明,前列腺素 E_1 针剂 10~20 μg/d 静脉滴注,2 周为一疗程,对糖尿病神经病变引起的麻木、疼痛有缓解作用。在一项小型的 RCT 研究中,每天给予患者 10 μg 前列腺素 E_1 静脉滴注,4 周后患者症状及感觉阈值明显改善,但神经传导速度无变化。一项 380 例患者的随机、双盲、安慰剂对照试验结果显示,ACEI 类药物地拉普利(delapril)可以延缓 DPN 的进展。有研究表明中国一些活血化瘀的中药提取物可扩张血管、增加神经滋养血管血流量、抑制血小板聚集、改善微循环,小样本研究表明与甲钴胺合用对 DPN 有效。

6.2.4 改善糖代谢紊乱

醛糖还原酶抑制剂(ARI)通过抑制醛糖还原酶活性、恢复 Na^+,K^+-ATP 酶活性、减少山梨醇和果糖在周围神经组织的沉积,改善糖尿病神经病变。以前有诸多药物但由于疗效有限或不良反应太大而未能用于临床,目前仅依帕司他(epalrestat)、利多司他(lidorestat)、非达司他(fidarestat)等经 RCT 研究证实对 DPN 有效。依帕司他于 1992 年在日本上市,其临床试验也主要在日本进行,主要包括了 2 项 RCT(分别为 3 个月和 3 年疗程)和一项大型的非对照研究。从试验结果看,依帕司他对于改善 DPN 症状及延缓 DPN 进展都有一定的疗效,长期治疗耐受性较好。目前在日本、中国已上市的仅有依帕司他片,通常 50 mg 每日 3 次,口服,长期应用可改善神经感觉症状,提高神经传导速度。但依帕司他只是在局部地区得到应用,主要是亚洲地区,其人群应用的广泛性尚未被认可。根据 Cochrane 数据库对 32 个临床试验、4 970 例患者的系统综述结果,依帕司他对 DPN 没有明显益处。因此欧洲和美国该类药物未被列入指南。

6.2.5 其他

C 肽通过激活 Na^+,K^+-ATP 酶和各种转录因子对 DPN 起到有益作用。C 肽缺乏可以导致周围神经结构异常,功能障碍。在两项针对 1 型糖尿病患者的小型双盲、安慰剂对照研究中,C 肽可以改善患者的腓神经传导速度,但更大规模的Ⅲ期临床试验未看到良好的治疗效果。

高血糖诱导的自由基激活蛋白激酶 C 可以改变血管通透性,引起血管收缩,在 DPN 的发生过程中起着关键作用。因此,有研究表明蛋白激酶 C 抑制剂鲁伯斯塔(ruboxistaurin)可以用于 DPN 的治疗。但最近一篇对 6 个随机临床试验结果的系统综述分析表明,鲁伯斯塔对 DPN 治疗无效。蛋白激酶 C 抑制剂因目前疗效有限或不确切而未在临床推广应用。

DPN 存在肌醇代谢异常,爱维治(actovegin;肌醇磷酸寡糖,inositol-phosphate-oligosaccharide)是小牛血液中的一种提取物,具有胰岛素样作用。Ziegler 等进行的一项包括 567 例患者的多中心、随机、双盲、安慰剂对照试验中,随访 6 个月,表明 Actovegin 可改善DPN 症状、降低 VPT 及改善患者生活质量。

促红细胞生成素(erythropoietin,EPO)可以拮抗促炎因子,因此可以促进组织愈合。ARA290(一种促红细胞生成素衍生肽)与 EPO 结构类似,但是不具有生血作用,可以选择性作用于 EPO 受体,介导组织保护。一项 Ⅱ 期临床试验表明,ARA290(4 mg)每天皮下注射一次,28 d 一个疗程,可以改善 DPN 神经痛。

6.3 对症止痛治疗

疼痛是 DPN 的主要症状,约 1/3 的 DPN 患者可有疼痛。且 2 型糖尿病患者神经痛的发生率高于 1 型糖尿病。神经痛的机制仍未完全明确,可能的机制包括外周机制学说与中枢机制学说。由于DPN 的麻木、刺痛、烧灼痛等症状严重影响患者生活,往往造成失眠,甚至会因为不堪其扰而悲观失望,引起自杀倾向,因此,对症止痛是 DPN 治疗的重要环节。DPN 对症止痛治疗以减轻疼痛、改善生活质量为目的,并不能真正改变神经病变的病情进展。由于目前痛性神经病变的疼痛发病机制仍未完全明确,目前止痛治疗的疗效仍不能完全满意。非甾体类抗炎药物已明确证实对 DPN 无效,但临床实践中仍在广泛使用,一项对 16 690 例 DPN 及带状疱疹后遗神经痛的患者调查表明,43% 的患者仍在使用非甾体类抗炎药止痛。目前 DPN 止痛治疗药物包括以下几种。

6.3.1 抗抑郁药

(1) 三环类抗抑郁药物 三环类抗抑郁药物(tricyclic antidepressants,TCAs)通过作用于钠离子通道和 N-甲基-D-天冬氨酸受体,非选择性抑制 5-羟色胺和去甲肾上腺素再摄取,提高疼痛阈值,并能阻止受损神经发放神经冲动,故具有较强的止痛效果。阿米替林(amitriptyline)用于治疗痛性 DPN 的起始剂量为 25 mg/d,后逐渐增加剂量以达有效剂量或患者最大耐受剂量 100 mg/d。

阿米替林、去甲替林等 TCAs 类药物优势是每天只需服用 1 次,但需要缓慢滴定,6~8 周起效,在所有痛性 DPN 治疗药物中花费最低。由于 TCAs 同时阻断肾上腺素能受体、胆碱能受体和组胺受体,故常见不良反应有口干、瞳孔散大、直立性低血压、心率增快、尿潴留和便秘,以及嗜睡、体重增加等。这类药物禁用于癫痫和眼内压升高的患者。此外,病情不稳定和有跌倒病史的患者也不应使用此类药物。TCAs 可增加心源性猝死风险,因此对于有缺血性心脏病、心室传导阻滞的患者应谨慎使用,40 岁以上患者在使用 TCAs 前建议常规心电图检查,对于有 PR 或 QTc 间期延长者不宜应用此类药物,而且最大剂量不能超过 100 mg/d。

(2)选择性 5-羟色胺和去甲肾上腺素再摄取抑制剂 5-羟色胺和去甲肾上腺素再摄取抑制剂(serotonin-norepinephrine reuptake inhibitors,SNRIs)通过抑制疼痛冲动传导通路增加 5-羟色胺和去甲肾上腺素的突触可塑性止痛。SNRIs 类药物度洛西汀对于糖尿病痛性神经病变治疗有效,Cochrane 数据库系统综述表明,在 8 项共 2 728 例患者中,60 mg/d 和 120 mg/d 度洛西汀对痛性 DPN 有效。另外一篇文章对 3 项临床试验进行荟萃分析表明,使用度洛西汀治疗 12 周后,接近50% 的 DPN 患者疼痛可获得50% 以上的缓解。推荐度洛西汀起始剂量为 60 mg/d,餐时服用,逐渐增加至有效剂量或最大耐受剂量(不超过 120 mg/d),7~14 d 就可以起效,推荐疗程 12 周。度洛西汀常见不良反应为恶心、嗜睡、头晕、食欲下降和便秘。有报道称使用度洛西汀可导致血压轻度升高,因此,高血压患者应慎重使用。此外,肝、肾功能不全患者也应谨慎使用度洛西汀。

文法拉辛在痛性 DPN 治疗中的经验不如度洛西汀那么丰富。有研究表明,大剂量文法拉辛治疗痛性 DPN 的疗效与标准剂量度洛西汀和 TCAs 相似。文法拉辛常见不良反应为胃肠道不适、恶心、嗜睡。有报道称,文法拉辛可导致血压升高和心律失常,推荐对文法拉辛使用者进行常规心律监测。度洛西汀和文法拉辛均每日仅需服用 1 次,但文法拉辛的滴定期较度洛西汀长(3 周)。SNRIs 类药物可能影响空腹血糖,因此服用者需要酌情调整降糖药物。

6.3.2 抗惊厥药物

抗惊厥药物可以使细胞膜的不应期延长,受损神经元的动作电位放电频率减慢,从而使疼痛症状得以缓解。普瑞巴林为 γ-氨基丁酸(γ-aminobutyric acid,GABA)受体激动剂,其作用机制为抑制中枢神经系统电压门控通道的 α-2-δ 亚单位,减少钙离子内流,从而减少神经末梢兴奋性神经递质的释放,降低中枢敏化。2010 年欧洲神经病学会联盟(European Federation of Neurological Societies,EFNS)和 2011 年美国神经病学学会(American Academy of Neurology,AAN)指南均推荐普瑞巴林为糖尿病痛性神经病变治疗用药(A 级推荐)。普瑞巴林的初始剂量应为 50 mg/次,每日 3 次(150 mg/d),并可基于疗效和耐受性在第 1 周内将剂量增加至 300 mg/d。由于普瑞巴林主要通过肾脏代谢,因此肾功能减退患者应调整剂量。对于肌酐清除率 60 ml/min 以上的患者,普瑞巴林的最大推荐剂量为 100 mg/次,每日 3 次(300 mg/d)。尽管也对普瑞巴林 600 mg/d 进行了研究,但目前尚无证据表明该剂量具有额外获益,而且该剂量的耐受性不佳。因此考虑到剂量依赖性不良反应,不推荐使用超过 300 mg/d 的剂量进行治疗。值得注意的是普瑞巴林停药时应缓慢减量,突然撤药容易诱发脑水肿和脑病。

Freeman 等在一项汇总 7 项为期 5~13 周的双盲、随机、安慰剂对照、糖尿病周围神经痛研究数据的荟萃分析中,对以下方面进行了探讨:普瑞巴林在 150~600 mg/d 剂量范围内的疗效、安全性和耐受性;不同给药方案(每日 3 次或每日 2 次)的差异;至产生维持治疗效果的时间。共入选 1 510 例患者,其中 953 例接受普瑞巴林治疗,577 例接受安慰剂治疗。该荟萃分析显示,在每日给药 3 次情况下,与安慰剂相比,普瑞巴林所有 3 个剂量(150 mg/d、300 mg/d 和 600 mg/d)均显著减轻糖尿病周围神经痛和疼痛相关睡眠干扰。但在每日给药 2 次情况下,仅 600 mg/d 剂量显示了疗效。普瑞巴林对疼痛和睡眠干扰的降低作用似乎与剂量呈正相关,其中 600 mg/d 剂量组的降低作用显著。Kaplan-Meier 分析显示,至评分持续出现降低 1 分(研究终点时,降幅≥30%)的中位时间普瑞巴林 600 mg/d 剂量组为 4 d,300 mg/d 剂量组为 5 d,150 mg/d 剂量组为 13 d,安慰剂组为 60 d。在这些研究中,治疗期间的常见不良事件为头晕、嗜睡和外周水肿。新近 Johnston 等研究表明,普瑞巴林的潜在药物-药物相互作用(drug-drug interactions,DDIs)和药物-疾病相互作用(drug-disease interactions,DCIs)的发生率远低于度洛西汀,并产生较少额外医疗费用。

加巴喷丁(gabapentin)与普瑞巴林作用机制相似,在欧洲被批准用于 DPN 神经性疼痛治疗,但在美国未获得批准。也是 EFNS 指南治疗 DPN 的 A 级推荐,但 AAN 为 B 级推荐。Moore 等对 7 项 RCT 进行了系统评价,证实了加巴喷丁治疗 DPN 的疗效。加巴喷丁推荐起始剂量为 900 mg/d,可逐渐增加剂量至 3 600 mg/d。加巴喷丁耐受性较好,较小剂量即可起效。

普瑞巴林和加巴喷丁通过肾脏排泄,不通过肝脏,因此与其他药物之间的相互作用小,不良反应相对少。治疗常见不良反应为嗜睡、头晕、外周水肿、头痛和体重增加。为了减轻这些不良反应的严重程度,初始给予患者一个相对较小的剂量,然后再逐渐增加至维持剂量。普瑞巴林治疗痛性糖尿病周围神经病变的证据比较充分,单一给药方案,线性药物代谢动力学,且不需要长期剂量调整,成本效益比也优于加巴喷丁。

第一代抗惊厥药如卡马西平、苯妥英钠(phenytoin)等仅有很少的单中心临床研究证实其有效性。且这些药物较易出现嗜睡、头晕等中枢系统不良反应。丙戊酸钠的疗效在不同的研究中心也不一致,且可能影响血糖控制,故不推荐用于一线治疗。托吡酯(topiramate)尽管在Ⅱ期临床试验中表现良好,但Ⅲ期临床研究无效。不过有研究表明,托吡酯可以诱导表皮内神经纤维再生,增强神经血管功能。新一代抗惊厥药物奥卡西平(oxcarbazepine)、拉莫三嗪(lamotrigine)、拉科酰胺(lamotrigine)神经痛性疾病中有效,但是治疗 DPN 神经痛方面与安慰剂对照研究的结果尚不明确,而卡马西平缺乏安慰剂对照研究。拉莫三嗪可导致罕见的 Stevens-Johnson 综合征,表现为伴有黏膜损害的重型大疱性多形红斑,可威胁生命。

6.3.3 阿片类镇痛药

阿片类麻醉镇痛药止痛的原理主要是作用于中枢痛觉传导通路阿片受体,提高痛觉阈值,使疼痛缓解。对以上治疗均无效的患者可使用阿片类药物。多项随机对照试验结果表明,阿片类药物曲马多、羟考酮、吗啡和他喷他多可有效缓解神经病理性疼痛。曲马多是一种弱阿片类药物,也是轻度抑制 5-羟色胺和去甲肾上腺素再摄取,在一些难治性病例中可以考虑使用。曲马多起始剂量为 200 mg/d,分剂量使用,需要时可逐渐增加剂量至有效剂量或患者最大耐受剂量(不超过 400 mg/d)。曲马多常见不良反应包括便秘、恶心和头晕。EFNS 推荐级别为 A 级,AAN 推荐级别为 B 级。

羟考酮属于纯阿片受体激动药,镇痛强度是吗啡的 1.5～2.0 倍,其代谢产物主要经肾脏排泄,其镇痛效果无封顶效应,其控释片具有良好的药动学特点和良好的药效学效果。在一项多中心、随机、双盲、安慰剂、对照、平行研究中,共有 159 例中重度糖尿病神经病变性疼痛的患者接受盐酸羟考酮控释剂(奥施康定)。结果显示,盐酸羟考酮控释剂可降低疼痛评分,降低糖尿病所引起的末梢神经痛,包括持续疼痛、短时疼痛及皮肤疼痛,最大允许剂量为 60 mg/12 h,平均剂量为 37 mg/d。

他喷他多(tapentadol)是一种新型双重作用方式的中枢性镇痛药,他喷他多通过两种互补的作用机制实现更加强效的镇痛效用,它既是阿片受体激动药,又是去甲肾上腺素重吸收抑制药,对急性、炎性和慢性神经病理性疼痛的多种动物模型有镇痛作用,其效能介于吗啡和曲马多,但他喷他多比其他阿片类镇痛药如吗啡、曲马多等,更不易产生镇痛耐受性和依赖性,不良反应(如恶心、呕吐等)

较轻。

阿片类药物重要的不良反应包括耐受性、撤药综合征及滥用的风险。由于羟考酮、吗啡可能会导致成瘾,因此,不推荐非专业人员使用。这类药物常见不良反应为便秘、恶心、呕吐、支气管痉挛和情绪变化。此外,这类药物的药效会随着时间的推移而逐渐下降,而且这类药物也可引起新的疼痛症状,如搏动性头痛。

6.3.4 局部治疗药物

局部用药治疗的理论优势为,减少不良反应,无药物间的相互作用,通常不需要剂量滴定,尤其适用于局部疼痛且不能耐受口服药物的患者。如利多卡因贴皮剂、辣椒素软膏、硝酸异山梨酯喷雾剂等。

由红辣椒提取的辣椒素是最广泛使用的局部药物,它是瞬时受体电位香草酸亚型1(transient receptor potential vanilloid subtype 1,TRPV1)激动剂,其剂型为膏状(0.025% ~ 0.075%)或贴剂(5% ~ 8%),每天2~3次外敷。荟萃分析显示其贴剂疗效更好。其不良反应为皮肤烧伤、红斑和喷嚏。有很多患者无法耐受辣椒素的不良反应,包括接触温水或环境温度升高时局部有灼热感,许多患者初次使用时因出现疼痛而不能耐受。5%利多卡因贴剂或乳膏剂局部使用也可有效缓解疼痛,该药对有痛觉异常的患者最有效。在24 h内,每12 h可以使用1次,每次最多可用3片。不良反应为轻度的皮肤反应,如红斑和水肿,全身吸收很少,贴剂不能用于破损或红肿发炎的皮肤。对于局限性神经痛患者,硝酸异山梨酯喷雾剂局部使用也可有效减轻疼痛。硝酸异山梨酯是一氧化氮依赖的血管扩张药,可以使得一氧化氮的产生增加,从而扩张血管,增加微血管血流。一项临床试验表明,硝酸异山梨酯喷雾剂可以改善50%的患者的神经痛和烧灼感,同时可以改善睡眠,提高生活质量。利多卡因乳剂或贴剂能用于局部的疼痛,但对于弥漫性疼痛效果欠佳。

常用于评估痛性DPN治疗药物的有效性和安全性的参数主要包括获得50%疼痛缓解的需要治疗病例数(number needed to treat,

NNT)和需要被伤害病例数(number needed to harm,NNH)。普瑞巴林 NNT 是 6.3,加巴喷丁 NNT 是 5.8,度洛西汀 NNT 是 1.3~5.1,文拉法辛 NNT 是 2.2~5.1,TCAs NNT 是 1.3,NNH 是 4.2~10.7。文拉法辛轻微不良反应 NNH 是 9.6,严重不良反应 NNH 是 16.2。关于以上药物之间疗效的比较,尚不明确。Bansal 等报道在一项头对头研究中普瑞巴林较阿米替林止痛效果更好。Snedecor 等对 58 项共11 883 例患者随机对照研究的荟萃分析表明,普瑞巴林(≥300 mg/d)最有效,托吡酯疗效最差。Griebeler 等分析了 2007 年 1 月至 2014年 4 月共包括 12 632 名患者、27 种治疗痛性 DPN 止痛药物的 65 项随机对照临床试验,荟萃分析表明,SNRIs 较 TCAs 和抗惊厥药物止痛效果更好。由于缺乏镇痛药物治疗糖尿病痛性周围神经病变之头对头对比研究,无法确定哪种药物疗效更佳。故亟须设计合理的随机对照试验及更多的头对头对比研究就糖尿病痛性神经病变常用治疗药物进行对比分析。

对于药物治疗后疼痛不缓解的患者,下一步治疗方案是应该增加单药治疗剂量还是联合另一种推荐的药物,这一问题目前还没有相关的临床证据。有研究表明,在不增加不良反应的前提下,联合用药较单药治疗可以提高疗效。小样本研究表明,加巴喷丁和阿米替林联用比单药止痛效果好,缓释羟考酮和加巴喷丁联用止痛效果好,而且不良反应与单药最大剂量相似。但是,迄今为止最大规模的关于糖尿病周围神经痛治疗的研究[联合普瑞巴林和度洛西汀与单药治疗糖尿病痛性神经病比较试验,Combination *vs.* Monotherapy of pregaBalin and dulOxetine in Diabetic Neuropaty(COMBO-DN 试验)]显示,度洛西汀和普瑞巴林标准剂量联合治疗的效果并不优于二者的高剂量单药治疗。不过有趣的是,COMBO-DN 研究事后分析表明,不同的疼痛类型对不同的治疗方案反应不同。例如,联合治疗对于诱发或压迫痛或许能够更有效,而大剂量度洛西汀对于感觉异常或迟钝的患者更有效。因此,对于痛性 DPN 的治疗,可能需要对患者按照症状分亚组,进一步分层治疗。另外关于联合用药物的安全性问题也是值得关注的,近期来自美国的 Irving 等进行了

6

一项研究,入选在研究前 5 周及以上时间内已服用稳定剂量的加巴喷丁(≥900 mg/d)但疼痛疗效控制不佳的患者,加用度洛西汀($n=135$),与度洛西丁($n=138$)、普瑞巴林($n=134$)单药治疗相比,结果发现和度洛西汀联合加巴喷丁治疗糖尿病周围神经痛与度洛西汀或普瑞巴林单药使用安全性相当。

6.3.5 指南推荐的改善糖尿病神经痛的药物

美国食品和药品监督管理局(FDA)批准的痛性糖尿病周围神经病变治疗的药物包括度洛西汀、普瑞巴林、他喷他多。目前各种指南对糖尿病痛性神经病变治疗药物的推荐不同。英国国家卫生与临床优化研究所(National Institute of Health and Clinical Excellence, NICE)2013 年神经性疼痛药物治疗临床指南修正草案推荐:一线治疗,A 级推荐普瑞巴林;二线治疗 A 级推荐,度洛西汀、加巴喷丁、加巴喷丁联合吗啡或 TCAs、丙戊酸钠;B 级推荐,阿米替林等 TCAs、文拉法辛缓释剂、缓释羟考酮、曲马多(或对乙酰氨基酚合用)、吗啡、辣椒素和消心痛喷剂;三线治疗,利多卡因贴剂。美国神经病学学会推荐普瑞巴林作为痛性糖尿病周围神经病变的一线治疗药物,而阿米替林、度洛西汀、文法拉辛、加巴喷丁、阿片类药物和局部使用辣椒素则被归类为治疗疼痛症状可能有效的方案。欧洲神经科学协会联盟推荐 TCAs、SNRIs、加巴喷丁和普瑞巴林作为痛性糖尿病周围神经病变的一线治疗药物,而曲马多和阿片类药物则作为二线治疗药物使用。多伦多糖尿病神经病变国际共识小组推荐 TCAs、度洛西汀和抗惊厥药作为痛性神经病变起始治疗选择,当一线药物单药治疗无效时推荐一线治疗药物联合使用;假如仍不能充分控制疼痛症状,建议加用阿片类药物,如曲马多和羟考酮。美国内分泌医师协会糖尿病临床实践指南推荐 TCAs、抗惊厥药及 SNRIs。Ziegler 等对上述痛性 DPN 治疗的 5 个指南进行了比较分析后认为,各项指南制定的依据间存在较大不同,度洛西汀、普瑞巴林、加巴喷丁和 TCAs 是主要的治疗药物,但是对于具体个体而言,如何选择哪类药物及哪种药物需要结合患者的具体情况,如合并症情况,是否合并睡眠障碍、抑郁、焦虑、肥胖等;药物本身安全性和耐受性;药物与药物之间的相互作用;长期使用的安全性;老年人的用药特殊的不良反应问题等。

我国2012年发布的《痛性周围神经病的诊断和治疗共识》中对不同的痛性周围神经病的药物治疗参考欧洲神经病学会的推荐。根据我国痛性周围神经病的诊断和治疗共识,药物治疗应遵循个体化原则,根据患者的合并症及药物不良反应选择合适的一线用药,一般采用单药治疗,从最小剂量开始,每3~7 d逐渐增加1个剂量单位,逐渐增加剂量到满意疗效,判断的指标为:①疼痛显著缓解(缓解>50%);②可以忍受的不良反应(根据患者的判断而非医生的判断);③患者的活动和社会功能改善。在使用一线药物治疗的3周内,疼痛程度应有所减轻;如疼痛无任何缓解或如出现不良事件或如患者对治疗不满意,则有必要对治疗进行调整。可改用另一种一线药物或二线药物进行治疗,或在原有治疗基础上加用不同的一线或二线药物。推荐的联合用药的方案有抗惊厥药物合用阿片类镇痛药、抗惊厥药物合用TCAs或SNRIs、抗惊厥药物合用局部治疗药物。一旦患者持续几个月无痛,应当考虑逐渐减量。

总之,对症状较轻、仅有感觉异常的DPN患者,可以通过良好的血糖控制、抗氧化应激、改善微循环、营养神经等措施使患者症状得以缓解。对有痛性糖尿病周围神经病变的患者在上述治疗的基础上加用普瑞巴林或加巴喷丁等抗惊厥药物能改善患者的疼痛症状并利于患者的睡眠。对于因糖尿病合并抑郁或者因糖尿病周围神经病变疼痛而导致的抑郁患者,加用阿米替林等三环类抗抑郁药及度洛西汀等无疑能起到更好的疗效。

(刘 芳)

糖尿病周围神经病的内科治疗

参考文献

[1] 中华医学会神经病学分会肌电图与临床神经电生理学组,中华医学会神经病学分会神经肌肉病学组. 糖尿病周围神经病诊断和治疗共识[J]. 中华神经科杂志,2013,46(11):787-789.

[2] 谷伟军,陆菊明,关小宏,等. α-硫辛酸注射液对 2 型糖尿病患者周围神经病变的疗效和安全性[J]. 中华糖尿病杂志,2012,7(4):412-415.

[3] 顾雪明,张杉杉,吴景程,等. 大剂量 α-硫辛酸治疗糖尿病周围神经病变的有效性和安全性评价[J]. 中华医学杂志,2010,90(35):2473-2476.

[4] CALLAGHAN B,FELDMAN E. The metabolic syndrome and neuropathy:therapeutic challenges and opportunities[J]. Ann Neurol,2013,74(3):397-403.

[5] CALLAGHAN B C,CHENG H T,STABLES C L,et al. Diabetic neuropathy:clinical manifestations and current treatments[J]. Lancet Neurol,2012,11(6):521-534.

[6] ISMAIL-BEIGI F,CRAVEN T,BANERJI M A,et al. Effect of intensive treatment of hyperglycaemia on microvascular outcomes in type 2 diabetes:an analysis of the ACCORD randomised trial[J]. Lancet,2010,376(9739):419-430.

[7]TESFAYE S. Recent advances in the management of diabetic distal symmetrical polyneuropathy[J]. J Diabetes Investig,2011,2(1): 33-42.

[8]ZIEGLER D,LOW P A,LITCHY W J,et al. Efficacy and safety of antioxidant treatment with α-lipoic acid over 4 years in diabetic polyneuropathy:the NATHAN 1 trial[J]. Diabetes Care, 2011, 34(9):2054-2060.

[9]TESFAYE S, BOULTON A J, DYCK P J, et al. Toronto Diabetic Neuropathy Expert Group. Diabetic neuropathies:update on definitions,diagnostic criteria,estimation of severity,and treatments[J]. Diabetes Care,2010,33(10):2285-2293.

[10]PELTIER A,GOUTMAN S A,CALLAGHAN B C. Painful diabetic neuropathy[J]. Humana Press,2014,21(4):133-146.

[11]SPALLONE V,LACERENZA M,ROSSI A,et al. Painful diabetic polyneuropathy:approach to diagnosis and management[J]. Clin J Pain,2012,28(8):726-743.

[12]AFILALO M,MORLION B. Efficacy of tapentadol ER for managing moderate to severe chronic pain[J]. Pain Phys,2013,16(1): 27-40.

[13] ZUR E. Topical treatment of neuropathic pain using compounded medications[J]. Clin J Pain,2014,30(1):73-91.

[14]CHEN W,YANG G Y,LIU B,et al. Manual acupuncture for treatment of diabetic peripheral neuropathy:a systematic review of randomized controlled trials[J]. PLoS One,2013,8(9):e73764.

[15]KLUDING P M,PASNOOR M,SINGH R,et al. The effect of exercise on neuropathic symptoms, nerve function, and cutaneous innervation in people with diabetic peripheral neuropathy[J]. J Diabetes Complications,2012,26(5):424-429.

[16] GOSSRAU G, WAHNER M, KUSCHKE M, et al. Microcurrent transcutaneous electric nerve stimulation in painful diabetic neu-

ropathy:a randomized placebo-controlled study [J]. Pain Med, 2011,12(6):953-960.

[17]ATTAL N,CRUCCU G,BARON R,er al. European Federation of Neurological Societies:EFNS guidelines on the pharmacological treatment of neuropathic pain 2010 revision [J]. Eur J Neurol, 2010,17(9):1113-1188.

[18] HANDELSMAN Y,MECHANICK J I,BLONDE L,et al,AACE task force for developing diabetes comprehensive care plan. american association of clinical endocrinologists medical guidelines for clinical practice for developing a diabetes mellitus comprehensive care plan[J]. Endocr Pract,2011,17(Suppl 2):1-53.

[19]ZIEGLER D,FONSECA V. From guideline to patient:a review of recent recommendations for pharmacotherapy of painful diabetic neuropathy[J]. J Diabetes Complications,2015,29(1):146-156.

[20] GRIEBELER M L,MOREY-VARGAS O L,BRITO J P,et al. Pharmacologic interventions for painful diabetic neuropathy:an umbrella systematic review and comparative effectiveness network meta-analysis[J]. Ann Intern Med,2014,16(9):639-649.

[21]SNEDECOR S J,SUDHARSHAN L,CAPPELLERI J C,et al. Systematic review and meta-analysis of pharmacological therapies for painful diabetic peripheral neuropathy [J]. Pain Pract, 2014, 14(4):167-184.

7 糖尿病足的分期(级)分类

　　糖尿病慢性并发症的严重结果之一的糖尿病足已经越来越受到糖尿病及其相关专科的关注。神经病变、下肢血管病变和感染在糖尿病足发生中起着重要的作用。以上3种病因在不同患者的权重不一,造成溃疡的性质、深度及病情严重程度有显著的差异,从而治疗方法不尽相同,临床转归也不一致。同时,糖尿病足的病因互相影响,共同作用,使得糖尿病足治疗困难。经过积极的治疗,以上病因被成功干预,也会促进其他因素的改善,如改善患者的下肢血液供应后提高了患者对于抗生素的敏感性,促进了感染的消除。

　　糖尿病足的分期(级)和分类的意义在于确定临床诊断标准,为医生提供选择不同治疗的依据,分析患者的预后和保足的可能性。建立统一的诊断标准也有利于进行学术交流和临床研究。人们非常希望有一种简易实用而又全面的糖尿病足分类系统提供给临床医生进行诊断,指导治疗。可惜到目前为止,尚没有非常满意的分期(级)分类系统满足所有的临床需要。尽管国际糖尿病联盟(IDF)和国际糖尿病足工作组(IWGDF)进行了大量的工作,多次发布和修改糖尿病足防治指南,但是,糖尿病足的分期(级)分类并无显著的改变。

7.1 糖尿病足分期(级)分类简介

7.1.1 糖尿病足溃疡的病因分类

　　根据糖尿病足溃疡的病因,可以初步判定溃疡的性质。一般可以界定为神经性溃疡、缺血性溃疡、混合性溃疡和静脉性溃疡等。

（1）神经性溃疡　患者足背动脉搏动好，溃疡肉芽组织红润，溃疡周边的组织可以见胼胝。患者常常无痛，通常发生于足底压力承受点（图7.1）。

（2）缺血性溃疡　足趾和足的边缘，肉芽组织苍白，可以见到表面坏死组织和干痂。溃疡表面干燥，边缘不整齐。患者感觉疼痛，足动脉搏动弱或者不能扪及（图7.2）。

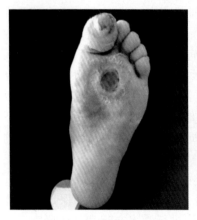 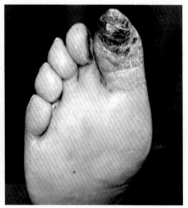

　　图7.1　神经性溃疡　　　　　　图7.2　缺血性溃疡

（3）混合性溃疡　比较常见，混合了缺血和神经病变的特点。如溃疡基底苍白，可见分泌物，溃疡周边可见缺血性坏死。位置在足趾边缘，患者感觉疼痛（图7.3）。

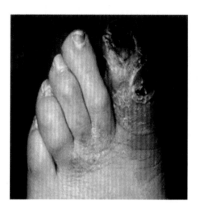

图7.3　混合性溃疡

（4）静脉性溃疡　在老年人中比较常见。常发生在足踝部。伴有周边皮肤水肿和苔藓化。患者感觉疼痛,预后欠佳(图7.4、图7.5)。

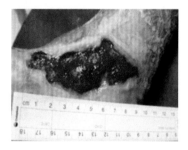

图7.4　静脉性溃疡(1)

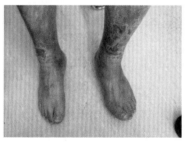

图7.5　静脉性溃疡(2)

　　在我国糖尿病患者的足溃疡中,最为常见的是神经-缺血性溃疡,单纯的神经性即压力性溃疡相对少见。缺血性足溃疡多见于老年患者,神经性溃疡患者相对年轻。

7.1.2　Wagner 分级方法

　　糖尿病足分期(级)分类最早的标准是 Wagner 分级方法。该分类方法首先由 Meggitt 于 1976 年描述,1981 年由 Wagner 发表并加以推广;比较简单易记,以溃疡的解剖深度为标准进行分级。①0级为糖尿病足高危者,但是无足部溃疡(图 7.6);②1 级为表浅溃疡,不合并感染(图 7.7、图 7.8);③2 级为皮下组织的溃疡,往往合并感染(图 7.9);④3 级为同时合并骨髓炎或者深部脓肿的溃疡,即溃疡深达骨骼和足关节(图 7.10、图 7.11);⑤4 级为血管病变造成部分足坏疽的溃疡(图 7.12);⑥5 级为全足坏疽(图 7.13)。这个分级方法最为常用,作为糖尿病足分期(级)用于临床和科研。其缺点是未对神经病变做任何描述,下肢血管病变的最严重表现——坏疽才被提及,只是在骨髓炎阶段提到感染。许多临床实践都证明,分级低的患者截趾/截肢率低,分级高者截肢可能性大。全足坏疽的患者致残率和致死率高。该分类的 0 级提法很少有人应用,原因是高危糖尿病足涉及多方面,如神经病变、下肢血管病变、肾病变、足和关节的畸形及老年等多种混杂因素。

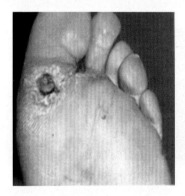

图 7.6　Wagner 0 级,高危糖尿病足

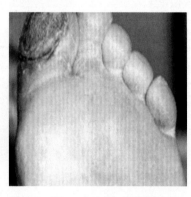

图 7.7　Wagner 1 级,表浅溃疡(1)

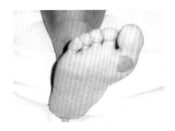
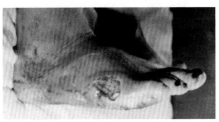

图 7.8　Wagner 1 级，表浅
　　　溃疡（2）

图 7.9　Wagner 2 级，深及皮下组织的
　　　溃疡，合并感染

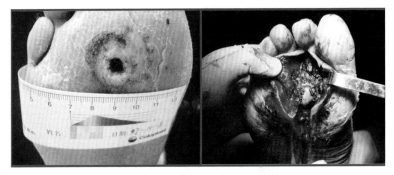

图 7.10　Wagner 3 级，糖尿病足合并骨髓炎（1）
患者长期溃疡不愈（左图），手术中见骨骼亚甲蓝染色阳性，提示骨感染（右图）

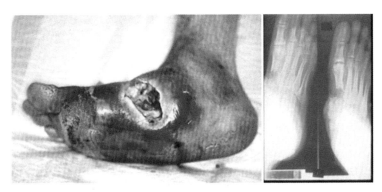

图 7.11　Wagner 3 级，糖尿病足合并骨髓炎（2）
患者老年男性，足溃疡造成深部广泛感染（左图），X 射线片提示足趾骨质破坏（右图）

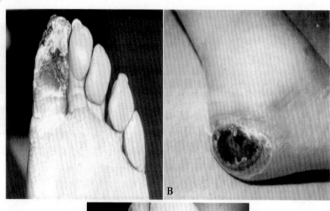

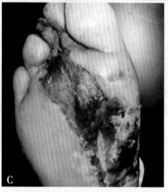

图 7.12 Wagner 4 级,糖尿病足合并部分坏疽
A.踇趾坏疽 B.足跟坏疽 C.足底前部部分坏疽

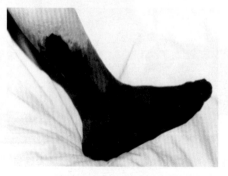

图 7.13 Wagner 5 级,糖尿病足合并全足坏疽

7.1.3 Texas 分期(级)分类法(UT 分类)

美国得克萨斯州大学(University of Texas,UT)的糖尿病足分期(级)分类方法被认为是 Wagner 方法的补充和发展。该方法于1996 年被 Lavery 等提出,至今已经被广泛接受和使用。该方法的分级依然以足溃疡是否存在、深度为基本条件。0 级有溃疡史,无溃疡存在;1 级为表浅溃疡;2 级溃疡深及肌腱;3 级为溃疡深及骨和关节。分期(级)的标准涉及缺血和感染,A 期无感染和缺血;B期合并感染;C 期存在缺血;D 期感染和缺血并存。

UT 分类法可以有 16 种情况。溃疡的深度和缺血、感染共同存在,决定了溃疡的预后。在溃疡发生前即可以有感染和缺血。浅溃疡、无缺血和感染存在者,创面容易愈合。深溃疡合并感染和缺血者截肢可能性大,预后不好。缺血和感染的程度可以预测溃疡是否能够愈合及愈合所需的时间。与 Wagner 分级比较,UT 分类对于评价溃疡的严重性、预测肢体是否能够保留则更好。该分类 2、3 级,合并缺血和感染者需要外科医生干预进行、大面积清创或者截肢/截趾手术。该分类法没有提及糖尿病神经病变。糖尿病神经病变是糖尿病足的病因之一,在糖尿病足之前就存在。临床实践证明,糖尿病神经性足溃疡经过减压治疗后可以迅速好转,说明减压治疗对于神经性足溃疡的意义。UT 分类同样具有简单、定义明确,适合临床应用等优势。

7.1.4 Foster 和 Edmonds 分期法

该分类方法是由英国学者 Foster 和 Edmonds 提出,于 2006 年发表的简单分类方法,主要用于临床诊断,对于判断预后有一定作用。该分类方法主要为:1 期,正常足;2 期,高危足;3 期,溃疡足;4期,溃疡合并感染;5 期,神经-缺血溃疡足;6 期,无法保住的足。

该分类方法过于简单,对于足溃疡治疗方法选择指导和预后的判断有限,临床应用受限。

7.1.5　S(AD)SAD分级

（1）S(AD)SAD分级含义　这种分级方法由Macfariane和Jeffcoate于1999年提出。代表了4个参数：size，溃疡的深度和面积；sepsis，感染或者脓肿；arteriopathy，下肢血管病变；denervation，神经病变。

（2）评分方法　该分类系统采取评分方法：①溃疡面积，无破损为0分；<1 cm²为1分；1～3 cm²为2分；>3 cm²为3分。②溃疡深度，无溃疡0分；表浅溃疡1分；累及肌腱和关节囊和骨膜2分；累及骨或骨关节3分。③感染程度，无为0分；表面感染为2分；骨髓炎为3分。④下肢血管病变，有足背动脉搏动为0分；动脉搏动减弱或者一侧动脉搏动消失为1分，双侧动脉搏动消失为2分；坏疽为3分。该评分系统对于溃疡深度、溃疡面积、感染程度和下肢血管情况的参数制定了细致的标准，基于患者的临床表现，不需要专业人员即可进行。同时考虑到足溃疡的不同因素，对于溃疡预后的评价比较全面。溃疡积分多者预后不好。而溃疡深度、面积和动脉病变等单独因素均可以预示溃疡等预后。Jeffcoate认为，该系统更适合进行统计分析研究。该系统也受到一些质疑，如不够简化，没有对溃疡病因的重要因素提出关键性指标。如溃疡深度和缺血到何种程度将会需要截肢等。因此，后来就出现了简化的SINBAD系统。

7.1.6　SINBAD分类系统

SINBAD系统分类（site, ischemia, neuropathy, bacteria, area, depth，即部位、缺血、神经病、细菌感染、面积、深度）是S(AD)SAD分级的简化版，涉及足溃疡的3种预后因素，于2008年提出，用于预测溃疡愈合时间。附加一些与溃疡愈合有关的因素，如前足溃疡预后好于足跟溃疡。在不同区域患者研究中发现，对于欧洲患者来讲，缺血、溃疡面积和深度是预示溃疡结局的重要因素，但溃疡的深度对于巴基斯坦的患者更有意义。而感染、神经病变的存在和溃疡深度对于坦桑尼亚患者有意义。这说明不同种族糖尿病足的病因有所区别。最近的回顾性研究结论是，以上两种分级系统可以用来进行不同种族、不同国家糖尿病足患者预后的比较。

7.1.7　DEPA 分级系统

DEPA（depth，extent of bacteria colonization，phase of ulcer healing，etiology，溃疡深度、细菌生长、溃疡状态和基本病因）分级系统于 2004 年由约旦大学足科 Albsoul 等提出。主要包括溃疡等 4 种因素：溃疡深度、细菌生长状态、溃疡愈合状态和病因。

每一个临床指标包括 3 种等级程度。①深度：皮肤层 1 分，软组织 2 分，深及骨 3 分。②细菌定植：污染 1 分，炎症反应 2 分，感染坏死 3 分。③溃疡状态：有肉芽 1 分，炎症反应 2 分，不愈合 3 分。④病因：末梢神经病变 1 分，骨畸形 2 分，缺血 3 分。所有评分加起来再对溃疡分级：<6 分为低级，7~9 分为中级，10~12 分或者湿性坏疽为高级。分数越高，溃疡愈合的概率越小。

7.1.8　PEDIS 分级系统

PEDIS（perfusion，extent/size，depth/tissue loss，infection，sensation，血流灌注、面积深度/组织缺失、感染、感觉）分级系统是国际糖尿病足工作组为实验研究提出的分级方法。其内容包括血流灌注、溃疡大小、深度、感染情况及神经感觉等。溃疡的位置并没有包括在内，但是非常细致地定义了缺血和感染的程度。该系统的缺陷是不适合在繁忙的日常工作中应用。由于该系统的感染和缺血的定义细致，适合对于病例的预后评估，适用于回顾性研究，分析影响预后的因子。PEDIS 分级系统具体如下。

（1）血流灌注 1 级　无下肢血管病变的症状和体征［足背动脉搏动可以扪及，踝肱指数（ankle brachial index，ABI）= 0.9~1.1 或者趾肱指数（toe brachial index，TBI）>0.6，经皮氧分压 >8 kPa（60 mmHg）］。2 级：有下肢血管病变症状，但是无严重缺血［ABI< 0.9，但是踝部血压 >6.678 kPa（50 mmHg），或者足趾收缩压 >4 kPa

（30 mmHg）或者经皮氧分压 4~8 kPa（30~60 mmHg）］。3 级：严重缺血，踝部收缩压<6.678 kPa（50 mmHg）、足趾收缩压<4 kPa（30 mmHg）或者经皮氧分压<4 kPa（30 mmHg）。

（2）溃疡大小　用创面最大垂直径的乘积来计算。

（3）深度　1 级：表浅溃疡。2 级：深及真皮至皮下组织。3 级：深及骨和（或）关节。

（4）感染　1 级：无感染。2 级：感染到皮下或者皮下组织（至少有以下两项，水肿或者硬结，围绕溃疡的红斑 0.5~2.0 cm，局部压痛，局部皮温高，脓性分泌物）。3 级：红斑>2 cm，加上以上感染征象中的一条，或者感染深于皮肤或者皮下组织。4 级：以上病变加上感染的全身症状，如发热、血压变化、严重代谢紊乱和其他脓肿的全身反应。

（5）感觉　1 级：大感觉缺失。2 级：保护性感觉缺失。

比较前述的分期（级）分类系统，PEDIS 分级系统危险系数比较全面。通过积分计算溃疡愈合概率，分数越高，溃疡愈合的机会越小。有些学者对几组病例应用不同的溃疡分级分类系统分级，发现溃疡的深度、感染程度、感觉神经异常等均与溃疡不愈合有关。

7.1.9　DUSS 系统

糖尿病足溃疡严重程度评分（diabetic ulcer severity score，DUSS）是 2006 年由德国的 Beckert 等提出。评分如下：足背动脉搏动消失 1 分，存在为 0 分；探测到骨 1 分，未探到骨为 0 分；足部溃疡为 1 分，足趾溃疡为 0 分；多发溃疡为 1 分，单发溃疡为 0 分；最高分数为 5 分。该评分第一次将溃疡位置、单发和多发等因素纳入到溃疡评分系统。Beckert 对 1 000 例患者进行 1 年的前瞻性研究，0 分者大截肢比例为 0，3 分者为 11.2%；每增高 1 分，愈合的比率就下降 35%。该系统未包括神经系统病变和感染因素。

Beckert 同时提出 MAID 系统。该系统内容为：多发溃疡为 1 分，单发溃疡为 0 分，溃疡≤4 cm² 为 0 分，>4 cm² 者为 1 分；无缺血病变为 0 分，合并缺血病变者为 1 分；溃疡存在≤130 d 者为

0 分,>130 d 者为 1 分。故该评分系统考虑的溃疡面积、是否存在血管病变和溃疡存在时间。

类似的溃疡评分系统还有其他类型。例如,有些评分系统考虑了治疗后 4 周内溃疡愈合比率等。由于这些评分系统多用于回顾性研究,不能作为溃疡的诊断标准,与 Wagner 和美国得克萨斯州大学的分级分类系统用途显然不一样。随着人们对糖尿病足的深入了解,将来还会有新的用于回顾性研究的分级分类系统问世,以分析足溃疡愈合相关的因素。

7.2 糖尿病足溃疡分期(级)分类系统参数的评价

由于下肢缺血、感染、神经病变是广为接受的糖尿病足的高危因素,因此,许多糖尿病足分期(级)分类系统均包括这些内容。溃疡的深度、面积和部位等代表了溃疡严重性,与溃疡预后密切相关。

7.2.1 下肢血管病变

糖尿病合并动脉病变是全身性的。膝下血管病变是足溃疡的重要原因。糖尿病下肢血管病变的特点是广泛、多节段、累及多根血管。下肢动脉病变可以造成动脉中层钙化、内膜斑块和血栓形成。缺血使下肢缺氧,营养物质不能有效送至肢体末端,创面愈合困难。严重下肢血管病变常合并冠心病,故许多下肢血管病变者截肢后死于心脏疾病。糖尿病合并冠心病者下肢血管病变更为常见。对于合并糖尿病肾病、尿毒症的患者,下肢血管病变常合并独特的钙化防御。该病症指由于尿毒症造成钙磷代谢障碍,小动脉中层钙化。尿毒症的钙化防御可以分为近端和远端病变。近端病变可以发生在乳房、外生殖器和大腿膝以上;远端病变可以发生膝以下软组织坏疽和溃疡。由于动脉硬化,患者足背动脉搏动有力,ABI 指标高于 1.3。患者常无间歇性跛行。此时需要结合血管超声和造影共同判断下肢血管情况。无尿毒症的老年患者亦可发生下肢动脉硬化,足背动脉搏动存在,ABI 指标高于 1.3。合并其他动脉病变的老年人也常发生下肢动脉钙化,对于老年人下肢血管疾病的诊断也要参考血管超声等指标。一些中年糖尿病患者可以合并大动脉炎,下肢血管病变常合并上臂动脉狭窄,患者可以发生发热、关节疼痛、红细胞沉降率增快等。

下肢血管病变程度等判断是必须进行的。是否能够恢复下肢有效血流关系到肢体的保留。在严重情况下,例如合并严重感染时,下肢血管病变的检查可以先简单后复杂。可以先行动脉触诊、ABI 和血管超声等非侵入性检查,对患者下肢供血做初步判断。患者病情稳定,需要进行大面积清创、截肢等手术前完成血管造影等,以决定彻底清创等时机和范围、截肢的水平等。有些患者在组织修复治疗前可能需要再次血管病变的评估,以完成组织修复治疗,促进足溃疡完全愈合,最大限度地保留足的功能。

7.2.2 溃疡深度、位置和严重程度的判断

足溃疡能否愈合与溃疡的严重程度相关是公认的事实。一般说,足前掌的溃疡治疗结果要好于足趾溃疡。其原因是足前掌溃疡多为神经性溃疡。而足趾血管细小,溃疡愈合比较困难。很多研究发现,足跟溃疡与糖尿病肾病变存在密切相关。足跟和跟腱部位为胫后动脉供血范围,没有足底动脉弓那样的丰富供血和侧支循环,溃疡愈合也比较困难。但是,由于病例人群不同、基础病变的不同,因此溃疡位置与结局关系研究的结果不尽相同。溃疡深度和范围无疑也影响愈合的时间。神经性溃疡的愈合能力远好于缺血性溃疡和混合性溃疡。许多患者足部神经性溃疡存在较长时间并无严重感染说明这点。缺血和感染加重了溃疡的严重程度,一个小范围的缺血性溃疡可能会带来截肢/截趾的严重后果,而大范围的神经性溃疡经过妥善治疗可以完全治愈。窦道的存在也增加了治疗的难度,所有的溃疡分期分类系统都没有涉及窦道存在的权重。溃疡面积的计算方法很多,可以采取简单的长宽相乘的办法,或者计算机辅助软件计算。有些分级系统包括创面的颜色、肉芽组织生长状

态,这些因素比较主观,难于统一,但是不失为溃疡发展趋势的临床指标。

7.2.3 感染的判断

糖尿病足合并严重感染是造成截肢的重要原因,而感染和缺血常互相影响。感染时的菌栓堵塞血管,加重了缺血。缺血状态的存在使组织缺乏对抗细菌的能力,新生细胞的再生停滞,溃疡迅速扩大。某些毒力强的细菌感染,如厌氧菌、产气夹膜菌等感染造成坏死性筋膜炎可以威胁生命。细菌在溃疡组织的存在消耗了有限的营养,所产生的酶抑制正常组织的再生,如基质金属蛋白酶等。PEDIS分类对于糖尿病足感染做了详细的阐述。感染的程度判断来自于局部表现、全身症状和化验指标。糖尿病足的感染不同于非糖尿病患者的皮肤感染,局部红肿常不明显,经常表现为溃疡深度、分泌物颜色和量的变化。同时患者发生血糖突然增高等。而血常规变化、红细胞沉降率加快往往滞后。血清C反应蛋白的增高是敏感的指标。

7.2.4 神经病变

糖尿病神经病变是足溃疡的病因,也是溃疡加重和难以治愈的重要因素。糖尿病末梢神经病变造成患者知觉障碍,容易发生足溃疡而并不察觉。糖尿病运动神经病变造成患者下肢肌肉萎缩、关节畸形等诱发了溃疡等发生。糖尿病自主神经病变影响了下肢血管收缩和舒张功能,影响足部和下肢供血,甚至导致夏科关节病等发生。自主神经病变造成患者足部皮肤营养不良、汗腺分泌异常使皮肤干燥。当足溃疡形成后,糖尿病神经病变协同血管病变造成下肢缺血。神经病变的检查以一般临床指标为主。如10g尼龙丝感觉检查、震动阈值测定、针刺感觉、冷热感觉测定等即可。必要时进行神经传导速度、自主神经检查。如果患者存在体位性低血压则提示严重自主神经病变。动态心电图检查是判断心脏自主神经病变的重要手段。检查时机可以根据患者情况而决定。病情轻的患者可以早期进行,而病情严重的患者则安排在患者一般情况改善之后。神经病变的存在是糖尿病足预后差且愈合后容易复发的因素。

在所有的糖尿病足分期(级)分类系统中均未提及患者全身情况的判断和糖尿病足预后因素的检查。足溃疡是否能够愈合取决于恰当的局部治疗,也与患者全身情况的改善、干扰愈合的因素是否有效纠正密切相关。全身情况的改善包括心脏功能的恢复和稳定、高血糖的控制、贫血与低血浆白蛋白的纠正等。许多糖尿病足溃疡患者存在营养不良,需要及时纠正。

7.3 糖尿病足分期(级)分类系统的应用和评价

在临床实践中,Wagner 分级和 Texas 分类法最为常用。其原因为简洁,不需要特殊的仪器设备。需要注意的是骨髓炎的判断。因为骨髓炎的存在是糖尿病足预后转差的节点。骨髓炎的判断主要是 X 射线平片、磁共振成像和 CT 扫描等。X 射线平片对于骨髓炎等判断多有滞后,及时进行磁共振成像或者 CT 扫描非常重要。但是临床指标更为实用。临床指标包括持续 1 个月以上的溃疡、换药时探针可以触及骨质等。长期不愈的溃疡往往提示骨髓炎的存在。2015 年发表的《国际糖尿病足工作组糖尿病足的预防指南》中肯定了临床指标的意义。作为糖尿病足诊断指标,以上 2 个分类方法效能相当。

无论是临床工作,还是进行科学研究,PEDIS 系统较为完善和实用。尤其是对于感染和下肢血管病变的评判标准更为细致。虽然指标烦琐,但是没有遗漏。由于该系统涵盖了糖尿病足的重要危险因子,所以保证了治疗的全面。在日常工作中,可以依据该系统制定糖尿病足治疗的临床路径规范治疗。对于单中心或者多中心糖尿病足研究工作也很实用。该系统的实施需要多学科协作团队完成,如血管外科、骨科和糖尿病足专科护士和实验室人员等。按照糖尿病足的危险因子进行干预也需要多学科人员协同努力。

如果拟进行糖尿病足预后危险因素分析,溃疡严重程度评分非常实用。当然也可以参考其他分级系统结合进行。要尽量选择客观指标,有利于前瞻性研究方案的设定和实施。

实际上,从以上对各种糖尿病足溃疡分期(级)分类介绍可以看到,对于所有的糖尿病足溃疡,都必须进行溃疡面积、深度及有否感染和局部供血与受压情况的评估,有专家简单地称之为血管、感染、压力(vascular,infection,pressure;VIP)评估。正如反复强调的,糖尿病足是糖尿病的全身并发症中的一种,患者的基本状况如血糖控制、营养状态、年龄和其他糖尿病并发症或合并症,以及患者的社会(包括医保、医院自身的能力等)、家庭支持和本人对于治疗的依从性等都影响着糖尿病足的预后。

(王玉珍)

糖尿病足的分期(级)分类

参考文献

[1]INTERNATIONAL DIABETES FEDERATION. Diabetes Atlas[M]. 8th ed. Brussels:International Diabetes Federation,2017.

[2]IDF DIABETIC FOOT GROUP. IDF Clinical Practice Recommendations on the Diabetic Foot [M]. Brussels:International Diabetes Federatio,2017.

[3]BOULTON A J M. Foot problems in patients with diabetes mellitus

［M］//PICKUP J, WILLIAMS G. Textbook of Diabetes. 2nd ed. London：Blackwell,1997.

［4］ARMSTRONG D G,LAVERY L A,HARKLESS L B. Validation of a diabetic wound classification system：the contribution of depth,infection, and ischemia to risk of amputation［J］. Diabetes Care, 1998,21(5)：855.

［5］LIPSKY B A,BERENDIT A R,CORNIA P B,et al. 2012 infectious diseases society of America clinical practice guideline for the diagnosis and treatment of diabetic foot infections［J］. CID, 2012,54(12)：1679-1684.

［6］AMSTRONG D G,GIOVINCO N A,TRINIDAD-HERNANDEZ M. Diabetic foot assessment and classification of risk［M］//HINCHLIFFE R J,et al. The Diabetic Foot. London：JP Med Pub,2014.

8　糖尿病合并外周血管病变

糖尿病的外周血管病变通常是指下肢动脉性病变(peripheral artery disease,PAD),又称为下肢动脉闭塞性病变,严重者可发生下肢远端组织缺血坏死。糖尿病合并 PAD 是导致患者足部溃疡和下肢截肢、特别是高位截肢和再次截肢的主要原因,同时 PAD 作为全身动脉硬化的一个标志,常与其他大血管并发症共存。PAD 并发心脑血管疾病的危险是普通人群的 3~4 倍,每年心脑血管事件的发生率与已发生心脑血管事件患者的再次发作风险相当,50% 的 PAD 患者最终患有心脑血管疾病,心血管事件成为这些患者的最终死因。因此 PAD 被多个指南认为是心血管病的等危症。随着糖尿病发病率的增加,PAD 的患病风险至少增加 2 倍。

8.1　流行病学

各项研究报道的 PAD 患病率变异很大,主要是受检查、评估方法、地区及不同研究人群的影响。应用 Rose 问卷以有临床症状的间歇性跛行(intermittent claudication,IC)调查的 PAD 的患病率在 0.4%~14.4%。糖尿病患者是 PAD 的高危人群,其中 PAD 的发生率为 8.0%~38.0%,远高于普通人群。2003 年,国内前瞻性调查入选超过 50 岁的至少合并一项心血管危险因素的患者 1 397 例,测量踝肱指数(ABI),以 ABI 小于 0.9 为诊断标准,7 个城市 2 型糖尿病(T2DM)患者的 PAD 患病率为 19.5%。2006 年在社区对 717 例高血糖人群进行前瞻性 PAD 调查,随访 5 年后发现 PAD 发生率为 12.2%,其中糖尿病人群中为 15.1%,糖调节受损人群中为 7.7%。通常情况下,用 IC 症状作为诊断标准会大大低估 PAD 的患病率。

王爱红等对 4 675 例糖尿病患者调查,通过足背动脉触诊诊断,PAD 患病率为 24.9%。但足背动脉、胫后动脉搏动的缺乏分别可见于 8.1% 和 2.0% 的健康人,因此通过下肢动脉触诊方式往往会高估 PAD 的患病率。Kallio 等采用 ABI 与趾肱指数(TBI)联合诊断,T2DM 患者合并 PAD 的发生率为 16%,随访 11 年新出现 PAD 的发生率为 24%。最近的调查发表于 2017 年,张晓梅等报道国内 30 家三级医院 10 681 例 50 岁以上合并至少 1 个心血管危险因素的 2 型糖尿病患者的调查结果,PAD 患病率是 21.2%。

8.2 危险因素与发病机制

8.2.1 糖尿病合并 PAD 的危险因素

糖尿病合并 PAD 与非糖尿病合并 PAD 病理改变相似,即动脉粥样硬化,是全身动脉粥样硬化的局部表现。

(1)年龄 PAD 的发病率随年龄的增加而增长。年龄<50 岁和年龄>50 岁的男性,IC 的发病率分别是 1%~2% 及 5%。70 岁以上的糖尿病患者中,PAD 患病率高达 1/3。

(2)性别 有研究表明,女性 PAD 的患病率明显低于相同年龄段的男性,PAD 的发病时间也晚于男性。

(3)血糖控制不佳 UKPDS 报道 GHbA1c 每升高 1%,PAD 的患病危险增加 28%。

(4)吸烟 吸烟是 PAD 的强的危险因子,相对危险度 1.7~7.5。吸烟使 PAD 的发病危险增加 2~6 倍,IC 的发病危险增加 3~10 倍。

(5)高血压 UKPDS 报道收缩压每升高 1.33 kPa(10 mmHg),PAD 的危险性增加 25%。尤其在卒中和缺血性心脏病的患者中,高血压可以使下肢血管疾病的风险增加 2~3 倍。

(6)血脂异常 血总胆固醇浓度、高甘油三酯血症和载脂蛋白 a 是 PAD 的独立危险因素。Framingham 等研究都已证实 PAD 患者总胆固醇水平明显高于非 PAD 患者。

(7)其他危险因素　同型半胱氨酸在动脉硬化的过程中起作用,30% 的早发 PAD 患者有高同型半胱氨酸血症。纤维蛋白原和血细胞比容增加也与周围动脉硬化有关。

多种危险因素并存于一个患者,则使 PAD 的危险性急剧增加。

8.2.2　糖尿病合并 PAD 的发病机制

糖尿病患者体内慢性高血糖、脂代谢紊乱及胰岛素抵抗相关的多种危险因素促使了动脉粥样硬化的发生。发病机制涉及多个方面,如:①脂质代谢紊乱;②晚期糖基化终末产物(AGE)形成;③蛋白激酶 C(PKC)激活;④内皮细胞受损;⑤慢性炎症反应;⑥血小板、凝血和纤溶过程失调。

8.3　糖尿病合并 PAD 的临床表现

我国糖尿病性 PAD 患病呈现高发病率、高致残率和高病死率,临床表现各异。大多数患者并不主动就诊,或没有意识到合并本症。对于无症状患者,临床医师也没有意识到其可能罹患 PAD,未进一步检查而造成漏诊。这些因素造成低诊断率、低治疗率和低知晓率。糖尿病合并 PAD 的特点是病变更为常见、发病年龄更小、没有性别差异、进展速度快、多个节段发生病变及病变发生在更远端。

8.3.1　症状与体征

(1)询问病史　IC 为 PAD 的典型表现,询问 IC 的病史有助于 PAD 诊断。

(2)体征　严重缺血的潜在体征为足抬高时苍白,下垂时红紫。

1)抬高试验(Buerger test):双下肢抬高 30°以上,持续 30 s,然后放回水平位,10 s 之内有毛细血管充盈为正常,如 10 s 之后不恢复提示下肢缺血。

2)静脉充盈时间(venous filling time,VFT):患者仰卧,抬高下

肢45° 1 min,然后坐起并下垂下肢,计算足背静脉充盈时间,即VFT。正常 VFT≤20 s,如果 VFT>20 s,则提示动脉灌注不足。

3)毛细血管再灌注时间(capillary refill time,CRT):CRT 的检查方法为指压跚趾跖面皮肤 5 s 后,计算毛细血管血流再灌注时间,超过 5 s 即属异常,也反映动脉灌注不足。

VFT 和 CRT 检测方法简便,特异性较高,但敏感性低。

4)下肢动脉检查:正常成人应该能触及搏动的足部动脉为足背动脉和胫后动脉,但大约 10% 的人由于先天解剖变异而不能触及足背动脉搏动。足背和胫后动脉搏动存在与否是最重要的观察指标。如果足部动脉搏动不能触及,就可以推测有动脉阻塞性疾病存在。足背动脉、胫后动脉搏动两者同时缺乏强烈预示存在 PAD。但用普通触摸的方式检查足部动脉的搏动受室内温度和检查者技术的影响。

由于病史和临床检查的不确定性,通常需要更加客观的检测,常用的技术包括踝肱指数、趾部血压和经皮氧分压、下肢动脉造影等测定。

8.3.2 PAD 分期

按 Foutaine 分期方法,PAD 临床表现可以划分为 4 期。

第 1 阶段:无临床症状的阻塞性动脉病变;多在体检时发现有血管狭窄,由于病变程度轻或侧支循环的代偿而没有症状。

第 2 阶段:间歇性跛行;其定义为在走路或锻炼时诱发的腓肠肌疼痛,常被迫停止行走或运动,休息后缓解,可继续行走或锻炼。这是 PAD 的最早和最常见的临床表现。糖尿病患者的间歇性跛行期较短,很快进入第 3 阶段。

第 3 阶段:缺血性静止性疼痛;随着疾病的发展,血流不足以维持组织代谢的需要而成为静息痛,呈持续性烧灼样疼痛,程度剧烈,尤其是夜间,可因体位改变而减轻症状,腿抬高时加重,站立时减轻。在神经病变尚不严重时,可表现为症状很重。一旦周围神经病变加重,自觉麻木感明显,因足部失去知觉,反而症状减轻。休息痛和夜间痛则为 PAD 严重的临床表现。

第 4 阶段：溃疡/坏疽期；在 PAD 晚期，组织灌注不良多见于外伤后（或长期卧床、穿过紧的鞋、烫伤后），由于下肢缺血病程进展，局部供血少，不足以维持肢体最低代谢要求而发展到缺血性溃疡和坏疽。1/3 以上的患者最终需要大截肢。典型溃疡的发病部位是肢体远端，出现常不能愈合的溃疡，尤其在创伤后。

8.3.3 实验室检查

（1）踝肱指数（ABI） ABI 是反映下肢血压与血管状态的有价值的量化指标，具有价廉、简便、可重复性好和特异性强的优点，因此常被用作 PAD 筛查。正常情况下，踝动脉收缩压超过肱动脉收缩压 1.33~2.67 kPa（10~20 mmHg），或相等于肱动脉收缩压，正常 ABI>0.9，男性 ABI 通常较女性为高，胫后动脉 ABI 通常较足背动脉 ABI 为高。ABI 正常参考值定义为 1.00~1.30，0.91~0.99 为临界状态，ABI>1.30 或更高通常提示血管钙化、动脉弹性受损。0.90 被定义为 ABI 异常的节点；0.71~0.90 为轻度动脉病变，0.41~0.70 为中度动脉病变，<0.40 为重度动脉病变。有研究提示 ABI 为 0.5~0.8，临床表现为间歇性跛行；ABI<0.5，提示有严重的 PAD，临床多表现为静息痛；ABI<0.3，意味着需要血管外科治疗或下肢截肢。而且，随着糖尿病的病程长短、严重程度的不同，患者的血管弹性、钙化及狭窄情况不同，测量 ABI 诊断下肢动脉病变的难易程度也有所不同。ABI 敏感性达到 0.85，特异性 0.94。

ABI 分为静息 ABI 和运动后 ABI。运动后 ABI 异常的阳性率较静息状态为高。运动后 ABI 均比静息 ABI 下降，>0.8 为正常，<0.8 为严重动脉狭窄，当 ABI<0.6 时，患者会因动脉功能不全而极易发生下肢溃疡。

踝部血压可因有动脉钙化而增高，因此某些有明显 PAD 的糖尿病患者可以出现正常的 ABI，这种情况最多见于合并严重肾脏病变的糖尿病患者。如果出现 ABI 异常增高，可行 X 射线检查加以证实，有严重钙化的患者也属 PAD 的高危人群。ABI>1.30 对动脉钙

8

化的预测价值为 100%。

(2)足趾收缩压　通常认为,足趾动脉是不会钙化的,因此,怀疑有动脉钙化者应查足趾收缩压(toe systolic blood pressure, TSBP)。TSBP 对判断足部溃疡的预后有很大价值,正常 TSBP≥6.67 kPa(50 mmHg)。如果 TSBP<4 kPa(30 mmHg),足部溃疡几乎没有愈合的可能,这是考虑血管外科治疗的一个指标。

(3)经皮氧分压　经皮氧分压(transcutaneous pressure of oxygen,$TcPO_2$)反映皮肤微循环状态,进而反映周围动脉灌注情况。正常 $TcPO_2$≥5.33 kPa(40 mmHg),如果 $TcPO_2$<4 kPa(30 mmHg),提示周围动脉灌注不足,并预示足部有发生溃疡的危险;$TcPO_2$<25 mmHg,足部溃疡不愈合的危险性增加 39 倍;$TcPO_2$<2.67 kPa(20 mmHg)者溃疡几乎没有愈合的可能,应考虑血管外科治疗。影响 $TcPO_2$ 的因素较多,包括全身因素如血氧浓度,局部因素如皮肤厚度、水肿、炎症等。$TcPO_2$ 的改变也可能与神经因素有关,自主神经病变导致微循环功能异常。

(4)多普勒超声扫描　下肢动脉的超声检查包括肢体动脉的形态学观察、频谱分析,还可显示动脉内斑块。正常肢体动脉的多普勒波形具有典型的高阻血流的特征,通常为三相波或双相波。动脉狭窄 30%～49% 时动脉狭窄处收缩期流速峰值 150～200 cm/s,狭窄 50%～74% 时流速为 200～400 cm/s,狭窄 75%～99% 时流速大于 400 cm/s。下肢动脉病变严重,特别是有明显狭窄(超过70%)或阻塞性病变时,多普勒检查具有重要意义。但如果存在异常反流或血流中断则给诊断造成困难。阻塞性病变时多普勒对主-股动脉病变诊断效果较好。彩超可以显示动脉管壁情况,如增厚、动脉硬化斑块及钙化程度,如管腔狭窄、彩色血流明显充盈缺损,或动脉已经闭塞,即可诊断 PAD。尤其对于腘动脉以下的 PAD 病变,彩色多普勒超声检查优于动脉造影。

(5)增强磁共振成像　对有跛行症状的 PAD 患者行增强磁共振成像(contrast-enhanced MRA,CE-MRA)检查,对于下肢动脉狭窄程度>50% 的 PAD 患者有极高的诊断敏感性及特异性,分别为

99.5%及99.8%，其诊断价值与数字减影血管造影（digital subtraction angiography，DSA）等同。它可以用于评价因肾功能不全而无法行DSA检查患者的远端动脉情况。由于糖尿病引起的动脉粥样硬化主要在小腿以下的动脉，而小腿和足部常因严重的静脉干扰影响诊断，故CE-MRA目前不是糖尿病下肢血管病变的常规检查。近年非增强磁共振血管成像（non-contrast-enhanced MRA，NCE-MRA）在显示糖尿病患者下肢动脉狭窄方面与CE-MRA具有相近的图像质量和诊断准确度，因此可以作为糖尿病肾功能不全患者下肢动脉磁共振造影的替代检查方法。

（6）计算机断层扫描血管成像　由于CE-MRA的空间分辨率不高，因此当MRA有禁忌时，可以使用计算机断层扫描血管成像（computed tomography angiography，CTA）。CTA具有检查速度快、空间分辨率高等优势。按照国际常用的外周血管狭窄分级方法，CTA诊断动脉狭窄程度的分级如下：狭窄程度小于10%为正常或轻度管壁不规则，属于Ⅰ级；狭窄程度在10%～49%，属于Ⅱ级；狭窄程度在50%～99%，属于Ⅲ级；狭窄程度100%为闭塞，属于Ⅳ级。CTA对下肢动脉病变的诊断和治疗提供了可靠依据。

（7）数字减影血管造影　DSA为有创检查，经股动脉或肱动脉穿刺，注入造影剂可明确显示病变动脉的部位、范围、狭窄阻塞程度、侧支循环及阻塞远端的再通情况，可以提供详细的信息以指导介入治疗或架桥手术方案，对截肢患者也可提供截肢平面的血运情况。但DSA费用昂贵，造影剂可引起血管痉挛、诱发肾功能不全，糖尿病肾病患者如果需要血管造影则应尽可能使用小剂量造影剂。DSA长期被视为下肢动脉诊断的金标准，但CE-MRA诊断狭窄程度优于DSA，这对于DSA是否可作为判断所有血管病变程度的金标准提出了质疑。

8.4 糖尿病合并 PAD 的诊断

8.4.1 PAD 的筛查

专家推荐,对于 50 岁以上的糖尿病患者,应常规进行 PAD 的筛查,筛查包括问诊(间歇性跛行问卷评分)、全面的动脉体格检查、ABI 测定;伴有 PAD 发病危险因素(如合并心脑血管病变、血脂异常、高血压、吸烟或病程 5 年以上)的糖尿病患者更应该每年至少筛查一次,旨在溃疡出现之前就能明确诊断。对于有足溃疡、坏疽的糖尿病患者,不论其年龄,应该进行全面的动脉病变检查及评估。

8.4.2 PAD 的诊断

PAD 诊断不复杂,且大多属于无创诊断。

(1)PAD 诊断标准 根据综合指标,有以下临床症状中的 1 项或 1 项以上且 3 项检查中至少 2 项阳性则诊断 PAD。

1)症状:①间歇性跛行;②静息疼痛;③肢体疼痛,伴或不伴有感觉异常、麻痹、无脉、皮肤苍白;④皮肤溃疡。

2)检查: ① $TcPO_2 \geqslant 5.33$ kPa(40 mmHg)为正常, $TcPO_2 < 5.33$ kPa(40 mmHg)为异常;② $0.9 < ABI \leqslant 1.3$ 为正常, $ABI \leqslant 0.9$ 或 $ABI > 1.3$ 为异常;③彩色超声多普勒提示未见血管病变为正常,有血管病变为异常。

(2)糖尿病合并 PAD 的诊断标准 ①如果患者静息 $ABI \leqslant 0.9$,无论患者有无下肢不适的症状,应该诊断 PAD;②运动时出现下肢不适且静息 $ABI \geqslant 0.9$ 的患者,如踏车平板试验后 ABI 下降 15%~20%,应该诊断 PAD;③如果患者静息 $ABI < 0.40$ 或踝动脉压 < 6.67 kPa(50 mmHg)或趾动脉压 < 4 kPa(30 mmHg),应该诊断严重肢体缺血。

(3)转诊指征 如果临床诊断为 PAD,建议转诊到有条件的三甲医院进行综合治疗。

8.5　糖尿病合并 PAD 的治疗

8.5.1　治疗原则

PAD 治疗包括控制心血管危险因素、运动锻炼、内科药物、外科血管重建等。治疗目的包括改善患者下肢缺血症状及降低患者发生心血管事件的风险。

8.5.2　控制心血管危险因素

中国 T2DM 防治指南指出:严格控制导致糖尿病患者发生 PAD 的危险因素,即纠正不良生活方式,如戒烟、限酒、控制体重,严格控制血糖、血压、血脂等。血糖控制目标为餐前血糖在 4.4 ~ 7.2 mmol/L,餐后血糖<10 mmol/L,GHbA1c<7%。血压控制目标为<18.67/10.67 kPa(140/80 mmHg),血脂控制目标为 LDL-C< 2.6 mmol/L,这样有助于防止或延缓下肢血管病变(lower-extremity arterial disease,LEAD)的发生。

对于有症状的 PAD 患者,或 10 年心血管危险因素>10% 的患者及年龄 50 岁以上的糖尿病患者,尤其是合并多种心血管危险因素者,建议应用小剂量阿司匹林,剂量为 75~100 mg/d;对于已有血管疾病且对阿司匹林过敏和(或)有溃疡病史的患者,可考虑使用氯吡格雷(75 mg/d)作为替代治疗。

PAD 患者应用他汀类药物不仅能降低血管事件发生的危险,而且还能改善与 PAD 相关的临床症状,且该作用独立于胆固醇水平和其他潜在的混杂因素。对于 PAD 患者,如果 LDL-C 不达标 (<2.6 mmol/L),都应该考虑使用他汀类药物。有研究联合阿托伐他汀钙与氢氯吡格雷片治疗糖尿病周围血管病变,能够有效改善患者周围血管血流,并改善症状。ACEI 可改善血管内皮功能,抗血小板聚集和促进纤维蛋白的溶解,抑制 LDL-C 的氧化修饰,并能抑制血管平滑肌的增生和游移,对心血管具有保护作用,PAD 患者服用

8

ACEI 类药物雷米普利治疗后平均无痛性行走时间、最大步行时间明显增加;也有报道服用 ARB 类药物替米沙坦治疗后,ABI 增加及生活质量评分提高。但也有系统评价未得出 ACEI 的使用能改善症状性下肢动脉疾病患者无痛性行走距离和提高 ABI 的结论。

对于临床上筛查出的 PAD 患者,应该常规给予抗血小板药物、他汀类药物、ACEI 或 ARB 类药物治疗,以改善患者下肢运动功能,并减少心血管事件发生和降低死亡率。

8.5.3　运动锻炼

运动锻炼能显著增加糖尿病合并 IC 患者最大步行时间和步行距离,但对 ABI 没有影响。在运动锻炼方式方面,每周 3 次规律的运动锻炼,可改善患者的步行距离;在运动场所方面,以康复中心为基础的运动利于改善行走距离和延长 IC 的时间,但是以家庭为基础的运动锻炼的患者依从性更好。

8.5.4　扩血管药物治疗

扩血管药物治疗主要用于病变早期和轻度的患者及无法行下肢血管重建的患者,可以提高患者生活质量,减轻间歇性跛行的严重程度,提高肢体的生存能力。

(1)己酮可可碱　该药是甲基黄嘌呤的衍生物,己酮可可丁咯地尔及其代谢产物具有扩张脑及外周血管的作用,同时能降低血液黏度,改善脑和四肢血液循环。还可能通过影响红细胞的变形性、血小板黏附及血小板聚集性而发挥作用,使外周缺血组织的血流量增加,改善组织氧供应。也可增加大脑皮质和脑脊液的氧张力。这是 1982 年美国 FDA 第一个认可治疗 IC 的药物,早期研究显示,服用己酮可可碱 24 周,能改善无痛性行走距离 45%,最大行走距离 32%,并明显改善糖尿病下肢血管病变患者症状,改善 ABI 和足背动脉管径,对糖尿病下肢血管病变具有良好的疗效,并能够适度改善 PAD 患者的无痛性行走距离。但近期大量试验的完成显示己酮可可碱对于 IC 改善效果很小。

1）推荐剂量：丁咯地尔，口服 450~600 mg/d，分 2~3 次服用。针剂 50~200 mg 静脉注射或肌内注射，或加于葡萄糖液或生理盐水中静脉滴注。

2）禁忌：对本品过敏者，急性心肌梗死、心绞痛、甲状腺功能亢进、阵发性心动过速、脑出血、有出血倾向或近期内大量失血的患者。

（2）西洛他唑　该药是选择性磷酸二酯酶Ⅲ抑制剂，可抑制环磷酸腺苷（cyclic adenosine monophosphate，cAMP）的降解，从而提高体内 cAMP 的浓度，cAMP 能够抑制血小板的聚集，并有扩张血管的功能，另外，cAMP 增多还可抑制血栓素 A2（thromboxane A2，TXA2）、5-羟色胺（5-hydroxytryptamine，5-HT）等物质的释放。1999年被美国 FDA 认可用于治疗 IC，能增加最大行走距离41%，而且能改善血脂，增加 HDL-C 约10%，降低 TG 水平。西洛他唑较阿司匹林可显著降低下肢周围血管病变患者术后血管再闭塞及再狭窄的风险。

1）推荐剂量：西洛他唑，50~100 mg/次，2 次/d。

2）禁忌：对本品过敏者、充血性心力衰竭及有出血倾向者或妊娠及有可能妊娠的患者。

（3）沙格雷酯　该药是一种 5-HT2A 受体拮抗剂，通过选择性地抑制血小板及血管平滑肌上的 5-HT2A 受体，抑制血小板的聚集及平滑肌收缩。它可抑制血管平滑肌细胞增殖，增加侧支循环血流量，改善周围循环障碍，改善慢性动脉闭塞引起的溃疡、疼痛、冷感等多种作用，增加最大行走距离。沙格雷酯亦可在一定程度上降低动脉硬化闭塞症膝下动脉腔内治疗后 IC 的发生风险，安全性良好，对改善预后有着积极的促进作用。沙格雷酯未被美国 FDA 批准用于治疗 IC，但在欧洲的 IC 治疗指南中推荐此药。

1）推荐剂量：沙格雷酯，100 mg/次，3 次/d。

2）禁忌：对本品过敏者、出血倾向者或妊娠及有可能妊娠的患者。

（4）前列腺素 E_1　该药基本结构是前列烷酸，是目前最强的内源性扩张血管药物。具有扩张血管、使部分僵硬红细胞易于通过毛细血管、抑制血小板凝集及改善末梢血液循环作用，但由于肺循环灭活80%的前列腺素 E_1，因此以往该药难以应用于临床。脂微球包裹的前列腺素 E_1 的半衰期明显延长，能选择性地聚集在损伤的血管和炎症部位起作用。缓慢地释放而延长药效。应用这种脂微球包裹的前列腺素 E_1 治疗3~4周可使麻木感和无知觉症状改善至少持续6个月。目前有国产的脂微球技术包裹的前列腺素 E_1 制剂也取得了良好的效果。

1）推荐剂量：脂微球包裹前列地尔 $10\sim20~\mu g$，1 次/d，静脉滴注，疗程 14~21 d。

2）禁忌：严重心力衰竭（心功能不全）患者、妊娠或可能妊娠的妇女及既往对本制剂有过敏史的患者。

（5）贝前列素钠　该药是前列环素衍生物。前列腺素 E_1 疗效确切，但因为静脉注射限制了其应用。贝前列素钠化学性质很稳定，口服进入体内后，其药理作用和前列环素完全相同，而且避免了静脉应用时降低血压的不良反应。服用贝前列素钠组 IC 患者较安慰剂组最大行走距离增加，并使患者下肢麻木、冷感、下肢疼痛等症状好转；无痛行走距离、最大行走距离均增加，这一作用显著优于西洛他唑。

1）推荐剂量：贝前列素钠，$20\sim40~\mu g$/次，2~3 次/d。

2）禁忌：妊娠妇女和出血性疾病患者。

（6）舒洛地特　该药为一种主要作用于血管内皮的新型药物。它是由天然的葡萄糖胺聚糖组成，包括80%的低分子肝素片段和20%的硫酸盐皮肤素（两者均为葡萄糖胺聚糖），是一种对动脉和静脉均有较强抗血栓形成作用的葡萄糖胺聚糖，通过抑制凝血酶活性，同时又通过抑制凝血素活化作用的反馈调节来抑制凝血酶的生成，达到延长凝血酶的凝血时间和活化部分凝血时间，从而发挥抗凝及抗血栓形成的作用。有研究表明舒洛地特能明显改善糖尿病下肢血管病变患者的血流，降低动脉阻力指数、增加搏动指数。在糖尿病血管病变患者中连续应用舒洛地特联合辛伐他汀治疗3个月后,患者下肢疼痛明显好转,最大行走距离及能耐受疼痛的最大行走距离显著增加,双下肢动脉血流量明显增加,搏动指数、踝肱指数增加,阻力指数下降。

1) 推荐剂量:舒洛地特,每天 1 支,肌内注射或静脉注射,连用 15~20 d,然后服用胶囊 30~40 d,即 45~60 d 为 1 个疗程。1 年应至少使用 2 个疗程。

2) 禁忌:对本品、肝素或肝素样药物过敏者,有出血素质或患出血性疾病者。

(7) 其他药物 还有左旋-精氨酸及中药中的丹参银杏等对缓解 IC 有一定疗效,前者诱导 NO 形成,改善内皮依赖性的血管扩张;后者具有一定的活血、抗血小板聚集作用。

8.5.5　外科治疗

对于经过内科治疗效果不佳或严重的下肢缺血如 ABI<0.4、TBI<4 kPa(30 mmHg)、$TcPO_2$<4 kPa(30 mmHg)或足溃疡的感染已经控制且经过 6 周治疗不愈的患者,要请血管外科会诊,考虑外科进一步治疗。

8.5.6　干细胞治疗

目前还不作为一种规范化的治疗,适用于经过内科治疗无效而血管外科治疗又无条件的严重 PAD 患者治疗的一种选择。

(闫朝丽　许樟荣)

糖尿病合并外周血管病变

参考文献

[1]王椿,冉兴无,许樟荣.2014 中国糖尿病足及相关疾病论坛纪要[J].药品评价,2014,11(19):46-48.

[2]王爱红,许樟荣,王玉珍,等.足背动脉搏动消失的糖尿病患者有更高的大血管病危险性[J].第四军医大学学报,2005,26(12):1137-1139.

[3]中华医学会糖尿病学分会.中国 2 型糖尿病防治指南:2017 年版[J].中华糖尿病杂志,2018,10(1):4-67.

[4]王玉珍,李翔,许樟荣,等.沙格雷酯与阿司匹林治疗糖尿病下肢血管病变的随机对照临床研究[J].中华内分泌代谢杂志,2009,25(6):595-597.

[5]BROWNRIGG J R W,APELQVIST J,BAKKER K,et al. Evidence-based management of PAD & the diabetic foot[J]. European journal of Vascular and Endovascular Surgery Volume,2013,45(6):673-681.

[6]ROOKE T W,HIRSCH A T,MISRA S,et al. 2011 Writing Group Members,2005 Writing Committee Members ACCF/AHA Task Force Members. 2011 ACCF/AHA Focused update of the guideline for the management of patients with peripheral artery disease(Updating the 2005 Guideline):a report of the american college of cardiology foundation/American heart association task force on practice guidelines[J]. Circulation,2011,124(18):2020-2045.

[7]KIERNAN T J,JAFF M R. Medical therapy for critical limb ischemia and the diabetic foot:an update. Lobo R(1)[J]. J Cardiovasc Surg(Torino),2013,54(6):671-678.

[8]ZHANG X,RAN X,XU Z,et al. Epidemiological characteristics of lower extremity arterial disease in Chinese diabetes patients at high risk:a prospective,multicenter cross-sectional study[J]. J Diabetes Complications,2018,32(2):150-156.

9　糖尿病足感染的诊断和治疗

糖尿病足感染是糖尿病患者常见的、严重的并发症之一,与糖尿病患者高截肢率和近期/远期死亡率相关,尤其是糖尿病足深部感染已成为糖尿病足患者截肢的最常见直接原因。控制不良的糖尿病、机体免疫应答机制的损伤、足部组织解剖结构的特殊性以及周围神经病变的存在和周围血管的病变严重程度是导致糖尿病患者感染症状多样化、复杂化的几个最重要的因素。因此与非糖尿病患者相比,糖尿病患者更易于发生感染,而一旦发生感染可迅速进展,造成严重不良的临床结果。大多数感染初始只是局限于表皮和表浅软组织,由于糖尿病患者常常缺乏典型的临床感染表现,从而导致感染的诊断和治疗被延迟和(或)低估。感染可能发展而影响深部组织,包括筋膜、肌肉、关节以及骨质。

成功的治疗糖尿病足感染需要仔细评估每一个危险因素。有效地治疗糖尿病足感染还需要熟知这些感染的微生物种类,掌握创面处理的基本原则和经过培训或有临床处置创面经验的足病医师,能够正确地选用最有效抗生素治疗感染。糖尿病足感染的治疗以前主要依靠个人经验,最近10年来国内外的许多研究提供了循证证据,这有利于指导临床医师较为客观地制定抗生素治疗策略。

9.1　糖尿病足感染的诊断

感染被认为是细菌进入机体组织繁殖、代谢并引起一系列病理生理学变化的结果。糖尿病足感染的临床诊断需要考虑3个方面因素:①溃疡局部脓性分泌物的存在;②溃疡周围组织典型的炎症症状(如红、肿、热、痛);③全身性中毒症状如发热、寒战、白细胞增多等。然而,机体炎症症状的体现依赖于一个正常、完整的神经系统和外周血管系统。糖尿病患者上述两大系统都可以严重受损,由于神经病变使得触觉、痛觉消失,皮肤对损伤的反应包括由感觉神经纤维所介导的局部血管舒张减弱和消失,导致神经调节肽的异常释放,而神经调节肽在皮肤潮红反应中起着很重要的作用,尤其是P物质,可以引起血管渗透作用增强。正常组织对感染的反应使感染创面周围的血流量增加20倍左右。然而,糖尿病患者因为神经病变和血管病变的存在,其足部组织没有能力增加局部血流量以作为对感染的反应。因此在临床上,糖尿病足感染患者可能缺乏局部感染红、肿、热、痛和全身中毒症状的表现,有研究显示,50%以上糖尿病足感染的患者没有血白细胞的升高或发热等,因此,仅靠血白细胞计数升高来诊断糖尿病足感染会使起始阶段的感染被低估和延误。

判断糖尿病患者足部创面是否存在感染依靠临床表现,也就是局部创面有脓性分泌物的存在,或者两个或更多的炎症症状(如红、肿、热、痛或压痛、硬结),伴或不伴有系统紊乱如发热、不适、难以控制的高血糖甚至酮症。尽管糖尿病患者感染严重时可能会有白细胞增多或者炎症标记物的升高,但必须强调的是仅采用实验室检查结果来判断感染是否存在通常并不可靠。另外糖尿病患者足部感染即使局部症状、体征和全身表现比我们想象的轻得多,也应该被认真考虑。诊断应该及时或被科学地预测,因为糖尿病足感染在几天甚至几小时内就会变得很严重。

9.2　糖尿病足感染的微生物学

根据糖尿病足感染上述临床特点,微生物学诊断就显得很重要。感染创面的细菌培养可以明确感染的病原学,但是培养标本的采集必须恰当,清创后溃疡底部组织的刮除物、抽吸脓性分泌物、外科手术获得的组织碎片等都是可靠的培养标本。相反,在未清创溃疡表面采取溃疡表面擦拭(拭子)的标本培养结果是不可靠的。标本采集以后用清洁的容器迅速送往实验室,并行需氧及厌氧菌培养,对于严重的感染还需要做血培养。正常皮肤通常不存在如金黄色葡萄球菌或者 B 型溶血性链球菌等病原体的定植,但是这些病原体能够快速地定植于破损的皮肤,如果是慢性创面如糖尿病皮肤溃疡,则细菌的种类会变的较为复杂。通常包括需氧革兰氏阴性杆菌、革兰氏阳性球菌,有时存在厌氧菌。对于最近接受过抗生素治疗的患者,创面细菌培养结果会变得更加复杂。尽管如此,细菌培养和药敏结果对于指导我们选择抗生素治疗仍是必须和极其重要的,尤其在混合菌感染中,从深部可靠样本分离出来的唯一或主要生长菌时,这些细菌可能代表真正的病原菌。

解释培养结果需要联系临床进行评估,可靠的培养和药敏试验结果可以指导抗生素的选用。大多数情况下在培养结果出来前需要凭借临床经验选用抗生素,从创面获得的样本的革兰氏染色涂片可以指导判断病原学种类。糖尿病足感染的病原学研究结果有利于选择合理的治疗,轻度感染、表浅的感染,感染病程短、以前没有接受抗生素治疗的患者,通常是一种或两种细菌,它们几乎都是需氧革兰氏阳性球菌,主要有葡萄球菌,其次是 B 型溶血性链球菌,他们也是严重感染患者的重要致病菌。反之,深部感染、慢性创面或者接受过治疗的感染主要是革兰氏阴性杆菌(大肠埃希菌、克雷伯杆菌、铜绿假单胞菌等),通常为混合菌感染。住院期间出现的感染通常由两种以上致病菌所造成,既包括需氧菌又包括厌氧菌,厌氧菌常存在于有坏死的深部组织感染、下肢严重缺血或者有粪臭味的创面。肠球菌常存在接受过头孢菌素治疗的深部感染患者,它们对头孢菌素已经耐药。初始的创面局部处理,全身或局部抗生素应用,或者经住院治疗的患者均会引起抗生素耐药。假单胞菌类通常从被浸湿或者用湿敷料外敷的创面分离出来,耐甲氧西林金黄色葡萄球菌(methicillin resistant Staphylococcus aureus, MRSA)和铜绿假单胞菌常在患者接受过住院治疗或者接受社区医院的治疗过程中出现。经验用药可依据病史、体格检查及一些实验室检查结果来选择。

9.3　糖尿病足感染程度的评估

对于糖尿病足溃疡来说,并不是所有的创面都存在着感染,如果一旦确立了感染的存在,就必须对感染的严重程度进行评估,进行感染评估时要考虑到感染累及范围、部位、深度、有否缺血与缺血的程度,分析可能的病原学特点(引起感染的方式和原因、前期的抗生素治疗过程等)。全身营养状况、急性和慢性并发症的存在和代谢等全身与局部状况是对感染治疗影响的因素,对这些因素进行客观有效的评估有利于指导合理选用抗生素和判断预后与结局。美国感染疾病学会(Infectious Diseases Society of America, IDSA)和国际糖尿病足工作组(International Working Group on the Diabetic Foot, IWGDF)建议采用以下两种方法用以评估糖尿病足感染严重程度来判断预后和协助临床治疗。一种是将感染程度简单分为:非威胁肢体的感染与威胁肢体的感染,非威胁肢体的感染是指那些表现为浅表溃疡、下肢没有明显的缺血、探针不能触及骨或关节、感染的蜂窝织炎不应超过溃疡或创面边缘 2 cm、通常无全身感染中毒症状和体征。这类感染经恰当的治疗一般临床预后良好,截肢(趾)的概率很低。威胁肢体的感染:常表现为感染的蜂窝织炎超过溃疡或创面边缘 2 cm、存在深部溃疡和严重下肢缺血、可出现全身感染的中毒症状、用探针探查可触及骨及关节;当坏疽、脓肿、骨髓炎、坏死性筋膜炎和感染并存时对肢体的威胁更大,这类感染虽经治疗但预后较差,截肢率高。另一种更为详细的方法是将糖尿病足溃疡分类系统的 PEDIS 分类中的关于感染描述推荐使用,PEDIS 感染分类是根据感染的严重程度及伴随症状分成了 4 个等级,分别称为 1、2、3、4 级感染。1 级感染是指临床上无感染的症状。2 级感染也称为轻度感染,其存在 2 项以上炎症表现(如红、肿、热、痛、硬结、脓性分泌物),感染局限于皮肤及表浅的皮下组织,溃疡周围蜂窝织炎的范围≤2 cm,没有全身感染中毒症状。3 级感染即中度感染,患者全身状况好,代谢平稳,但有如下一种以上的表现,如蜂窝织炎范围≥

2 cm,伴有淋巴管炎,感染累及浅筋膜、肌肉、肌腱、骨或关节,可有深部组织脓肿、关节炎、骨髓炎、坏疽等。4 级感染即重度感染,除存在中度感染的症状外,患者还伴有全身中毒症状及代谢紊乱,如发热、寒战、心动过速、低血压、昏迷、呕吐、白细胞升高、酸中毒、严重的高血糖或者氮质血症等。评价糖尿病足感染的严重程度对于抗生素的选择是很重要的,它决定给药途径,是否需要住院治疗及是否需要紧急外科手术治疗。必须认真检查创面以明确其溃疡或创面深度,寻找异物或坏死组织,还应该用无菌金属探针进行探查,以明确有无潜在的窦道和骨质的暴露。临床上详细的体格检查可以帮助明确感染的严重性,包括进展速度,以及感染所侵及的软组织深度、骨或关节是否受累、蜂窝织炎的程度和范围、皮肤出现大疱或者组织产气、坏疽的存在与否、是否有全身感染的表现和各种代谢紊乱的程度。对于临床怀疑感染累及骨的患者,足部 X 射线片或者磁共振成像有助于明确诊断。

感染严重的患者需要住院接受治疗,有些需要外科治疗(清创、引流、骨切除或者可行的紧急血管成形术),控制各种代谢紊乱,这些治疗同合理选择抗生素一样重要。如果患者不能够自己进行恰当的创面护理,不能够遵守院外抗生素治疗,或者需要严密观察病情变化的则应该接受住院治疗。对于无上述情况者可以给予院外接受治疗,但是必须每天至少检查病变部位一次。除抗生素治疗外,适当的创面护理及良好的血糖控制也至关重要。

9.4　糖尿病足感染的抗生素应用

有研究者认为不存在感染的创面只需要进行适当的局部清创和良好的创面护理。但另一些学者认为即使没有感染的创面也需要应用抗生素,而目前发表的临床试验表明这样做并没有提高疗效,抗生素治疗目的是控制或治疗感染,而不是杀灭创面的所有细菌。国际糖尿病足工作组的临床指南强调,没有感染的创面无须用抗生素。

9

抗生素治疗的原则为"早期、足量、疗程足够",并根据患者对于治疗的反应状况和培养结果进行调整。口服抗生素作为初始治疗手段对轻度的感染已经足够,它是对溃疡标准治疗方式(如减压、换药等)的补充,其对革兰氏阳性菌和革兰氏阴性菌有良好的"覆盖性"。初始的抗生素治疗覆盖范围必须包括甲氧西林敏感金黄色葡萄球菌;有可靠的细菌培养及药物敏感试验结果,或既往有其他菌种(如甲氧西林耐药金黄色葡萄球菌、铜绿假单胞菌、肠球菌)感染史时,要求做特殊覆盖。

必须强调糖尿病足感染的治疗需有一个多学科的医疗团队通过协作处理才是最有效的方法,抗生素的治疗只是综合治疗的一个组成部分。因此,感染局部创面的护理和外科干预,下肢缺血的改善,低蛋白血症、贫血和酸中毒、电解质紊乱的纠正,心、肾等脏器功能的治疗都应在治疗糖尿病足感染时加以考虑。作为糖尿病足感染治疗的一个组成部分,抗生素应遵循如下的原则。

(1)经验性选择抗生素 表浅感染,感染病程小于1周,没有接受抗生素治疗的患者感染一般应该给予针对需氧革兰氏阳性球菌(葡萄球菌、链球菌)的抗生素;深部感染、慢性创面或接受过抗生素治疗的感染主要是革兰氏阴性杆菌为主(大肠埃希菌、克雷伯杆菌、铜绿假单胞菌等),鉴于临床上多数为混合菌感染(需氧的革兰氏阳性菌和革兰氏阴性菌或厌氧菌),除给予针对需氧革兰氏阳性菌的抗生素治疗外,还应该给予针对革兰氏阴性菌及抗厌氧菌的药物,值得注意的是此时感染的细菌有可能耐药。住院期间出现的感染通常由两种以上致病菌所造成(包括厌氧菌),厌氧菌常存在于有坏死、深部组织或者有粪臭味的创面。肠球菌常存在接受过头孢菌素治疗的深部感染患者,它们对头孢菌素类已经耐药。金黄色葡萄球菌和铜绿假单胞菌常在患者接受过住院治疗或者接受社区医院的治疗过程中出现,特别是金黄色葡萄球菌,它是最常见也是毒力最强的致病菌,不管是不是经验治疗,耐甲氧西林金黄色葡萄球菌应该引起我们足够的重视,是否存在耐甲氧西林金黄色葡萄球菌主要取决于该地区耐甲氧西林金黄色葡萄球菌的整体流行病学情况。

（2）根据细菌培养和药敏结果选用抗生素药物　神经性溃疡患者没有感染的症状且培养阴性，治疗无须应用抗生素。缺血性溃疡、细菌培养阴性或许可以停用抗生素，但对于严重缺血的溃疡（ABI<0.5），建议抗生素治疗适当的延长。不管是神经性溃疡还是神经缺血性溃疡，如果拭子培养阳性，应该结合药敏结果，给予抗菌药物治疗直到下一次拭子培养结果阴性为止。对于临床诊断感染的患者结合细菌培养和药敏结果进行针对性的或明确抗生素治疗，最好调整为抗菌谱相对较窄的药物，但必须结合临床感染控制情况而定。患者对所用经验性抗生素有效并能耐受，即使所分离出来的致病菌中部分或者全部抗生素耐药也不应该调整抗生素。如果应用经验性抗生素感染控制不佳，则应该调整抗生素以覆盖所有分离出来的致病菌。如果感染不断加重，则需要考虑是否培养出的细菌中并不包括已存在的真正的致病菌，或外科治疗不当。最重要的是，患者在抗生素治疗开始后的 48~72 h 内必须对感染的状况重新评价，如感染情况无任何改善的迹象，就必须重新考虑抗生素的治疗是否合理。

（3）抗生素应用的疗程　目前还没有关于各种糖尿病足感染患者抗生素用药时间的研究，通常建议轻度感染 1~2 周足够，严重感染需要 2 周或更长。骨髓炎患者，抗生素用药需要 6 周以上，如果感染的骨组织被完全切除或者截肢，用药时间就可以缩短，与软组织感染用药时间相当。有人提倡抗生素用药时间依据分级而定，如 Wagner 分级，但没有好的证据证明这种方法是有效的。

（4）糖尿病足感染局部抗生素的应用　近年来虽然已有几种可供感染创面使用的局部应用抗生素，但目前临床感染创面局部使用的循证证据尚不充分。因此局部应用抗生素在目前尚不能成为系统性抗生素治疗的组成部分。

（5）抗生素治疗中的注意事项　患者存在肾功能不全时应用氨基糖苷类比较困难；应用头孢菌素类及其他经肾脏代谢的药物时，要相对减少药物剂量，随时监测肾功能变化；克林霉素在少数患者中可导致难辨梭状芽孢杆菌性腹泻；第二代或第三代头孢菌素对葡萄球菌抗菌作用弱于第一代头孢菌素;氟喹诺酮类对需氧革兰氏阳性球菌只有中度抗菌作用,青霉素族是对肠球菌唯一有效的药物,但只有与 β 内酰胺酶抑制剂联合应用才会有效。

最后必须再次强调,糖尿病足感染的治疗是综合治疗的过程,切不可忽视感染局部的护理和感染病灶外科干预、下肢缺血的干预治疗及全身代谢紊乱的纠正和控制、营养不良的改善、心肾等脏器功能的治疗。任何方面的异常都会对糖尿病足感染抗生素治疗产生不利的影响。

（徐　俊　王鹏华）

糖尿病足感染的诊断和治疗

参考文献

[1]许樟荣.2017 年糖尿病足病防治进展[J].中华糖尿病杂志,2018,10(1):68-71.

[2]ASTEN S A V,MITHANI M,PETERS E J G,et al. Complications during the treatment of diabetic foot osteomyelitis[J]. Diabetes Res Clinical Practice,2018,135:58-64.

[3]LIPSKY B A,BERENDIT A R,CORNIA P B,et al. 2012 infectious diseases society of America clinical practice guideline for the diagnosis and treatment of diabetic foot infections[J]. CID,2012,54(12):1679-1684.

［4］WILLIAM D T,POWELL-CHANDLER A,QURESHI Q,et al. Improved limb salvage for patients with vascular disease and tissue loss associated with new model of provision targeted at the diabetic foot［J］. Diabetes Res Clin Prac,2018,35:53-57.

10 负压创面疗法在糖尿病足溃疡中的应用

负压创面疗法(negative pressure wound therapy,NPWT)是一种促进创面愈合的非侵入性疗法,由于该疗法具有引流、减轻局部组织水肿、改善局部血液循环和促进创面愈合的优势,目前在创伤外科、外科手术后难愈性创面得到广泛应用,近年来在糖尿病足溃疡治疗中也被作为一种有效、安全、可行的方法。目前在临床上NPWT包含真空辅助闭合(vacuum-assisted closure,VAC)装置和负压封闭引流(vacuum sealing drainage,VSD)装置两种技术。两种装置共同的特点是将带有负压的装置与特殊的创面敷料连接后,使创面处于负压状态以抽取脓液及感染物质,从而达到创面愈合的目的。

10.1 负压创面疗法的物理学原理

我们所生活的地球具有一定的大气压力,在海平面的状态下大气压为101.33 kPa(760 mmHg),随着海拔的升高大气压力会随之下降。在现代的喷气式飞机上,为使乘客感到舒适并且提供足够的氧气以供人体生理需要,机舱的压力为84.67 kPa(635 mmHg)。在绝对真空的状态下,如外太空,压力为0 kPa,因此,本文所说的负压在大多数情况下是一种相对状态,即低于标准大气压的状态。

10.2 负压创面疗法产生的背景

早在数千年前已存在关于医学真空疗法的记载,我们的祖先在动物的角及竹子等带口的材料上使用蜡做成的填塞物把这些口进行密封,从而达到真空的状态,这样的装置可导致静脉充血以达到治疗化脓性炎症性疾病的目的。

20世纪初期,这些真空装置已得到大量的改良,自40年代以来已有文献报道,早期的NPWT只是具备两个条件,即创面的封闭和与一个负压源的连接,覆盖创面的敷料较为简单,如使用油纱覆盖再加上纱布,负压源也较为单一,有各种改装的塑料瓶,甚至使用胃肠减压袋。俄、美多国的医生对此项技术开展了深入的研究和临床应用。1997年美国Wake Forest大学的Morykwas和Argenta医生发表了他们所采用的负压辅助闭合创面治疗报道。VAC技术负压源为真空泵能够提供间歇或连续压力,范围从3.33~26.67 kPa(25~200 mmHg)(智能化,参数可控),包裹引流管的敷料替换成多孔的聚亚安酯的海绵,治疗效果显著提高,成为今天VAC治疗技术的开创者。2008年Blume报道糖尿病足溃疡应用VAC治疗与其他常规治疗比较效果有显著优势。

在NPWT治疗糖尿病足溃疡方面近年来采用的技术不乏用负压封闭引流(VSD)和真空辅助闭合(VAC),文献报道都有一定的治疗效果,但两种治疗技术比较的文献极少。

10.3　负压创面疗法的分类和原理

NPWT包含VSD和VAC两个关键技术,两种负压创面疗法在改善创面微环境方面较传统处理方法有显著优势,能够使创面水肿得以引流和加快肉芽组织和表皮细胞生长,促使溃疡更快愈合。因而可以缩短住院时间,减少更换敷料的次数,减轻护理工作量。

(1)VSD的原理　用泡沫材料包裹多侧孔引流管,再用透性粘贴薄膜封闭引流创面区和引流管接口,接通高负压源(中心负压),利用高分子泡沫材料作为负压引流管和创面之间的中介,高负压经过引流管传递到泡沫材料,且均匀分布于其表面。由于泡沫材料的高度可塑性,高负压可到达被引流区域的每一点,形成一个全方位的引流。质地较软的引出物在负压作用下分割塑形为颗粒状,经由泡沫材料的孔隙进入引流管,再被吸入收集容器中。不能分割的大块引流物附着在泡沫材料表面,更换敷料时一起去除。此项技术通过封闭创面,防止外界污染和交叉感染,同时创面渗出物及时被吸走,可有效保持创面清洁和一定程度的湿性环境。VSD 的特点是高负压、全方位、零积聚,侧重创面引流和保护,主要用于创伤和手术后引流。

（2）VAC 的原理　利用智能化(可设计负压值和正负压变换时间)控制的负压吸引装置(负压泵),通过连接管和填充敷料使创面形成密闭的环境,利用负压泵产生的负压(预设计)和正压(负压泵停机下的压力为 1 个大气压)交替设置在创面处产生压力的变化,对创面产生作用,新近投入临床使用的负压泵还加入创面测压、冲洗和给氧功能,使创面环境得到更好改善。VAC 主张低负压治疗,除了有与 VSD 相似的作用外,主要以增加局部血流量、激活创面细胞活性为主要目的。它是一种治疗糖尿病慢性创面的有效手段,可达到直接闭合创面的效果。

10.4　负压创面疗法的创面愈合机制

目前对负压创面疗法促进创面愈合的机制仍在探讨,VSD 和 VAC 作用机制既有共性部分也有不同的作用特点。基本作用环节在以下几方面:①提供湿润的创面愈合环境;②减轻水肿;③建立有利于创面愈合的微环境;④改善创面血流;⑤促进血管发生及肉芽组织形成;⑥促进创面床细胞的机械性伸张及增殖。

10.5　负压创面疗法的适应证和禁忌证

NPWT 适用于急性及慢性创面,因此,对糖尿病足溃疡、压力性溃疡、外伤性创面、外科手术创面、部分深达真皮层烧伤、皮瓣及移植瓣的创面愈合均有作用。NPWT 可应用于任何大小的创面,尤其是较深、窦道或因多种病因导致的无法愈合的创面。一些关于NPWT 应用于糖尿病足溃疡的研究报道指出，与常规对照组相比，NPWT 治疗可使创面水肿程度减轻、愈合时间加快。对于糖尿病足溃疡的难愈性创面，VSD 治疗效果显然不如 VAC，这是因为 VSD 在改善局部血流方面不如 VAC。Wackenfors 等人报道使用激光多普勒探针，观察到创面 VSD 时边缘近端相对低灌注状态，而 Kairinos等人则发现应用 VSD 时完整皮肤处的血灌注量下降，并且抽吸压力升高时低灌注情况加重。通常情况下，经皮血氧定量需要 >5.33 kPa（40 mmHg），但仍然有报道指出患者呈现血流不足的情况。然而，在一些血管重建失败的病例中，使用较低的负压从而避免对局部缺血区域的损伤可达到创面治疗性效果，研究提示，在糖尿病足溃疡创面上给予较低负压时可使创面闭合概率更高。我们的研究证实 VAC 可有效提高创面周边的血流从而提高组织氧分压水平其机制可能与 VAC 帮助建立侧支循环和增加创面基底血流量有关。

（1）适应证　慢性创面、急性创面、外伤性创面、亚急性创面、裂开性创面、部分皮层烧伤、糖尿病足溃疡。此外，以糖尿病足病溃疡 VAC 治疗后的创面床再做自体皮移植或异体皮移植，或作为自体富血小板凝胶治疗，联合其他创面治疗方法促进创面愈合，成功率提高，缩短住院时间，提高愈合率。

（2）绝对禁忌证　禁忌把泡沫敷料直接接触暴露的血管或器官及神经处、恶性创面、未经处理的骨髓炎、非肠道及未经探查的瘘管、具有焦痂的坏死组织。

（3）相对禁忌证　由清创造成的表浅小血管的出血，不影响负压创面治疗的应用，但清创过程中有较大血管损伤引发的出血则必须在 24 h 或 48 h 后开始负压治疗。持续的引流物排出将损伤关节囊边缘的皮肤，而持续的引流物也使创面不易于愈合，因此，这类溃疡不适合负压治疗，必须采取加压包扎在瘘管闭合后才使用。

糖尿病足溃疡发病和愈合机制与其他创伤和非糖尿病外科创面有很大不同，这种差异导致采用 VSD 或 VAC 治疗时收到的效果也不同。

10.6　糖尿病足溃疡的创面特点

（1）创面及周围组织血液循环障碍　糖尿病周围动脉病变导致远端肢体缺血,创面及周围组织缺氧、营养供给障碍,组织修复缓慢。

（2）创面感染、炎症反应　导致毛细血管、静脉及淋巴管回流障碍,创面及周围组织水肿,加剧组织缺氧。

（3）血液循环障碍　使抗生素在创面周围组织难以达到有效的血药浓度,因此,感染难以控制。

（4）大量乳酸形成　创面的相对高糖环境和被坏死组织、细菌及渗出物覆盖的创面形成符合乳酸产生的有利环境导致大量乳酸形成。

（5）糖代谢异常　导致晚期糖基化终末产物（AGE）在皮肤组织和创面大量沉积影响组织的正常代谢和修复。

由于糖尿病足溃疡创面这些特点,使得应用 VAC 治疗更具合理性,这也是 NPWT 在糖尿病足溃疡治疗中出现疗效差异的原因。

10.7　负压创面治疗所用的设备和材料

负压泵（智能化 VAC）或中心负压（VSD）、敷料、透明密封贴膜、引流管和引流瓶、直连接头和"Y"形连接头。

10.8　负压泵参数设置与治疗的时间

负压值设定范围与创面愈合的关系一直存在争议,总体负压参数的设置,必须根据创面种类的不同,创面组织的不同,用于创面敷料的不同来设定。文献通常建议应用到创面的负压应设定在 $-16.67\ kPa(-125\ mmHg)$ 到 $-20\ kPa(-150\ mmHg)$ 之间,较高的负压（超过 $-16.67\ kPa$）,会引起创面范围内和邻近组织的局部血液灌注不良。大多数作者认为负压值控制在 $-16.67 \sim -10.67$ kPa（$-125 \sim -80$ mmHg）之间较合理。

负压泵持续时间。持续吸引引起局部血液灌注不良和慢性缺血，容易引起愈合不良，而与之相对的是，间歇式吸引（VAC）能引起反应性的充血（血液充分灌注），因而降低由于缺血造成组织损伤的可能性，这一作用机制是，当负压停止后，组织基于对局部灌注不良的反应，收缩的血管重新扩张，这种扩张和血流的增加较之负压前更为显著，这一反应性的充血，意味着与通常相比，对创面的氧和营养成分运输的增加，同时也增加从创面运走废物。间歇性治疗比持续性治疗对组织更有益处，对于糖尿病足难愈性溃疡 VAC 作用更合理。

负压泵在一天 24 h 的时间中需要进行治疗多长时间。需要根据采用的技术（VAC/VSD）、创面的情况（大小、水肿、血供、引流液）、分期（急性期、修复期）确定。一些文献报道，最佳的创面愈合发生在每天 $1 \sim 8$ h 的治疗时期，但也有一些文献提倡每天 24 h 治疗，由于 VAC 是正负压交替运行，因此可 24 h 不中断。在设定负压泵每天治疗时间时，要依据创面的水肿情况、引流液的量和成分、患者的依从性来确定，过长时间的停机可能出现堵管、厌氧菌感染、局部水肿加重等后果，延长创面愈合时间。

10.9 注意事项

NPWT 并不能代替充分的清创术或重建技术如皮肤移植，曾经出现一些不必要的创面愈合延迟情况，主要是因为外科医师误认为 NPWT 可最终将较大的创面进行闭合。与其他任何创面治疗方法一样，如创面愈合无明显进展时，需要重新评估并寻求其他治疗方法。大部分学者认为，负压创面治疗在试用 4 周后仍无效，就需要更换治疗方法。但是，如果出现创面或相关的病情恶化，不到 4 周也应更换治疗方法，同时需要重新评价治疗方法。

在清创术后或患者在给予抗凝治疗过程中需要立即应用

NPWT 的情况下,需要加强监护,网状开孔泡沫敷料的设计是用于在抽吸时促进体液引流,如果出血发生时,应该停止抽吸,去除装置重新暴露创面,使用纱布止血。

10.10 负压创面疗法用于糖尿病足溃疡的临床证据

越来越多的研究证明,NPWT 对于常规创面治疗的有效性及安全性,尤其在糖尿病足治疗方面,NPWT 的效果被多个临床试验所证实。最早的随机对照试验仅仅在单个中心以有限的样本量证明了 NPWT 的疗效,在 2005 年 Armstrong 等人进行了一项里程碑式的多中心随机对照试验,比较 NPWT 与标准敷料治疗的效果,该研究指出,NPWT 组的患者创面愈合时间明显缩短,愈合率更高,并且进行再截肢的患者数量也明显下降。

Blume 等发现,较常规创面治疗相比,经过 NPWT 治疗的糖尿病足溃疡患者创面达到完全闭合的比例要更高(28.9% : 43.2%)。Paola 等人的研究进一步证明,在随访达 6 个月的时间内,NPWT 可降低患者的截肢率。另一项平行试验则提示,NPWT 组患者较常规敷料相比,对皮肤移植的吸收程度更高(80% : 68%)。两个关于 NPWT 随机临床试验的系统性分析结论显示,NPWT 对治疗糖尿病足创面及溃疡的疗效优于常规敷料,其可使创面肉芽形成更多,创面愈合更快,且截肢率更低。

必须指出的是,在大多数糖尿病足病感染的创面上,NPWT 治疗是否成功,高度依赖于充分的清创术及抗菌治疗的强度,而在糖尿病下肢动脉病变时发生的难愈性溃疡解决肢体远端血液循环障碍是影响 NPWT 治疗效果的重要因素。

在糖尿病足创面方面的治疗上,NPWT 仍然是一项有待改进的技术。关于某些设备及附件的更新使这项技术对治疗糖尿病足溃疡显得更有成效。

10.11 负压创面疗法与抗菌银敷料和溶液灌注

很早以前银敷料就被认为对感染性创面具有强大的抗菌能力，其可通过与细菌及孢子的 DNA 结合，降低这些微生物的复制能力，也可与细胞膜结合，导致微生物结构的不可逆性损伤，而目前对银抵抗的有机物则非常罕见。利用纳米技术释放成簇极为细小且具有高度活性的银阳离子，这样的纳米银可进一步增加银的抗菌能力。当应用于创面敷料中，纳米银可源源不断地提供银阳离子流到达创面床，从而创造一个持续并且有效的抗菌环境。现有的临床数据显示纳米银敷料具有良好的成本效益、创面渗出液更少、微生物水平下降，并可促进慢性创面的愈合。目前已有多种银产品与NPWT 相匹配以供临床使用，或与聚乌拉坦泡沫胶相结合，或作为直接接触创面的敷料覆盖于 NPWT 泡沫之下。

在可进行溶液灌注的 NPWT 设备中，局部溶液可循环性地通过泡沫敷料灌注于创面，并可在负压泵撤离前持续一段时间。对创面进行循环灌注可移除坏死组织、残留碎片、感染物质，以促进创面愈合，并可为创面床闭合做准备。VAC Ulta™治疗系统(美国 KCI 公司)是其中一种 NPWT 与抗菌银敷料和溶液灌注(NPWT and instillation, NPWTi)设备，该设备带有传统的 VAC™治疗系统，并将另一端与创面床直接连接的可控性局部溶液灌溉输送装置(VAC VeraFlo™)相结合，从而具有局部灌溉创面的功能。

在体外研究中，NPWTi 可增加创面模型肉芽组织的增生，而在临床实践当中，所使用的灌溉溶液可根据需要而不同，如具有局部清洁功能的溶液、抗生素、防腐材料等。Gabriel 等人的研究显示，缓慢灌注硝酸银可有助于降低生物负荷量、加快创面闭合时间，使患者提早出院。灌注聚己缩胍溶液，作为清创术后及抗生素治疗的辅助治疗，可使坏死性筋膜炎和骨髓炎的患者获益。在一项糖尿病创面的队列研究中，患者接受带有杆菌肽多黏菌素 B 溶液的 NPWTi

治疗后,创面完全愈合率升高,且截肢率明显下降。

10.12 负压创面疗法的局限性

NPWT 因作用原理及装置的应用导致其存在一定的局限性和不良反应,在装置启动抽吸时,患者会感觉疼痛及不适,与粘贴膜接触的皮肤具有刺激感,部分患者出现皮疹、水疱,部分负压创面治疗后发生真菌感染加重。因此,需要告知患者和家庭成员,医护每次更换敷料是要观察创面及周围皮肤反应,皮疹出现时需要暂停负压治疗并且外搽抗过敏乳膏等待皮疹消退再考虑负压治疗。负压治疗后出现继发或真菌感染加重的创面,大多数与原足部存在真菌感染有关,此类创面打开敷料后有较重异味,渗出液增多,创面苍白,肉芽生长不良,处理方法为暂停负压治疗,每日冲洗创面,选用一些抗菌喷雾剂处理创面,创面周围可使用抗真菌药膏外搽,同时口服抗真菌药物(氟康唑或伏立康唑),待创面感染得到控制后再考虑负压治疗。

10.13 总结

在糖尿病足溃疡治疗当中,NPWT 成为一项有效的治疗选择,关于 VAC 对创面的愈合机制,目前暂未完全清楚,但其创造了良好的创面环境以促进创面愈合过程,减轻周围组织水肿,促进感染物及渗出液的引流,增加血流及促进血管发生、肉芽组织的形成及细胞增殖,使其在难愈性创面治疗中具有较传统治疗的优势。该治疗可应用于急性、慢性或复杂性创面,并且已有研究表明其较传统治疗能更有效地促进创面愈合。另外,该治疗为自体皮瓣移植、异体皮移植、自体富血小板凝胶治疗提供了良好的创面床,使这些治疗方法成功率提高。在应用 NPWT 治疗前,需要进行全身和创面局部评估,全身综合治疗配合创面处理才能获得满意疗效。对于周围动脉病变较严重患者[动脉闭塞或严重狭窄,经皮氧分压 <5.33 kPa(40 mmHg)]

在负压创面治疗前需要解决下肢血供问题以保证创面区域血流充足,对于感染性创面的负压创面治疗前必须彻底清创,使感染得到有效控制后再开始负压创面治疗。尽管目前研究显示 NPWT 对患者具有良好获益,但仍需要进一步研究去探索其应用范围、最佳的负压水平、何时适合间断或连续负压应用及创面敷料选择等。就目前而言,NPWT 中的 VAC 技术由于具有改善局部血供和提高氧分压从而加速肉芽和表皮生长速度作用在糖尿病足难愈性创面治疗领域具有举足轻重的作用,临床医师将这项疗法在慢性及复杂性创面中应用可获得良好的效果。

（颜晓东）

负压创面疗法在糖尿病足溃疡中的应用

参考文献

[1]颜晓东,徐国玲,钟玫,等.负压创伤治疗糖尿病足溃疡及对周围组织氧分压的作用研究[J].广西医学,2012,34(11):1447-1450.

[2]MELONI M,IZZO V,VAINIERI E,et al. Management of negative pressure wound therapy in the treatment of diabetic foot ulcers[J]. World J Orthop,2015,6(4):387-393.

[3]ORGILL D P,BAYER L R. Negative pressure wound therapy:past, present and future[J]. Int Wound J,2013,10(Suppl 1):15-19.

[4] HOWE L M. Current concepts in negative pressure wound therapy [J]. Vet Clin North Am Small Anim Pract,2015,45(3):565-584.

[5] NAIN P S,UPPAL S K,GARG R,et al. Role of negative pressure wound therapy in healing of diabetic foot ulcers [J]. J Surg Tech Case Rep,2011,3:17-22.

[6] ANDROS G,ARMSTRONG D G,ATTINGER C E,et al. Consensus statement on negative pressure wound therapy(V A C Therapy)for the management of diabetic foot wounds [J]. Ostomy Wound Manage,2006,18(Suppl):1-32.

[7] TIMMERS M S,LE CESSIE S,BANWELL P,et al. The effects of varying degrees of pressure delivered by negative-pressure wound therapy on skin perfusion [J]. Ann Plast Surg,2005,55(6):665-671.

[8] ARMSTRONG D G,LAVERY L A. Negative pressure wound therapy after partial diabetic foot amputation:a multicentre,randomised controlled trial [J]. Lancet,2005,366(9498):1704-1710.

[9] PAOLA A L D,CARONE A,RICCI S,et al. Use of vacuum assisted closure therapy in the treatment of diabetic foot wounds [J]. J Diabet Foot Complications,2010,18(2):3-44.

[10] NOBLE-BELL G,FORBES A. A systematic review of the effectiveness of negative pressure wound therapy in the management of diabetes foot ulcers [J]. Int Wound J,2008,5(2):233-242.

[11] DUMVILLE J C,HINCHLIFFE R J,CULLUM N,et al. Negative pressure wound therapy for treating foot wounds in people with diabetes mellitus [J]. Cochrane Database Syst Rev,2013,10(10):CD010318.

[12] LESSING C,SLACK P,HONG K Z,et al. Negative pressure wound therapy with controlled saline instillation(NPWTi):dressing properties and granulation response in vivo [J]. Wounds,2011,23(10):309-319.

［13］HURD T,TRUEMAN P,ROSSINGTON A. Use of a portable,single-use negative pressure wound therapy device in home care patients with low to moderately exuding wounds:a case series［J］. Ostomy Wound Manage,2014,60(3):30-36.

［14］STANNARD J P,VOLGAS D A,MCGWIN G,et al. Incisional negative pressure wound therapy after high-risk lower extremity fractures［J］. J Orthop Trauma,2012,26(1):37-42.

［15］ARMSTRONG D G,MARSTON W A,REYZELMAN A M,et al. Comparative effectiveness of mechanically and electrically powered negative pressure wound therapy devices:a multicenter randomized controlled trial［J］. Wound Repair Regen,2012,20(3):332-341.

［16］DOWSETT C,GROTHIER L,HENDERSON V,et al. Venous leg ulcer management:single use negative pressure wound therapy［J］. Br J Community Nurs,2013,Suppl(6):S6,S8-10,S12-15.

［17］HUDSON D A,ADAMS K G,VAN HUYSSTEEN A,et al. Simplified negative pressure wound therapy:clinical evaluation of an ultraportable,no-canister system［J］. Int Wound J,2015,12(2):195-201.

11　糖尿病足的高压氧治疗

11.1　高压氧治疗糖尿病足的现状和优势

高压氧治疗(hyperbaric oxygen therapy,HBOT)是指机体处于高于绝对大气压(atmosphere absolute,ATA)环境中,短期内吸入100%纯氧,通过呼吸道和血液循环将氧气输送到缺氧组织,使其达到充足的氧浓度,是一种无创的物理治疗手段。高压氧作为慢性创伤的一种治疗手段已有50年历史,用于治疗糖尿病足溃疡的历史也近40年。目前认为,高压氧是治疗难治性糖尿病足溃疡的一种有效方法,能有效增加缺氧组织的氧合,提高微血管功能,促进创面修复,降低患者截肢率,提高患者生存质量。

11.1.1　高压氧治疗对糖尿病足溃疡愈合的影响

高压氧治疗糖尿病足溃疡最早由 Hart 和 Strauss 于 1979 年在 11 例慢性糖尿病足溃疡患者中展开,发现经高压氧治疗后 10 例患者最终溃疡愈合,愈合比例高达 91%。随后有关高压氧治疗糖尿病足溃疡的众多研究陆续发表。Baroni 等人于 1987 年首先报道了高压氧治疗糖尿病足溃疡的前瞻性对照研究。该研究纳入 34 例住院糖尿病足溃疡患者,Wagner 分级 3~4 级,其中 HBOT 组 18 例,对照组 16 例,两组间在溃疡病程、溃疡面积、溃疡深度及糖尿病病情严重程度方面匹配。结果发现,在 HBOT 组 16 例患者溃疡愈合,而对照组仅 1 例患者溃疡愈合,提示 HBOT 有利于 Wagner 3~4 级的糖尿病足溃疡愈合。该研究结果,被后来其他非随机对照研究所证实。其中,随访观察时间最长的是 Kalani 等研究报道。该研究纳入 38 例足溃疡患者,HBOT 组 17 例,对照组 21 例,均合并神经病变、局部缺血,溃疡病程至少 2 个月,随访 3 年。结果发现,HBOT 组 3 年溃疡愈合率为 76%,对照组为 48%,表明 HBOT 对缺血性足溃疡的长期愈合疗效显著。

为了更好地验证 HBOT 对糖尿病足溃疡的疗效,国内外学者陆续开展了高压氧治疗糖尿病足的前瞻性随机对照(RCT)研究。尽管 Doctor 等人于 1992 年首次报道了高压氧治疗糖尿病足溃疡的 RCT 研究,但该研究仅探讨 HBOT 对截肢情况的影响,并未涉及溃疡愈合情况。首次关于高压氧治疗糖尿病足溃疡愈合的 RCT 研究,是由 Abidia 等人于 2003 年发表的。该研究纳入 16 例糖尿病足溃疡患者,溃疡病程≥6 周,溃疡直径 1~10 cm^2,踝肱指数(ABI)< 0.8 或趾肱指数(TBI)<0.7,被随机分组至 HBOT 组和对照组,每组均 8 例,随访 1 年。结果发现,HBOT 组 5 例患者溃疡愈合,而对照组无 1 例愈合,HBOT 促进足溃疡愈合,支持非随机对照研究所得出的结论。

尽管大量临床研究结果显示 HBOT 能显著提高糖尿病足溃疡愈合率,然而,由于不同研究在患者纳入标准、溃疡的级别、治疗方案、随访时间及研究结局的定义上存在不同,导致最终愈合率统计上存在差异。在对 11 项回顾性病例研究近 470 例糖尿病足溃疡患者治疗进行分析后发现,HBOT 能使糖尿病足溃疡愈合率达到 72%。2013 年 Liu 等对 13 项 RCT 或非 RCT 研究进行 meta 分析,在纳入 624 例糖尿病足溃疡患者(既有缺血性溃疡,也有非缺血性溃疡)中,有 68% 患者应用 HBOT 后溃疡完全愈合(即溃疡面的完全上皮化),HBOT 作为辅助治疗能使溃疡愈合率明显增加,通过固定效应模型(Mantel-Haenszel)得出的相对风险(relative risk,RR)= 2.33,95% CI 1.51~3.60。

Kranke 等在 2015 年对 10 项有关高压氧治疗糖尿病足溃疡的 RCT 研究结果进行 meta 分析。根据观察时间不同,分别统计 HBOT 组与对照组治疗后 6 周、6 个月、1 年的溃疡愈合率改变。发现 6 周后愈合率明显增加(HBOT 组 106 例,对照组 99 例,RR=2.35,95% CI 1.19~4.62,P=0.01),而 6 个月时创面的愈合率在两组之间没有显著差异（HBOT 组 54 例, 对照组 54 例, $RR = 1.70, 95\% \; CI$ $0.90 \sim 3.20, P = 0.10$）。在 1 年时两组间创面的愈合率也无显著差异（HBOT 组 108 例, 对照组 104 例, $RR = 9.53, 95\% \; CI \; 0.44 \sim 207.76, P = 0.15$）。提示 HBOT 对糖尿病足溃疡短期内获益明显, 长期疗效尚不确定。

在国内李亚范等的 meta 分析中, 纳入 8 个研究, 4 个出自欧洲, 4 个出自亚洲（其中 3 个出自中国）, 共计 470 例患者, 其中试验组 244 例, 对照组 226 例。结果显示, 采用 HBOT 联合常规方法治疗的试验组患者治疗结束及 6 周后、1 年后溃疡愈合率均高于仅采用常规方法治疗的对照组。黄荣曦等的 meta 分析结果也显示, 高压氧辅助治疗慢性糖尿病足溃疡较传统策略更具优势, 特别是在治疗的前半年, 优势尤为突出。大量研究表明高压氧治疗糖尿病足溃疡具有较好的临床疗效。

最近国内发表的一项研究显示, HBOT 对 Wagner $0 \sim 1$ 级的早期糖尿病足患者有明显疗效, 可以有效治疗、延缓糖尿病足进展, 对于早期预防及治疗工作有显著作用。此外, 国内也有研究发现, HBOT 有助于糖尿病足截肢术后术口愈合和减少并发症的发生。

11.1.2 高压氧治疗对糖尿病足溃疡截肢的影响

预防截肢或最大限度减少截肢是治疗慢性糖尿病足溃疡的首要目的。有关 HBOT 对截肢率的影响报道不一。Doctor 等人首次报道 HBOT 对糖尿病足溃疡截肢率影响, 在该研究中 30 例糖尿病足溃疡患者在必要清创和应用抗生素治疗 3 d 后, 被随机分至 HBOT 组和对照组, 每组均 15 例, 随访至出院。结果发现, HBOT 组 2 例患者接受大截肢手术, 4 例患者接受小截肢手术, 大、小截肢率分别为 13% 和 27%；而对照组 7 例患者接受大截肢手术, 2 例患者接受小截肢手术, 大、小截肢率分别为 47% 和 13%, HBOT 组大截肢率明显降低。Duzgun 等在另 1 项 RCT 研究中, 也有类似发现。在该项 RCT 研究中, HBOT 组和对照组各 50 例, 其中 HBOT 组无 1 例大截肢, 对照组大截肢 17 例（34%）；小截肢 HBOT 组 4 例（8%）, 对照组 24 例(48%),HBOT 组大截肢率及小截肢率均明显降低。目前至少有 5 项 RCT 研究探讨 HBOT 对糖尿病足溃疡截肢的影响。对 4 项 RCT 研究进行汇总分析,共计 HBOT 组 107 例,对照组(非高压氧治疗)101 例,大截肢率在 HBOT 组和对照组分别为 19%、8%。2013 年 Liu 等对 13 项 RCT 或非 RCT 研究进行荟萃分析,发现 HBOT 作为辅助治疗能使足溃疡大截肢率明显降低($RR = 0.29$,$95\% CI\ 0.19 \sim 0.44$)。国内学者的 meta 分析结果均显示,HBOT 能显著降低糖尿病足溃疡患者的高位截肢率,但对低位截肢率无明显改变。表明 HBOT 可降低糖尿病足溃疡截肢风险,特别是大截肢的风险。

　　然而,也有不同研究报道。Ma 等在中国人群中研究显示,HBOT 组与对照组的大截肢、小截肢率均无明显差异。Kranke 等在 2015 年对 10 项有关高压氧治疗糖尿病足溃疡的 RCT 研究进行 meta 分析,既未发现 HBOT 组与对照组组间大截肢率存在差异(HBOT 组 159 例,对照组 150 例,$RR = 0.36$,$95\% CI\ 0.11 \sim 1.18$,$P = 0.08$),也未发现两组间小截肢率存在差异(HBOT 组 123 例,对照组 119 例,$RR = 0.76$,$95\% CI\ 0.19 \sim 3.10$,$P = 0.71$)。O'Reilly 等对 RCT 研究进行的 meta 分析结果与 Kranke 等相同。因此,HBOT 对糖尿病足溃疡截肢的影响尚有争议。

11.1.3 高压氧治疗对糖尿病足溃疡患者的健康 相关生命质量影响

　　Lin 等发现,经高压氧治疗后,15 例足溃疡患者(其中 11 例为糖尿病患者)健康相关生命质量(health-related quality of life,HRQoL)显著提高。在已发表的 2 项 RCT 研究中也有类似发现。Londahal 等应用 36 项健康调查量表 36(36-item short form health survey)分别对 23 例高压氧治疗患者和 10 例对照组患者进行为期 1 年的随访调查,发现 HBOT 组患者情绪和心理健康总体评分显著增高,自觉身体功能受限状态显著改善,而在对照组未发现明显变化。Abidia 等也应用简明健康调查量表 36(the MOS 36-item short form

11

health survey, SF-36) 比较两组患者生活质量情况, 发现治疗后 HBOT 组患者的健康和精神状态较对照组均有明显改善。从长期的费用累计而算, 高压氧辅助治疗可明显减少患者的总支出, 相比较对照组, HBOT 组患者 1 年的足溃疡治疗费用要节省 2 960 英镑, 具有较高的成本效益优势。此外, 一项对接受 8 周 HBOT 的 19 例患者进行的随访调查中发现, 由于 HBOT 对健康的改善作用, 可对患者的社会交往能力带来正向影响, 增加患者的自信心, 降低抑郁的发生率。

11.1.4 高压氧治疗对糖尿病足溃疡患者心血管死亡风险的影响

研究显示在糖尿病患者中, 校正心率后的 QT 间期 (QTc) 可以作为糖尿病患者心血管死亡以及全因死亡独立预测因子。长期系统性高压氧治疗有益于缩短 QT 间期, 降低 QT 间期离散度, 对室性心律失常和猝死可能有防护作用。在 1 项前瞻性、双盲、安慰剂对照的临床研究中, 38 例难治性糖尿病足溃疡患者接受 40 个治疗周期的 2.5 倍 ATA 高压氧治疗, 随访 2 年, 结果发现 HBOT 组较对照组 QTc 明显缩短 (438 ms : 453 ms, $P<0.05$)。一些小样本、非随机研究提示 HBOT 对心脏舒张期功能障碍、心率、血压可带来有益影响。来自随机双盲的高压氧治疗糖尿病慢性足溃疡 (hyperbaric oxygen therapy in diabetics with chronic foot ulcers, HODFU) 研究显示, 在 3 年的随访期间, HBOT 能提高患者的生存率。

11.2 高压氧治疗糖尿病足的疗效机制

创伤修复是一个复杂的过程, 尽管形成创伤的起始原因及病理不同, 创伤的共同特征都是组织缺氧。创面治疗的成功与否在于新鲜创面周围区域充分的组织氧合。HBOT 主要通过使组织氧合增加, 血管收缩, 刺激血管生成、成纤维细胞活化而增加肉芽组织形成, 炎症因子下调, 生长因子表达上调, 强化抗生素效果及提高白细胞趋化性等机制发挥治疗糖尿病足的疗效。

11.2.1 提高动脉血氧分压和氧含量,增加氧有效弥散量和弥散距离

糖尿病足的损伤修复是多因素的,氧供和氧需的平衡在损伤修复过程中起重要作用。HBOT 能迅速提高动脉血氧分压和组织的氧分压,增加血氧含量。在 0.20 MPa 的治疗压力下,血浆中物理溶解氧较常压下吸空气时提高约 14 倍。HBOT 能提高组织氧分压和有效血氧弥散率及弥散半径,增加组织毛细血管血氧的有效弥散距离,在 0.30 MPa 环境下吸纯氧血氧弥散距离是常压环境下的 3 倍。增加氧的弥散量和有效弥散距离,可有效地改善闭塞血管远端组织的缺氧状态。国外的一项研究显示,对常规治疗无效的糖尿病足病患者,给予高压氧治疗后患者经皮氧分压($TcPO_2$)明显增加,足溃疡面积明显缩小。对高压氧治疗糖尿病足溃疡的 RCT 研究进行 meta 分析,发现经高压氧治疗 4 周后,溃疡部位 $TcPO_2$ 较治疗前平均增加 1.57 kPa(11.8 mmHg),95% CI 5.7~17.8,$P<0.001$。溃疡面积较对照组缩小 18.1%,95% CI 1.40~34.79,$P=0.03$。

11.2.2 减轻局部损伤组织水肿

HBOT 可通过提高组织含氧量,引起血管收缩,从而降低毛细血管压力,减少组织液的生成,促进组织液重吸收,有效减轻周围组织的渗出水肿。尽管局部组织由于血管收缩导致血流灌注量有所减少,但由于血氧分压大幅增加,总的来说组织供氧量还是得到明显改善。得益于组织水肿的减轻,创面的修复能力得到提高。

11.2.3 改善微循环

微循环障碍是糖尿病慢性并发症发生、发展的重要原因之一。动物模型证实,高压氧作用下内皮功能恢复且血小板黏附性可降低,利于血栓溶解,使微循环明显改善,从而增加局部灌注量,并减轻缺血再灌注损伤(ischemia-reperfusion injury)。临床研究发现,高

压氧可使糖尿病患者超敏 C 反应蛋白、血栓素 A_2、纤维蛋白原、纤溶酶原激活物抑制物、D-二聚体、血细胞比容、血小板聚集率、红细胞的生成及红细胞凝聚性均明显降低,而前列环素、组织型纤溶酶原激活物及红细胞的弹性明显升高,患者血液黏度下降,血流速度加快,患肢微循环和血供状况得到改善,防止微血栓形成,从而有利于病变血管的修复和组织溃疡的愈合。

11.2.4 促进损伤组织中血管生成,改善血流

血管新生是愈合的首要因素。血管新生可通过高压氧形成的局部组织氧浓度梯度而促进形成;HBOT 可以促进血管生成。有研究报道,内皮祖细胞在出生后的血管生成和创伤愈合中很重要,其在数量和功能上能大大改善糖尿病患者的受损循环和创伤组织,从而促进糖尿病足溃疡的愈合。研究发现,HBOT 后的组织氧含量提高,能刺激骨髓一氧化氮(NO)合成,继而促进内皮祖细胞从骨髓迁移到外周血。高压氧通过增加创伤生长因子来促进血管生成,其中研究最多的是血管内皮细胞生长因子(vascular endothelial growth factor,VEGF),给予大鼠每日 2 次高压氧治疗,其创面引流液中的VEGF 增加。高压氧治疗结束 3 d 后,VEGF 恢复正常水平。Gibson等报道在 0.10~0.30 MPa 的治疗压力下给小鼠施以 100% 氧气比常压环境下呼吸空气的对照组小鼠体内的血管生成增多,这一反应是剂量依赖型的。给实验动物使用 VEGF 抗体后,血管生成被抑制,表明高压氧促进血管生成是通过增加 VEGF 释放或活性起作用的。目前尚无 HBOT 对 VEGF 表达直接影响的报道,但是,向培养基中加入乳酸盐以模拟创面低氧状态,可以观察到 HBOT 后,VEGF表达轻微增加。此外,研究还发现高压氧可增加缺氧诱导因子-1(hypoxia-inducible factor-1,HIF-1)的合成和稳定,刺激 VEGF 的合成,从而促进血管再生。

11.2.5 促进成纤维细胞、上皮细胞增殖以及胶原纤维合成

在创伤愈合过程中,成纤维细胞的增殖、胶原蛋白和氨基多糖类物质的释放以及上皮细胞的分裂起着至关重要的作用。糖尿病足病患者皮肤组织由于缺氧导致表皮细胞、成纤维细胞增殖障碍,同时胶原合成功能下降。HBOT 可以改善创面的缺血、缺氧状态,促进血管成纤维细胞的活动和分裂、上皮细胞的移行及胶原纤维的合成,从而加速创面愈合。NO 对于创面愈合是必不可少的,长期不愈的糖尿病足溃疡创面其 NO 浓度明显降低。HBOT 能促进溃疡创面内源性 NO 的生成,增加创面局部的 NO 浓度,使溃疡创面血管扩张,增加创面组织的供血、供氧,促进创面组织底部肉芽组织增生,有利于溃疡创面的缩小、愈合,尤其适用于经久不愈的严重溃疡患者。HBOT 能促使局部生长因子发挥良好作用,促进组织的更新,加速溃疡愈合。局部生长因子要在内源性 NO 达到一定浓度后才能发挥作用。Roberts 等发现高压氧增加创面皮肤中成纤维细胞透明质酸和蛋白多糖的合成。Hehenberger 等在试验中发现,糖尿病患者足部溃疡皮肤来源的成纤维细胞在高压氧中暴露 1 h,其增殖能力增强,且呈剂量依赖性关系,糖尿病溃疡成纤维细胞在 0.20 MPa 下达峰值。脯氨酸、赖氨酸羟基化是胶原纤维合成过程中重要步骤,羟基化反应速率与内质网氧分压密切相关,HBOT 能使羟化反应速率明显增加,进而促进创面胶原纤维的合成。国内一项研究结果表明,HBOT 可增加糖尿病足溃疡患者血浆 I 型前胶原肽和 III 型前胶原肽水平,提示 HBOT 可促进创面的胶原合成。

11.2.6 促进创面生长因子的分泌

创面愈合过程中,生长因子扮演着重要角色。糖尿病皮肤组织因糖代谢产物堆积,细胞合成和分泌生长因子能力下降,或使生长因子活性降低,使创面愈合过程延长。有研究发现,HBOT 能使糖尿病足溃疡创面的生长因子表达显著增加,包括血小板衍生生长因

11

子（plateletderived growth factor, PDGF）、转化生长因子-β_1（TGF-β_1）、VEGF、HIF-1 等。这些生长因子在创面愈合的炎症反应阶段调控炎症细胞的趋势和活化，在细胞增殖阶段调控细胞的趋化、活化、增殖、分化和移行，从而促进创面的愈合。

11.2.7　利于控制全身及局部感染

缺血的肢体更易于发生感染，感染后血液中促凝物质增加，局部氧耗增加，使局部缺血加重而发生坏疽，增加患者截肢风险。在较高的组织氧分压下，超氧化酶活性更强，反应更迅速，进而使得超氧化酶依赖的组织抗菌抑菌能力更强，促进组织愈合。在高压氧环境下，需氧菌和厌氧菌的生长都受到抑制。厌氧菌在氧张力33.33 kPa 时不能生长，在 0.20 MPa 环境下呼吸纯氧时，皮下氧张力达 40 kPa，对厌氧菌感染疗效显著。高压氧治疗时，巯基被氧化为二巯基而失去活性，需氧菌体内的许多能量代谢酶为巯基酶亦被氧化失活，从而对需氧菌起到抑制作用。Bakker 认为，HBOT 可增加溃疡周围组织氧张力，增加白细胞的杀伤能力，杀死厌氧菌并抑制其毒素的产生，有利于溃疡愈合。大量实验证明，HBOT 可以增强巨噬细胞、中性粒细胞的作用，与多种抗生素具有协同作用，增进了局部免疫抗炎能力。与缺氧状态相比，有氧状态下多形核白细胞和巨噬细胞能够杀灭更多的白念珠菌芽生孢子。高压氧可使某些抗生素的活性能够正常发挥，如氨基糖苷类、万古霉素等；也可通过抑制细菌的生物合成作用而增强某些抗生素的活性，如磺胺类药物；此外，还可通过影响某些种类抗菌剂的代谢率从而影响其活性，如硝基呋喃妥因。国内一项回顾性调查结果显示，HBOT 可减轻创面感染程度，降低创面细菌培养阳性率。此外，高压氧能减少促炎因子，抑制过度炎症反应。Oncul 等观察发现糖尿病足患者经 4 周综合治疗后，创面未愈合者外周血白细胞介素-1β（IL-1β）水平较愈合组明显增高。IL-1β 是重要的促炎症细胞因子，IL-1β 过度表达会加重组织损伤。体外试验证实，高压氧处理可显著降低脂多糖、TNF-α 等诱导的人单核巨噬细胞合成 IL-1β 的能力。

11.2.8　促进神经组织的修复,有利于创面愈合

糖尿病足患者神经系统的供血供氧不足可导致不同程度的神经功能障碍。缺血状态的改善可促进神经病变的修复。神经组织缺血缺氧状态改善后,施万细胞(Schwann cell)活力增加,加速了细胞的有丝分裂和髓鞘的形成,促进神经组织修复。国内一项研究结果显示,HBOT 能有效改善糖尿病患者的周围神经传导速度,治疗越早,效果越好。杨金华等研究也发现,高压氧联合甲钴胺治疗糖尿病周围神经病变较单独使用甲钴胺的疗效好。

11.2.9　辅助其他降糖治疗措施降低血糖

HBOT 有利于降低血糖水平,改善胰岛素抵抗。Karadurmus 等在给 2 型糖尿病并发糖尿病足患者实施 30 次高压氧治疗后发现,在皮下注射胰岛素剂量不变的情况下,患者的血糖水平逐渐由 8.36 mmol/L 降至 6.22 mmol/L,下降 24.7%。国内的临床研究中也有 HBOT 可以使糖尿病患者空腹血糖水平下降的报道。20 多年来的基础研究认为,高压氧的降糖效应可能有如下机制参与:HBOT 可促进胰岛素-受体复合物进入细胞后的一系列生化过程,改善糖尿病患者的胰岛受体后障碍,提高机体对胰岛素的敏感性;还能抑制胰高血糖素和生长激素的作用,大量消耗体内的葡萄糖,从而降低血糖。

11.2.10　其他机制

HBOT 的作用机制仍未完全明确。有研究显示 HBOT 可以通过增加 HIF-1 稳定性和活性,动员骨髓内皮祖细胞在创面的聚集,从而改善糖尿病大鼠的创面愈合。马红英等研究发现,糖尿病足部溃疡皮肤组织中的血红蛋白加氧酶-1(heme oxygenase-1,HO-1)表达增加,可能与糖尿病足部溃疡的难愈合相关。HBOT 可通过降低溃疡部位皮肤组织中的 HO-1 表达,减轻皮肤组织中的氧化应激,提高抗氧化能力,从而有利于糖尿病足部溃疡的愈合。

11

11.3 高压氧治疗的适应证及禁忌证

11.3.1 适应证

欧洲高压医学委员会 2004 年推荐高压氧治疗糖尿病足创面包括外科不能处理的动脉病变缺血性创面或作为血管手术的补充治疗。根据中华医学会高压氧医学分会 2004 年推荐的高压氧治疗适应证中,糖尿病及糖尿病足溃疡为高压氧治疗的非急症适应证之一。2013 年中国卫生与计划生育委员会发布并实施的高压氧临床应用技术规范中,也将糖尿病足列为高压氧治疗的适应证之一。

11.3.2 禁忌证

(1)绝对禁忌证　①未经处理的张力性气胸、纵隔气肿;②肺大疱;③活动性内出血及出血性疾病;④结核性空洞形成并咯血。

(2)相对禁忌证　①重症上呼吸道感染;②重症肺气肿;③支气管扩张症;④重度鼻窦炎;⑤心脏Ⅱ度以上房室传导阻滞;⑥血压过高者[收缩压>24 kPa(180 mmHg),舒张压>13.33 kPa(100 mmHg);⑦心动过缓(<50 次/min);⑧未做处理的恶性肿瘤;⑨视网膜脱离;⑩早期妊娠(3 个月内)。

有以上禁忌证的糖尿病足患者不能进行高压氧治疗。此外,患者体质过度衰弱、严重营养不良时,或癫痫症状未能控制、有严重精神症状,也不宜行 HBOT。既往有严重精神病史,尽管目前能有效控制,也不宜行 HBOT。因此,HBOT 应该经过专科医师会诊,并获得患者知情同意后方可执行。

11.3.3 适宜高压氧治疗的糖尿病足患者的选择

尽管大量 RCT 研究均提示高压氧治疗是难治性糖尿病足溃疡的一种有效的治疗方法,可促进创面愈合,降低截肢风险,但也有学者对此持怀疑态度。2013 年来自美国宾夕法尼亚大学的研究团队开展的一项纵向观察性队列研究显示,高压氧疗法和传统的治疗方法相比,糖尿病足溃疡愈合可能性降低,下肢截肢的可能性风险增加,并没有显示出有效价值。因此,在糖尿病足溃疡临床管理中,根据足病的病情特点及严重程度进行 HBOT 指征的把握十分重要,这将直接影响 HBOT 的效果。

早年选择适宜 HBOT 的糖尿病足溃疡患者常用的方法是:在患者吸纯氧或暴露于高压氧时,测量创面周围的 $TcPO_2$。$TcPO_2$ 是一项简单可信的非介入性诊断技术,可提供局部组织供血的客观评估指标。若患者吸纯氧或暴露于高压氧后,$TcPO_2$ 有显著升高,则预示高压氧治疗对该患者有效,溃疡愈合可能性将大大提高。Ninikoski 研究发现糖尿病足溃疡患者在 0.25 MPa 环境下呼吸纯氧时,足溃疡受损部位附近 $TcPO_2$ 超过 26.67 kPa(200 mmHg),就应在常规治疗基础上使用 HBOT;创面周围 $TcPO_2$ 在 0.25 MPa 环境下呼吸纯氧时超过 53.33 kPa(400 mmHg),或在常压环境下吸纯氧创面周围 $TcPO_2$ 超过 6.67 kPa(50 mmHg)在预测 HBOT 使溃疡成功愈合方面的准确度较高。

由于 $TcPO_2$ 检测方法难以广泛推广,近年来,更多的学者推荐根据糖尿病足溃疡的 Wagner 分级,即足病的严重程度结合临床具体病情选择适宜 HBOT 的糖尿病足溃疡患者。Oliveira 等研究发现,HBOT 可以选择性改善 Wagner 2 级以上未治愈的糖尿病足溃疡预后,高压氧可加入到糖尿病足病的多学科治疗团队中。2015 年 5 月,潜水与高气压医学会(Undersea and Hyperbaric Medical Society, UHMS)在基于大量循证医学研究成果的基础上,发布了使用高压氧疗法治疗糖尿病足溃疡的临床实践指南。在该指南中,首次提出根据糖尿病足溃疡的具体病情及严重程度选择 HBOT,共有 3 条推荐意见。

推荐 1:对于 Wagner 2 级及以下的糖尿病足溃疡患者,不推荐使用 HBOT(证据强度:极低,有条件)。

推荐 2:经过 30 d 以上治疗没有明显改善的 Wagner 3 级及以上的糖尿病足溃疡,推荐 HBOT 作为标准治疗,以降低大截肢风险及不完全治愈（证据强度：中等，有条件）。

推荐3：短期内感染的行外科清创术的 Wagner 3 级及以上糖尿病足溃疡，推荐加入手术后紧急高压氧治疗作为治疗标准，以降低大截肢风险及不完全治愈率（证据强度：中等，有条件）。

11.4　高压氧治疗糖尿病足溃疡的方案

高压氧浓度和疗程在各个研究中并不相同，没有统一标准。在临床实际工作中，不同高压氧治疗中心的治疗方案（包括采用 HBOT 的时机、压力水平、疗程、次数等）也有很大不同。如何选择治疗方案以达到最佳治疗效果还缺乏有力的证据以达成共识。常规治疗方法为 100% 纯氧、2.0~2.5 个 ATA、单人纯氧舱或多人空气加压舱，每次 60~120 min，1~2 次/天，一个疗程通常包括 15~30 次。2.4 个 ATA 被认为是足够组织氧溶解的水平。通常在高压氧舱内吸入纯氧 20~30 min，需要交替吸入一小段时间（约 5 min）常氧，以避免氧中毒。整个疗程一般为 6~8 周。

在一项回顾性病例研究中发现，多数病例经高压氧治疗 30~35 次才能取得较好疗效，但高压氧治疗 40 次以后疗效增加非常有限。Kranke 等发现，HBOT 在短时间（6 周）内可以改善糖尿病足部溃疡，使溃疡面积缩小，延长治疗时程则并未观察到疗效的进一步改善。杜金等研究指出，持续 14 d 的 HBOT 是一个改善糖尿病足溃疡愈合的有效辅助手段，随着高压氧治疗时间延长，在局部溃疡组织内可引起氧化应激反应，氧化应激标志物丙二醛、超氧化物歧化酶和过氧化酶的表达增加，可能会抵消高压氧的治疗效果，提示在临床中应避免时间过长的 HBOT，或在高压氧治疗过程中考虑使用外源性抗氧化药物。一般认为，经过 20~40 次的 HBOT 假如溃疡仍未见明显好转，则不应再继续进行 HBOT。

11.5　影响高压氧疗效的因素

在高压氧治疗之前,必须对糖尿病足病患者病情整体状况,特别是影响疗效的不利影响因素进行综合评估,以便选择适宜治疗人群,制订合理的治疗方案。一项回顾性研究指出,既往有冠心病、中风、非增殖性或增殖性视网膜病病史的糖尿病足病患者,对 HBOT 疗效要差于无上述疾病史患者;没有周围动脉疾病(PAD)患者的疗效要优于合并 PAD 患者。此外,PAD 病变部位及视网膜病变的严重程度也影响高压氧疗效。股动脉病变者的 HBOT 效果要低于膝下动脉病变者;伴有早期视网膜病变的足病患者,HBOT 疗效较好,而伴有进展性视网膜病变者,HBOT 结果较差,提示视网膜病变的程度可作为预测 HBOT 疗效的有价值标志物。进一步分析发现,患者的年龄、糖尿病病程、糖化血红蛋白水平并未对 HBOT 结果有显著影响。

Fife 等观察分析了 1 006 例接受 HBOT 的糖尿病足患者的病情变化,73.8% 患者经 HBOT 后病情有改善。多元回归分析后发现,显著影响 HBOT 疗效的因素包括肾功能衰竭、吸烟史、$TcPO_2$、高压氧治疗次数、高压氧治疗方案是否中断。伴肾功能衰竭的糖尿病足患者的高压氧疗效低于不伴有肾功能衰竭者;吸烟>40 包/年患者的高压氧疗效低于吸烟<40 包/年的患者或不吸烟者;高压氧治疗时舱内下肢溃疡创面旁 $TcPO_2$ 值较高者疗效也较好;大多数病例经高压氧治疗 30~35 次才能取得较好疗效;高压氧治疗方案随意中断者疗效低于不中断者。而患者是否应用胰岛素治疗、治疗中是否使用自体生长因子凝胶、每周高压氧治疗次数、高压氧治疗压力等因素对 HBOT 疗效无显著影响。

Londahal 等指出,治疗前的经皮氧分压与治疗结束后的创面愈合率密切相关,经皮氧分压<3.33 kPa(25 mmHg)时,创面无法愈合,而经皮氧分压>10 kPa(75 mmHg)时,创面 100% 愈合;而当经皮氧分压在 3.47~6.67 kPa(26~50 mmHg)、6.8~10.0 kPa(51~

75 mmHg)时,愈合率分别为 50%、73%。目前认为,在影响高压氧治疗糖尿病足病疗效的众多因素中,高压氧舱治疗时舱内下肢溃疡创面旁 $TcPO_2$ 是预测高压氧治疗糖尿病足疗效较准确的指标。Fife 等发现,舱内下肢溃疡创面旁 $TcPO_2$ <13.33 kPa(100 mmHg)时高压氧治疗的有效性为 14%,$TcPO_2$ >26.67 kPa(200 mmHg)时高压氧治疗的有效性为 84%,$TcPO_2$ 预测高压氧疗效的准确性可达 75%。Londahal 等指出,吸入 100% 纯氧后,$TcPO_2$ <6.67 kPa(50 mmHg),溃疡将无法愈合。Kalani 等研究发现,经高压氧治疗的糖尿病足溃疡者中,愈合组与对照组趾端血压和基础 $TcPO_2$ 无差异,但愈合组高压氧治疗后 $TcPO_2$ 要高于截肢组。目前普遍认为,高压氧舱治疗时舱内下肢溃疡创面旁 $TcPO_2$ >26.67 kPa(200 mmHg),是预测 HBOT 疗效的最佳指标。由于基础 $TcPO_2$ 与吸氧后 $TcPO_2$ 存在显著相关性,有学者认为,在预测溃疡愈合的价值上,吸氧后 $TcPO_2$ 并不优于基础 $TcPO_2$,此观点有待更多研究证实。

11.6　高压氧治疗的不良反应及处理

　　HBOT 是一种相对安全的无创治疗,通常耐受良好、副反应少。对 6 项高压氧治疗糖尿病足溃疡的相关研究进行的系统分析发现,高压氧辅助治疗并没有出现比传统对照治疗更多更严重的并发症,发生不良反应的相对风险相当($RR=1.41$,95% CI 0.66~2.98,$P=$ 0.373)。然而高压氧治疗时,高气压、高浓度氧、技术人员操作不当及患者配合不当等都可能会导致一些并发症的发生,不过发生率非常低。从目前的文献报道来看,HBOT 可有气压伤、暂时性近视加重、幽闭恐惧症、低血糖、肺水肿、气栓和氧中毒等不良反应,对中耳、鼻、肺部等造成损伤。中耳气压伤和幽闭恐惧症较常见,其发生率不到 1%。在进行 HBOT 之前,应对患者的一般情况进行评估。一般认为 HBOT 压力不超过 3 个 ATA,治疗时间不超过 2 h 是安全的。

　　(1)中耳气压伤　Ambiru 等对 1 609 名患者接受 HBOT 后出现

的并发症进行统计分析,发现中耳疼痛的发生率约1%。可以通过改善调压动作(使用 Vasval、捏鼻吸气法)、短期局部使用收缩血管药物、鼓膜穿刺等手段预防;一旦发生,可以通过休息、防治感染等手段治疗,一般短期内可痊愈,不会留有后遗症。少数患者可出现永久性听力丧失和眩晕。

(2)幽闭恐惧症 幽闭恐惧症是导致 HBOT 中断的常见原因之一。国内的一项调查显示,对 127 例 HBOT 中断的患者的病因分析中,70%为幽闭恐惧症所致。由于幽闭恐惧症的病因以心理因素为主,多数可通过宣教、家属或医护人员陪同治疗等方式得以改善。进舱陪同医护人员须掌握高压下输液、注射、吸痰等操作方法,做好护理、治疗和患者情况记录。

(3)低血糖 由于高压氧治疗糖尿病足的机制之一是可以使糖尿病患者血糖水平下降,因此,高压氧治疗时应警惕低血糖反应的发生。Londahl 等报道 HBOT 组 49 例患者中有 2 例发生低血糖。尽管多数文献报道低血糖的发生率不到 1/1 000,但建议糖尿病足患者高压氧治疗尽量安排在餐后,备好含糖食物,监测血糖。

(4)肺水肿 为高压氧治疗的少见但严重并发症,一项动物实验发现,对狗进行 HBOT 并发肺水肿的发生率为 1/1 000。肺水肿极罕见,有报道的高压氧并发肺水肿患者通常存在心脏疾病和糖尿病。高压氧诱导的氧过多可能增加外周血管收缩及心脏后负荷、心肌氧化应激增加、左室顺应性下降、左右心室失衡和肺毛细血管渗透性增加,并可增加糖尿病患者 N 端 B 型脑利钠肽前体水平。有研究认为心脏射血分数下降导致并发肺水肿风险增加。这些机制均可导致心脏病或糖尿病患者的急性肺水肿,但仍有待进一步研究。处理主要是利尿剂、给氧及间歇性通气等支持治疗。

(5)院内感染 国内一项调查显示,接受高压氧治疗的 335 例糖尿病足患者,发生医院感染的比例为 9.85%,且多为耐药菌感染。因此临床应采取措施控制医院感染的发生,一旦感染发生,分离培养病原菌,采用耐药率低的抗菌药物进行治疗。

(6)氧中毒 虽不常见,但后果严重。氧中毒可分为中枢型、肺型、溶血型和眼型。癫痫大发作是中枢型氧中毒的表现,发生率(1~4)/10 000。氧中毒的发生机制可能与氧对中枢代谢的毒性作用、氧对酶的毒性作用及自由基的过量产生有关。氧中毒一旦发生,应立即停止吸氧,一般可以缓解症状。为避免氧中毒,建议每次吸氧的时间不宜过长,一般控制在 60~90 min,采取间接吸氧。此外,维生素 E、维生素 C、维生素 K、镁离子制剂等可以预防氧中毒。

(7)减压病　多发生在潜水作业中,在一般的 HBOT 中十分少见。减压速度过快,幅度过大,使气体在组织中的溶解度降低,在血液和组织中游离出形成气泡,造成血管气栓、组织受压的一种高危情况。如发生减压病,立即给予加压治疗、药物治疗、物理治疗及对症处理等。若严格按高压氧规程操作,此病可预防。

(8)其他　Londahl 等报道高压氧治疗组49 例患者中有 1 例发生眩晕、白内障恶化。

11.7　高压氧治疗糖尿病足的争议及前景

HBOT 作为一种无创的物理治疗手段,可与其他疗法并用起到协同效应,通常被认为是糖尿病足治疗的一种重要辅助疗法。然而目前对于高压氧辅助治疗糖尿病足仍然存有争议。Margolis 等进行的一项纵向观察性队列研究发现,对于糖尿病足溃疡患者,HBOT 既不能促进溃疡愈合,亦不能降低下肢截肢风险。该研究入选 6 259 例下肢动脉灌注充足、足部溃疡延伸穿过真皮的糖尿病患者,给予 767 060 人(d)的创面治疗。在校正倾向评分的模型中,接受 HBOT 的患者足溃疡愈合的可能性明显低于对照组($HR=0.68$),而下肢截肢风险增加($HR=2.37$)。该研究提示 HBOT 严重并发症虽然很少,但仍不能作为 DFU 完全良性干预手段及标准治疗的辅助手段。不过,已有学者对 Margolis 等的上述研究结果及相关结论提出质疑,指出该研究在设计上存在一些缺陷,比如:所入选的糖尿病足溃疡患者 45% 为 Wagner 2 级,根据指南不推荐这些患者应用 HBOT;该研究确定截肢结局是通过外科医生阅片来决定是否需要截肢等,从而导致其研究结果无法为高压氧治疗糖尿病足溃疡的影响认知提供可靠信息。此外,HBOT 只能在全球少数国家开展治疗,治疗费用较高,尚需要认真评估其治疗的成本和收效。

总的来说,目前有关高压氧治疗糖尿病足溃疡的相关研究证据质量较低,特别是前瞻性随机对照研究数量仍较少,在很多情况下其有效性仍未被证实。此外,HBOT 本身治疗费用较高,HBOT 方案烦琐,也不完全清楚哪些溃疡患者可从 HBOT 中获益更多,而高压氧在改善损伤强度及创面治愈等方面的作用也有待进一步的研究。因此,目前尚缺乏充足证据支持 HBOT 可作为糖尿病足溃疡常规的治疗手段。在 2015 年国际糖尿病足工作组发布的关于糖尿病足感染的临床处置指南中也指出:没有充分循证医学证据表明,全身 HBOT 在治疗软组织感染及骨髓炎中较常规治疗方法存在优势。因此,未来需要解决的问题:研究设计应该确定哪些患者最能够从 HBOT 中获益,对糖尿病缺血性足溃疡和非缺血性足溃疡的治疗结局是否存在差异,如何建立最优化 HBOT 方案,如何恰当评估 HBOT 对截肢率的影响,等等。

目前全球正在开展两项多中心临床试验研究,一项为 O'Reilly 研究(NCT00621608),纳入患者为无大血管病变患者,不需要进行血管重建治疗;另一项研究为 DAMOCLES 研究(NTR3944),纳入患者为缺血性组溃疡患者。相信未来这两项研究的最终结果将为 HBOT 在糖尿病足溃疡的辅助治疗应用提供更有说服力的证据。

总之,高压氧治疗糖尿病足,方法简便、安全,无严重不良反应,在临床工作中也得到了有效的验证,对降低致残率,提高糖尿病足患者生活质量有积极作用。目前我国已有不少单位建立高压氧舱治疗室,并已开展了高压氧在糖尿病足病中的应用研究,但与国外大型随机对照研究相比较,国内研究的质量有待提高,多为单中心回顾性分析,在结局分析上截肢率、生活质量、卫生经济学等指标少有涉及,缺少长时间的随访观察。未来在中国糖尿病足人群中开展 HBOT 的多中心、随机对照研究,对证实 HBOT 对我国糖尿病足人群的临床获益情况,制订我国糖尿病足 HBOT 的标准方案具有重要意义。

（陈明卫）

糖尿病足的高压氧治疗

参考文献

[1] 黄荣曦,杨刚毅,李伶.高压氧辅助治疗糖尿病足溃疡有效性及安全性的 meta 分析[J].中国糖尿病杂志,2013,21(12):1081-1087.

[2] 郁少林,李宏宇,金先跃,等.高压氧对糖尿病足截肢术后术口愈合影响的临床观察[J].中国临床新医学,2015,8(10):937-939.

[3] 杜金,胥亮,高巨.高压氧治疗糖尿病足溃疡的疗效及其氧化应激效应[J].中华航海医学与高气压医学杂志,2013,20(6):389-393.

[4] 吴迪,张伟,田霖林,等.糖尿病足患者高压氧治疗感染病原菌及耐药性分析[J].中华医院感染学杂志,2014,24(15):3751-3752.

[5] 李冬梅.高压氧治疗糖尿病足的疗效分析[J].国际内分泌代谢杂志,2014,34(5):356-359.

[6] KRANKE P,BENNETT M H,MARTYN-ST JAMES M,et al. Hyperbaric oxygen therapy for chronic wounds[J]. Cochrane Database

Syst Rev,2015(6):CD004123.

[7]GAME F L,HINCHLIFFE R J,APELQVIST J,et al. A systematic review of interventions to enhance the healing of chronic ulcers of the foot in diabetes [J]. Diabetes Metab Res Rev, 2012, 28 (Suppl 1):119-141.

[8]HUANG E T,MANSOURI J,MURAD M H,et al. A clinical practice guideline for the use of hyperbaric oxygen therapy in the treatment of diabetic foot ulcers [J]. Undersea Hyperb Med, 2015, 42(3):205-247.

[9]LÖNDAHL M,KATZMAN P,NILSSON A,et al. Hyperbaric oxygen therapy facilitates healing of chronic foot ulcers in patients with diabetes[J]. Diabetes Care,2010,33(5):998-1003.

[10]SKEIK N,PORTEN B R,ISAACSON E,et al. Hyperbaric oxygen treatment outcome for different indications from a single center[J]. Ann Vasc Surg,2015,29(2):206-214.

[11]TUK B,TONG M,FIJNEMAN E M,et al. Hyperbaric oxygen therapy to treat diabetes impaired wound healing in rats [J]. PLoS One,2014,9(10):e108533.

[12] FAGHER K, KATZMAN P, LÖNDAHL M. Hyperbaric oxygen therapy reduces the risk of QTc interval prolongation in patients with diabetes and hard-to-heal foot ulcers[J]. J Diabetes Complications,2015,29(8):1198-1202.

[13]OLIVEIRA N,ROSA P,BORGES L,et al. Treatment of diabetic foot complications with hyperbaric oxygen therapy:a retrospective experience[J]. Foot Ankle Surg,2014,20(2):140-143.

[14]THOM S R. Hyperbaric oxygen:its mechanisms and efficacy[J]. Plast Reconstr Surg,2011,127(Suppl 1):131S-141S.

[15]AKGÜL E A,KARAKAYA J,AYDIN S. Role of comorbidities as limiting factors to the effect of hyperbaric oxygen in diabetic foot patients:a retrospective analysis[J]. Diabetes Ther,2014,5(2):

535-544.

[16]OBIAGWU C,PAUL V,CHADHA S,et al. Acute pulmonary edema secondary to hyperbaric oxygen therapy[J]. Oxf Med Case Reports,2015,2015(2):183-184.

[17]MARGOLIS D J,GUPTA J,HOFFSTAD O. Lack of effectiveness of hyperbaric oxygen therapy for the treatment of diabetic foot ulcer and the prevention of amputation:a cohort study [J]. Diabetes Care,2013,36(7):1961-1966.

[18]LONDAHL M. Hyperbaric oxygen therapy as adjunctive treatment for diabetic foot ulcers [J]. Int J Low Extrem Wounds,2013, 12(2):152-157.

[19]STOEKENBROEK R M,SANTEMA T B,LEGEMATE D A,et al. Hyperbaric oxygen for the treatment of diabetic foot ulcers:a systematic review[J]. Eur J Vasc Endovasc Surg,2014,47(6):647-655.

[20]STOEKENBROEK R M,SANTEMA T B,KOELEMAY M J,et al. Is additional hyperbaric oxygen therapy cost-effective for treating ischemic diabetic ulcers? Study protocol for the Dutch DAMOCLES multicenter randomized clinical trial[J]. J Diabetes,2015,7 (1):125-132.

[21]MA L,LI P,SHI Z,et al. A prospective,randomized,controlled study of hyperbaric oxygen therapy:effects on healing and oxidative stress of ulcer tissue in patients with a diabetic foot ulcer[J]. Ostomy Wound Manage,2013,59(3):18-24.

[22]FEDORO L,BOWEN J M,JONES W,et al. Hyperbaric oxygen therapy does not reduce indications for amputation in patients with diabetes with nonhealing ulcers of the lower limb:a prospective,double-blind,randomized controlled clinical trial[J]. Diabetes Care,2016,39(8):392-399.

12 糖尿病足的减压技术

国外研究表明,糖尿病患者足底压力的增高及异常分布可以作为一个预测因子用于预测糖尿病足溃疡的发生,同时这一因子也是足部溃疡发生的独立危险因子,相关性为70%~90%。因此,糖尿病足患者足底压力异常越来越受到临床医生的重视。在糖尿病足的整个治疗过程中,减压治疗对糖尿病足患者的康复、预后也尤为重要。减压技术及治疗也成为临床工作和研究的重点。

12.1 减压治疗的基本原则

对糖尿病足患者进行足底减压治疗的过程中,患者的依从性对治疗的效果起到非常重要的作用。减压治疗在糖尿病足的整个治疗过程中起到一个基础性的作用,如何让患者接受减压治疗是保证减压技术成功的前提。除了对患者进行宣教以外,也应充分考虑患者在治疗过程中对舒适性、美观性、实用性、方便性的需求,在制订治疗计划及落实治疗措施时应该与患者充分交流,尽可能满足患者的生活需求,从而大大提高患者的依从性。除此之外,对患者进行减压治疗时,我们还应遵循以下几个原则。①为糖尿病足患者的足部提供足够的空间,以便于各种应力的缓冲和传导,避免局部区域峰值压力过大,尤其是足背表面和脚趾的内侧和外侧的突起。②支具治疗应该有足够的深度,允许厚鞋垫、袜子,还有一些具有特殊功能鞋垫如跖骨垫、支撑杆纳入;尽量不使过大的压力放在足背。③降低关键区域的局部负荷,尤其对于足部畸形或足底部有鸡眼和胼胝增生的部位。④转移危险区域的负荷,例如将更多的负荷转移到如中跖骨干区域,该区域能够容纳更多的负荷。⑤对于异常步态患者,可以制订相应的策略改变患者行走时的步态及脚的运动,但不能损害患者步态的稳定性。⑥所有的减压治疗措施均应可以灵活调整,以便于患者复诊时对其足部进行重新评估,并且做出相应的调整。

12.2 常用的减压技术

对于减压治疗,其实最简单的方法就是穿袜子,避免光脚走路。Veves 研究简单的袜子可以降低峰值压力 10%。Cavanagh 研究发现一双合适的鞋加上一双鞋垫可以使足底峰值压力降低到 25%,所以简单舒适的袜子、鞋垫可以达到一定程度的减负效果。另外也可以用以下方法进行减负治疗:①用有减震功能的材料做鞋垫或者加入气垫,从而降低从脚底撞击地时的应力;②运用羊毛垫等材料增加负重面积,将重量均匀地分配;③用胶水或胶带固定垫块或填充在溃疡区域周边,降低高危区域的负重;④减少小面积的负重力量。例如在患有爪状趾的患者所穿着的鞋头部位进行额外的深度调整,以减少压力集中于指间关节的背侧部皮肤。

当简单的减压治疗效果不佳或者足部发生溃疡无法使用普通的鞋袜等减负治疗时,就需要设计一些特定的减压设备或者使用支具进行治疗。轮椅和拐杖是在临床中较常用到的有效的减压装置,但这种设备一定程度上限制了患者的活动力,这对于没有残疾的患者难以接受长期的使用,一般也只进行阶段性的使用。此外,拐杖也可能会导致对侧肢体受到额外的压力,从而增加足溃疡的风险。除了轮椅、拐杖,临床上更为常用以下鞋类、支具等。

12.2.1 治疗鞋类

治疗鞋类为糖尿病足病患者设计制作特定的具有减负作用的鞋类,相比于其他的减负设备患者的依从性较好,临床上往往可以取得不错的疗效。临床上常用的设计包括前或后半鞋、手术鞋、愈合凉鞋、处方的特制鞋、特宽鞋头的鞋类、楔形鞋底类等。

（1）半鞋　半鞋是专门为减轻前脚部局部的负荷而设计的。半鞋原本是设计来保护手术后的前足区。该鞋有近10°背屈的鞋底，旨在消除前足区在推进步态中前脚底部的压力。这种特性能用于大部分的糖尿病足溃疡。它比单独用手术鞋或在手术鞋上加上泡沫敷料的减负方法效果更有好处。

（2）处方的特制鞋类　处方的特制鞋类是为一些足部畸形的患者而个别设计的。此类鞋除了设计上保护双足外，有需要时可改善患者在下肢生物力学上缺陷，亦可增加减负的功效。但这类鞋需要配合制鞋技术人员的特殊技能。

愈合凉鞋有特别的摇杆底部设计，跟半鞋一样有限制跖趾关节背屈的作用，以减轻步行时推进阶段在跖骨头底部的压力。另外，也可以设计一些减负的拖鞋，以便于患者在家中使用，这样患者会有更好的依从性。

12.2.2　全接触石膏支具

国外有研究报道，该装置可以减轻溃疡处84%～92%的压力，它不仅能降低足底溃疡部位的局部压力、减少糖尿病神经病变足的高峰压力点，而且可以固定皮肤溃疡边缘，保护足底，避免再被创伤，控制和减轻下肢水肿等。这也被临床医生认为是降低糖尿病足足底压力的经典措施。

全接触石膏支具的设计可消除跖骨头和足趾表面的负荷，减少前足足底部的压力。它可把应力转移到患者的小腿和足后部。在设计全接触石膏支具的过程中，可在创面部位剪去部分的全接触石膏，来实现窗口的功能。有研究报道指出，这种有窗口的全接触石膏比前半鞋或后半鞋能更有效地治疗糖尿病足底溃疡，降低继发性骨髓炎的风险。但这种窗口式设计也潜在有自己的问题，如果窗口过小，会限制其作用；如果过大，亦影响溃烂区的减负作用，也会妨碍窗口位置开关或引至塌陷。所以在设计的过程中应根据临床的具体需求进行设计。

全接触石膏也有其缺点，包括皮肤擦伤、使用后特别是老年人

12

的行动不稳定且容易绊倒、导致创面感染等。另外,许多患者对于这种不可拆卸的支具不能接受,尤其在夏天,穿着这类支具会在日常活动上造成诸多不便。

12.2.3 可拆卸步行器具

对于不能接受全接触石膏支具的患者,可拆卸步行器具(图 12.1)是一个很好的选择,患者可以很方便地拆开或重新佩戴,现时有多款设计上可用作治疗糖尿病神经病变性足溃疡的成品可拆性步行器具,例如空气石膏支具、高筒或短筒的装甲靴,亦有个别特制的可拆性步行器具。但研究发现全接触石膏支具比可拆性步行器具更能和更快愈合糖尿病神经病变性的足溃疡,调查显示只有 10% ~ 28% 的患者会顺从医嘱使用这类可拆性的设备,但其可拆卸的方便性,也导致了患者频繁地拆卸,从而影响减压的效果。

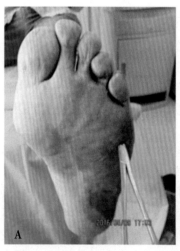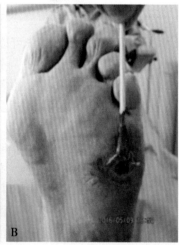

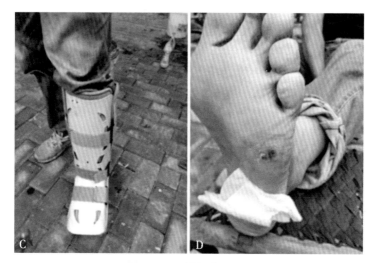

图 12.1　可拆卸步行器具
A、B. 支具使用前　C. 使用中　D. 使用 2 个月后

综合全接触石膏支具和可拆卸步行器具的优缺点,临床上有种新型设计,即用式全接触石膏支具。这种设计只要在可拆卸步行器具上包上纤维石膏绷带便成。这样只有在随访时患者才可拆开支具。这方法除了可节省经费外,还使安装及拆卸工作更容易。这样既提高了患者的依从性也保证了治疗效果。

12.3　减压技术的临床分级应用

12.3.1　0 级风险(初诊断糖尿病患者)

该级患者包括所有没有保护性感觉丢失的糖尿病患者。这些患者各种感觉都很好,在没有足部畸形指征的情况下不需要特殊的鞋类。然而对这些患者来说养成好的穿鞋习惯很有必要,因为他们足部和血管内的感觉系统或许会在疾病的某个阶段丢失。对于该级的患者我们建议:①接受教育,寻求足病专家做一个足的筛查,定期检查和评估末梢感觉和循环状况;②不要对足施加过重的压力(包括足背和足底);③选择宽松、舒适的鞋子,避免狭隘的鞋及尖鞋头,选择可拆式有缓冲作用鞋垫;④养成良好的足部卫生护理习惯,例如彻底的清洗足部、轻轻擦干和穿鞋前仔细检查有无异物等。

12.3.2 1级风险(有溃疡风险的患者)

该阶段的糖尿病患者由于周围神经病变损伤感觉神经使双足保护性感觉缺失,双足变得不敏感,这足以导致溃疡的发生。运动神经亦会受到影响,乃至发生足部肌肉萎缩,造成足趾变形出现爪状或锤状趾,这些畸形容易导致患者因步行或穿着不合适的鞋子而受伤害。此外,糖尿病自主神经受损患者,往往存在皮肤干燥,这种皮肤往往容易形成裂缝,在外界作用下极易形成溃疡。糖尿病并发症亦令肌腱和韧带因非酶糖基化的关系导致关节活动范围受限,其中包括第1跖趾关节、踝及距下关节。该阶段患者往往同时存在以上多种危险因素,都会增加足溃疡的风险。

对于该阶段患者,首先,临床医生运用一定的下肢生物力学知识对患者足部进行评估和筛查:①检查受损组织、压力点、鸡眼和胼胝的位置;②足部的畸形或异常(包括鸡眼和胼胝);③关节的灵活性;④步态分析;⑤足底压力分析;⑥鞋具尤其是鞋底损耗的情况;⑦患者的活动水平。完成对患者评估和筛查后,可以有针对性地对患者不同的危险因素进行合理的干预。

(1)鸡眼和胼胝 有研究发现,足底部有鸡眼和胼胝增生的部位峰值压力明显增大。Murray研究发现,胼胝如增生在压力部位,能预测到该区有机会最终发展成糖尿病足溃疡。对于存在鸡眼和胼胝的患者,建议:①经常使用浮石或砂锉去除老皮;②经常涂润肤膏保湿;③穿着合适的鞋子及定期检查鞋子;④使用软鞋垫或硅胶鞋垫;⑤及早、定期清创,这可以减少足底峰值压力。

(2)足部畸形 该阶段患者最常见的足部畸形是由于运动神经病变引起的爪状趾或锤状趾。针对这种危险因素,常用趾垫予以干预,趾垫可以增加负重表面的面积从而重新分配趾底压力。它能为脚趾顶点部提供缓冲作用,减少趾尖部因局灶性压力而形成伤害,亦减少鸡眼和胼胝形成的机会,减轻高风险足发展成足溃疡的风险。

(3)压力过大或分布异常 通过对患者足底压力的分析,筛查出压力过大或异常分布的区域,对这些区域应该予以特殊的装置进行减负及调整压力分布。比如,对于足前部跖骨区域压力过大者使用跖骨底垫,这种垫可以重新分配前足底部过多的负荷,而减轻局部压力过度的影响。该垫边缘设计为斜面,放置在前足底部,覆盖至跖骨头下方,这样可以防止边缘过厚而导致的不适。对于需要足底多部位减压,可以使用全足底鞋垫,包括平面类鞋垫、轮廓类鞋垫和在不同条件下铸造脚模的鞋垫,通过这些设备可以对足底更为全面的减负治疗。

12.3.3 2级风险(已出现溃疡的患者)

该阶段的糖尿病患者足部已经出现了溃疡,在该阶段的临床治疗过程中,除感染治疗、血糖控制、创面护理和血管重建外,减压是促使溃疡愈合的一个关键因素。足底部压力高峰值异常过高会延长溃疡愈合的时间,因此机械减压在该阶段的治疗非常关键。对于处在溃疡活动期的患者,一般不建议穿鞋,除非特定的处方鞋。因此这一阶段,更多建议使用支具治疗,全接触石膏支具、可拆卸步行器具等都可供选择。对于支具的选择,应该综合评估患者的病情以及其依从性,从而保证支具治疗效果。另外,国际糖尿病足工作组建议一些不能适用全接触石膏支具或可拆性步行器具的神经病变性糖尿病足溃疡患者,可改选用半鞋做减负器具。

对于该阶段患者使用支具治疗的控制目标为:①减负的同时保持溃疡患者可做轻度的走动;②加强软组织的可生性;③促进创面愈合;④减轻压力、摩擦和剪切应力,同时保持皮肤的滋润和温度在适当水平,以支持组织的健康成长。

12.3.4　3 级风险(有近期溃疡愈合的糖尿病患者)

对于溃疡已经愈合的患者,在治疗上仍不能掉以轻心。国外有研究报道,愈合后使用治疗鞋的患者 12 个月溃疡复发率为 15%,而未使用治疗鞋的患者其溃疡复发率高达 60%。因此这一阶段应该制订合理的保护计划,使患者从全接触的支具治疗过渡到新的治疗鞋治疗阶段,从而防止溃疡的复发。可以先通过提供一个软硬适中的步行夹板或外科矫形器来巩固脆弱的新生组织,待新生组织稳定后再为患者处方特制的治疗鞋。因此对于该阶段的患者,建议:①对患者进行宣教,重视该阶段的治疗意义,从而提高患者后续治疗的依从性;②给患者处方合适治疗鞋,并定期根据患者足部变化对治疗鞋进行调整。

12.4　手术减压

如果上面所述的各种保守治疗方案失败,为了减少足部的压力,促进溃疡愈合或防止溃疡复发,手术在临床中也可供选择。在外科手术中,需要血管专家参与评估并制订合适的手术方案。以下为外科手术减压的指征:①严重的畸形,无法使用制作治疗鞋;②邻近的骨出现骨髓炎,避免接触感染的骨;③在经过各种治疗,创面难以愈合,保守方案无效;④经过各种治疗,溃疡仍复发。临床上常用的手术方案有:①跟腱的手术,跟腱延长术(切断、肌腱转移、关节囊的释放);②截骨术,跖骨的背屈截骨术;③外生骨疣切除术,联合切除术、内切除术;④外固定架固定或外固定器进行外部卸载;⑤部分或全部截肢术。

(李　秋)

糖尿病足的减压技术

参考文献

[1] 李亚洁,蒋娅,薛耀明,等.2 型糖尿病患者自然步态下赤足足底压力特征分析[J].护理学报,2013,20(4A):1-4.

[2] 高军艳,李树屏.糖尿病患者足底压力研究进展[J].中国康复医学杂志,2009,24(9):861-864.

[3] 徐俊.国际糖尿病足工作组关于鞋袜和减压的指南推荐要点[J].糖尿病临床,2015,9(10):506-507.

[4] 肖辉盛,严励,陈黎红,等.糖尿病患者足底压力参数的改变及其影响因素[J].中华医学杂志,2007,87(26):1825-1827.

[5] 白姣姣,金健华,李晶,等.对社区糖尿病病人足部自护能力的调查研究[J].护理研究,2006,20(6A):1446-1447.

[6] 邓军民,杨盛家,余松兰,等.糖尿病患者的足底动力学分析[J].中国组织工程研究与临床康复,2008,12(50):9845-9847.

[7] 王爱红,李家兰,许樟荣,等.2 型糖尿病患者的足底压力研究[J].中华内分泌代谢杂志,2005,21(6):500-501.

[8] INLOW S,KALLA T P,RAHMAN J. Downloading plantar foot pressures in the diabetic patient[J]. Ostomy Wound Manage,1999,45(10):39-40.

[9] BUS S A,ARMSTRONG D G,VAN DEURSEN R W,et al. IWGDF

guidance on footwear and offloading interventions to prevent and heal foot ulcers in patients with diabetes[J]. Diabetes Metab Res Rev,2016,32(Suppl 1):25-36.

[10]ELRAIYAH T,PRUTSKY G,DOMECQ J P,et al. A systematic review and meta-analysis of off-loading methods for diabetic foot ulcers[J]. Journal of Vascular Surgery,2016,63(2 Suppl):59S-68S.

[11]GÖTZ J, LANGE M, DULLIEN S, et al. Off-loading strategies in diabetic foot syndrome-evaluation of different devices[J]. International Orthopaedics,2017,41(2):239-246.

[12]SCHAPER N C,VAN NETTEN J J,APELQVIST J,et al. Prevention and management of foot problems in diabetes:a Summary Guidance for Daily Practice 2015,based on the IWGDF Guidance Documents [J]. Diabetes/Metabolism Research and Reviews, 2016,32(Suppl 1):7-15.

[13]LEWIS J,LIPP A. Pressure-relieving interventions for treating diabetic foot ulcers[J]. John Wiley & Sons,2013,1(1):CD002302.

[14]MORONA J K,BUCKLEY E S,JONES S, et al. Comparison of the clinical effectiveness of different off-loading devices for the treatment of neuropathic foot ulcers in patients with diabetes:a systematic review and meta-analysis[J]. Diabetes Metab Res Rev, 2013,29(3):183-193.

[15]MEROLLI A,UCCIOLI L. Plantar pressure distribution in patients with neuropathic diabetic foot[J]. Journal of Applied Biomaterials & Biomechanics,2005,3(1):61-64.

13 自体富血小板凝胶治疗难愈性糖尿病足溃疡

　　自体富血小板凝胶（autologous platelet-rich gel，APG）系取自患者外周静脉血，经二次离心、分离、浓缩制得富血小板血浆（platelet rich plasma，PRP），将其按10∶1比例（体积比）与凝血酶-钙剂混合凝固而形成的凝胶状物质，其成分包括富血小板血浆、白细胞及（人或小牛）凝血酶、钙剂，因此又称自体富血小板-白细胞凝胶（autologous platelet-leukocyte gel，APLG）。难治性糖尿病足溃疡，即糖尿病足溃疡经过标准治疗2~6周后无好转，甚至溃疡恶化者。难治性糖尿病足溃疡或者肌腱、骨关节暴露的足溃疡为临床医生的治疗带来巨大挑战，既增加住院时间和住院费用，又增加截肢与死亡的风险，大大降低糖尿病患者生活质量。越来越多的证据显示，APG作为一种辅助治疗手段，能促进糖尿病足慢性创面愈合。

　　自20世纪70年代开始试用自体血浆纤维蛋白凝胶以促进手术创面愈合以来，各种自体血浆凝胶开始广泛用于骨科、烧伤整形外科、口腔科等创面的治疗；而新近发展的APG治疗技术能够明显促进创伤及溃疡组织修复和再生，促进创面愈合。自1997年Whiteman等首次将APG用于口腔颌面外科治疗以来，目前已在口腔颌面外科、烧伤整形科、骨科等领域广泛应用，且在创伤修复领域已经对APG进行广泛的基础和临床研究；但直到2004年Saldalamacchia等才开始将APG用于治疗糖尿病足溃疡，发现其疗效明显好于标准治疗组。在我国，四川大学华西医院糖尿病足诊治中心2005年在国内率先将该技术应用于糖尿病足溃疡的治疗。

13

13.1 自体富血小板凝胶治疗糖尿病足溃疡的疗效

2004 年 Saldalamacchia 等首先将 APG 用于治疗糖尿病足部溃疡,发现其疗效明显优于标准治疗组;其后 Crovetti 等使用 APG 治疗慢性皮肤溃疡 24 例,其中 9 例为糖尿病溃疡,治疗后发现局部肉芽组织生长明显加快,所有患者都有完整的上皮形成,并且治疗后局部疼痛明显减轻;Driver 等通过前瞻性、随机对照研究,将符合纳入标准的 72 例糖尿病足溃疡患者随机分为治疗组和对照组,每 2 周进行一次溃疡评估,疗程 12 周,与标准治疗组(42.9%)相比,APG 治疗组溃疡愈合率为 68.4%,调整溃疡面积后愈合率达 81.3%,而对照组仅有 42.1%($P = 0.036$,Fisher's 确切概率法),Kaplan-Meier 时间愈合曲线显示两组有显著性差异(log-rank,$P = 0.018$),且未发现有与治疗相关的严重不良事件发生。冉兴无等开展的随机对照临床试验(临床注册号:ChiCTR-TRC-00000325)亦发现,经过 12 周的治疗,APG 治疗组溃疡愈合率(85.4%)明显优于对照组(67.3%),两组总有效率分别为 96.6% 和 70.9%,溃疡愈合时间生存分析提示标准治疗组的溃疡不愈合率明显高于 APG 治疗组,换言之,APG 治疗组随时间的愈合率明显高于标准治疗组;APG 治疗的最初 3 周溃疡愈合速度最快;相对于标准治疗组,APG 治疗后其溃疡愈合时间更短(中位愈合时间:36 d∶45 d);此外,APG 在难治性皮肤溃疡窦道的封闭治疗中显示了更加明显的优势,治愈率近 85%,皮肤溃疡的窦道封闭时间生存分析提示 APG 治疗对窦道的封闭率明显优于标准治疗,痊愈患者经过长达(37.49 ± 10.21)个月的随访,APG 组 5 例患者死亡,对照组死亡 8 例,两组患者分别有 6 例溃疡复发。

新近我们对目前 APG 治疗糖尿病性足溃疡的随机对照研究进行荟萃分析,结果发现 APG 治疗糖尿病性足溃疡较标准治疗痊愈率提高 40%($RR = 1.40$,95% CI 1.28~1.52,$P<0.001$),溃疡愈合时

间缩短 9.18 d(MD = –9.18,95% CI –11.32 ~ –7.05, $P<0.001$),且在治疗过程中未见外源性感染和其他严重不良事件的发生。

Dougherty 等通过成本–效益分析发现,与标准治疗、重组人血小板衍生生长因子-BB(recombinant human platelet-derived growth factor-BB,rhPDGF-BB)、负压创面治疗、异体双层培养皮肤替代品等多种促进创面愈合的治疗手段相比,APG 治疗糖尿病足溃疡在未来 5 年可改善生活质量,且费用更低。因此,APG 在临床上确实可促进糖尿病难治性皮肤溃疡的愈合,缩短溃疡愈合时间,且不增加住院费用,提示 APG 在治疗难治性糖尿病皮肤溃疡中是经济、有效、安全而且可行的。

13.2 自体富血小板凝胶促进创面愈合的可能机制

从上可以看出,APG 治疗慢性糖尿病足溃疡是安全有效的,那么其促进创面愈合的可能机制是什么呢? 目前的研究尚未完全阐明,可能与以下机制有关。

13.2.1 APG 释放多种生长因子促进溃疡愈合

APG 促进创面愈合机制之一可能是基于其含有纤维蛋白和血小板释放 α-颗粒,后者储存了多种促进组织愈合的生长因子和细胞因子。袁南兵等将全血和 APG 中生长因子浓度做比较发现,APG 中含有的血小板衍生生长因子-BB(platelet-derived growth factor-BB,PDGF-BB)、表皮生长因子(epithelial growth factor,EGF)、胰岛素样生长因子-1(IGF-1)、转化生长因子-β_1(TGF-β_1)浓度显著性高于全血。富血小板血浆(PRP)中加入凝血酶和钙剂形成自体富血小板凝胶后,血小板被迅速激活,活化的血小板是组织再生和修复的启动因子和最关键的调节因子。当血小板活化后,α-颗粒与血小板细胞膜融合,无活性的生长因子通过增加组蛋白及糖类侧链转变为活性的生长因子,包括 PDGF-BB、TGF-β_1、血管内皮细胞生长因子(VEGF)、血小板衍生血管形成因子(platelet-derived angiogenesis factor,PDAF)、血小板因子-4(platelet factor-4,PF-4)、表皮生长因子(EGF)、血小板衍生内皮生长因子(platelet-derived endothelial growth factor,PDEGF)、表皮生长因子(EGF)、胰岛素样生长因子(IGF)、碱性成纤维细胞生长因子(basic fibroblast growth factor,bFGF)、骨钙素、骨连接素、纤维蛋白原、玻璃体结合蛋白、纤维连接素等,并从 α-颗粒中释放。高浓度血小板释放 7 种生长因子促进溃疡愈合,包括 3 种血小板衍生生长因子(PDGF-$\alpha\alpha$、PDGF-$\alpha\beta$ 和 PDGF-$\alpha\beta$)、2 种转化生长因子(TGF-β_1 和 TGF-β_2)、血管内皮细胞生长因子(VEGF)和表皮生长因子(EGF)。这些细胞因子在细胞增殖、趋化、分化及血管生成中起重要作用。生长因子与成骨细胞、成纤维细胞、基质干细胞、表皮细胞等膜受体结合激活内源性信号蛋白,参与组织的修复和重塑,促进细胞增殖、胶原合成、基质形成。PRP 中的血小板含有多种细胞黏附因子,如纤维蛋白、纤维结合蛋白和玻璃粘连蛋白等,在细胞移行中起重要作用。

13.2.2 调节基质金属蛋白酶及其基质金属蛋白酶抑制剂的平衡

有研究报道,一些血小板衍生生物制剂可影响基质金属蛋白酶(MMP)-金属蛋白酶组织抑制因子(tissue inhibitor of metalloproteinase,TIMPs)系统。APG 治疗后的创面溃疡肉芽组织中金属蛋白酶组织抑制因子-1(TIMP-1)蛋白水平从早期即开始上升并维持在较高水平,MMP-9/TIMP-1 的比值均较治疗前明显下降,该过程可能从而维持 MMP/TIMP 之间的动态平衡,该过程可能与局部组织 TGF-β_1 水平上调,导致 MMP 产生受抑、TIMP-1 合成增加等相关,MMP-9/TIMP-1 比值降低可减少局部胶原及其他胞外基质和生长因子等降解,进而加速创面愈合。

13.2.3 提供纤维蛋白支架

APG 作用于溃疡局部后,一部分生长因子释放出胞后并不立即进入创面发挥效应,而是被支架内基质蛋白黏附绑定,储存起来或由其呈递给靶细胞。这不仅可防止生长因子等活性物质在创面大量流失,还可延长 APG 在局部的效应时间,使组织拥有相对持久生长因子来源。另外,APG 中的纤维蛋白与血小板比例适当,不阻碍修复细胞向创面的迁移和血管生成,反而可给修复细胞的迁移运动提供空间和支架,易化其正确运动。除此之外,APG 还可以黏合创缘,降低创面张力,并使创面免于暴露,减少进一步创伤和污染的机会。

13.2.4 释放抗菌活性物质

研究发现,APG 对葡萄球菌、链球菌、大肠埃希菌、白念珠菌和新隐球菌等皮肤溃疡的常见病原菌具有抗菌作用。既往认为 APG 抗菌作用是由于其含有高浓度的白细胞。PRP 含有白细胞,具有宿主防御反应),但是白细胞的杀菌作用是通过其产生的髓过氧化物酶(myeloperoxidase,MPO)发挥,这与 APG 的抗菌作用不一致,现认为该作用主要与血小板活化后 α-颗粒内释放的抗菌肽等密切相关。Yeaman 等首先发现 APG 通过释放凝血酶诱导的血小板抗菌蛋白(thrombin-induced platelet microbicidal proteins,tPMP)和杀菌趋化因子,直接或者诱导白细胞发挥杀菌活性。凝血酶刺激血小板释放抗菌蛋白被认为是重要的对抗细菌的宿主防御因子。凝血酶介导 tPMP 等一系列抗菌因子,包括纤维蛋白肽 A、B 等,tPMP 通过直接攻击入侵微生物的细胞膜或者与中性粒细胞相互作用而发挥杀菌作用。但 APG 并非对所有细菌都具有杀菌作用。目前的体外研究已证实无论在正常人还是糖尿病皮肤溃疡患者,APG 对金黄色葡萄球菌有抑菌作用,抑菌作用可能来自于血小板;APG 对大肠埃希杆菌及铜绿假单胞菌无抑菌作用;抗生素与 APG 的联合在抑菌作用上可能具有协同作用。

然而,由于创面局部组织内各种生物活性物质的检测较困难,对于生长因子以外的生物活性物质的动态变化情况也少有报道,现有证据并不足以阐明 APG 的治疗机制。同时,生长因子等在组织中的效应过程十分复杂,生长因子间、生长因子与修复细胞间相互影响、相互作用的机制并不明确;APG中生物活性物质含量丰富,一些效应还不明确的生物活性物对溃疡愈合的影响尚待探索。

13.3　自体富血小板凝胶的制备

在临床上若要应用 APG 治疗糖尿病足溃疡,其关键是 APG 的制备,而 APG 制备的核心环节是 PRP 的制备,其制备原理是通过密度梯度离心法从全血中分离血小板。目前有两种方法制备 PRP,血浆分离置换法(plasmapheresis method)和离心分离法,而理想的方法是制备的 PRP 应该具有更高的血小板数量和血小板回收率。

13.3.1　血浆分离置换法制备富血小板血浆

血浆分离置换法是利用多功能医用血成分自动分离设备(如自体血小板分离机)通过预设的程序在一个封闭系统中离心 2 次得到 PRP 或浓缩血小板成分,其 PRP 的浓度是可变的。Daniel 等率先使用血小板分离机(SmartPReP autologous platelet concentrate system)制备 PRP 并用于整形外科手术切口取得了较好效果;加拿大学者使用血小板分离机(platelet concentrate collection system,PCCS)制备 PRP 可使血小板浓度增加 5.5 倍。宋扬等通过改良法制备 PRP 时使用自制的设备,两次离心在同一个容器内完成,简化了程序和污染的机会,制得 PRP 血小板数量为 1 192.88×10^9/L(8.55 倍),血小板回收率为 59.88%。此法自动化程度高,操作简便迅速,不易污染,可控制性好,安全高效,制得的 PRP 中血小板纯度和浓度均高,具有良好的应用前景。但是该方法需血量相对较大,一般在 150 ml以上,或需建立静脉循环通道,采集血小板后对其他血成分进行回输。此外,该设备及一次性耗材价格昂贵,也限制了其在临床上的广泛应用。

13.3.2 二次差速离心法手工制备富血小板血浆

国外 Petrungaro 法、Landesberg 法及 Aghaloo 法制备的 PRP 血小板数量（1 093~1 347）×10^9/L，血小板回收率 71%~88%。但人工操作分离 PRP 差异较大，血小板浓度也不一样。袁南兵等在国内率先摸索出手工操作二次差速离心法提取自体富血小板血浆（PRP）并制备 APG 的最佳分离条件，即先以 2 000 r/min（313×g 力）离心 4 min，用巴氏管吸取上部的血浆及靠近界面 1 mm 的红细胞转移到另一离心管中；进一步再以 4 000 r/min（1 252×g 力）离心 6 min，可见在底部薄层的红细胞上沉积有白膜样物质，即为血小板沉积层，其上部为含有极少量未沉降血小板的血浆层，用巴氏管吸取上部大部分血浆，剩余部分血浆及血细胞成分；然后在静置 30 min 后轻轻振摇离心管，使红细胞和血小板重悬于剩余的血浆中，即得到 PRP；此法制备的 PRP，其血小板数量最高为 1 363.80×10^9/L，比离心前提高 5.91 倍，血小板回收率为 75.2%；袁霆等研究发现有两种方法即取外周血 20 ml，第 1 次以 200×g 力离心 10 min，吸取上清液及交界面下 3 mm，第 2 次以 200×g 力离心 10 min；或第 1 次以 215×g 力离心 10 min，第 2 次以 863×g 力离心 10 min；以 160×g 力离心 6 min；所得血小板浓度分别为 1 323.80×10^9/L 和 1 347.05×10^9/L。当然，制备 PRP 的离心方法较多，在临床上各研究者可以根据自己的需要选择不同的离心方法。与血小板分离系统相比，手工制备富血小板凝胶对设备要求低，医疗成本低，操作流程简单。但以下缺点限制了其在临床上的推广应用：①在开放的系统内制备容易受外界污染；②多个容器中转移，增加了血小板激活和被污染的机会；③血小板回收率相对较低；④易受操作因素的影响，制备的 PRP 相关指标变异系数较大。因此，APG 的制作全过程必须保证在无菌状态下完成，所有试剂和工具均在消毒有效期内使用，PRP 分离操作间在操作前紫外线消毒。APG 制备的流程见图 13.1。

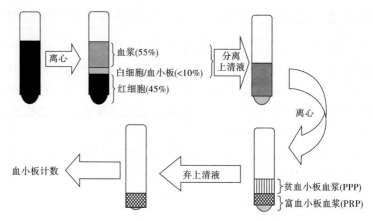

图 13.1　自体富血小板血浆制备流程示意

13.4　自体富血小板凝胶治疗糖尿病足慢性创面的注意事项

　　APG 在治疗糖尿病皮肤溃疡方面表现了良好的效果,但并不是任何情况下使用 APG 治疗糖尿病皮肤溃疡均能获得成功。由于溃疡的愈合不能仅依赖于 APG 治疗,而在全身和局部综合治疗的基础上加用 APG 治疗,因此良好的血糖、血压、血脂的控制,合适的抗生素选择,改善循环等,局部清创、换药,这些治疗缺一不可。

　　通常,APG 不用于急性创面的治疗;若患者血小板计数低于 $100×10^9/L$、中重度贫血或者溃疡由恶性肿瘤所致,亦不宜选择 APG 治疗。由于约 70% 生长因子在血浆凝固的 10 min 内被释放,而 95% 预先合成的生长因子在 1 h 内释放,因此,APG 制备后尽快用于创面。

　　但是使用 APG 治疗时必须注意:注意患肢减压;正确评估溃疡肢体的血供情况,溃疡部位缺血严重者要改善局部血供,使用血管旁路手术或血管腔内微创手术解除远端供血不足及改变不良生活习惯(如吸烟、饮食等)。在此综合治疗基础上的溃疡再使用 APG才能收到良好的效果。另外,在制备 PRP 时,无论使用何种分离方法,最后得到的 PRP 中血小板含量应达到在 $1\,000\times10^9/L$ 以上,这样才能保证足够浓度的生长因子;在使用 APG 治疗溃疡时,应该外敷油纱,避免生理盐纱吸附,同时保持创面向上至少 0.5 h;若手工制备 PRP 一定要严格无菌操作,避免外源性污染造成创面二次感染;同时应该密切观察 APG 治疗后肉芽组织的生长情况。

由于血小板在 APG 治疗后 1 周继续分泌各种生长因子促进溃疡愈合,故通常判断疗效是以 APG 治疗后 2 周为限;2 周后可重复APG 治疗。每 3 d 更换 1 次敷料,观察创面生长情况,局部有无感染及 APG 吸收情况。切忌过于频繁更换敷料,干扰肉芽及上皮组织生长。

(冉兴无)

自体富血小板凝胶治疗难愈性糖尿病足溃疡

参考文献

[1]袁南兵,冉兴无. 自体富血小板凝胶在难治性糖尿病皮肤溃疡中的应用[J]. 中国修复重建外科杂志,2007,21(4):426-429.

[2]袁南兵,王椿,王艳,等. 自体富血小板凝胶在糖尿病难治性皮肤溃疡中的初步应用[J]. 四川大学学报(医学版),2007,38(5):900-903.

[3]李兰,王椿,王艳,等.自体富血小板凝胶治疗糖尿病慢性难愈合皮肤溃疡的住院时间和住院费用分析[J].四川大学学报(医学版),2012,43(5):762-765.

[4]袁南兵,王椿,王艳,等.自体富血小板凝胶的制备及其生长因子分析[J].中国修复重建外科杂志,2008,22(4):468-471.

[5]何利平,王椿,陈大伟,等.APG治疗糖尿病难治性皮肤溃疡对创面肉芽组织中MMP-1、MMP-9及TIMP-1水平的影响[J].四川大学学报(医学版),2012,43(5):757-761.

[6]李兰,冉兴无.自体富血小板凝胶治疗糖尿病皮肤慢性难愈合创面机制的研究进展[J].感染、炎症、修复,2012,13(1):53-55.

[7]杨阁峤,刘衡川,刘关键,等.健康志愿者自体富血小板凝胶体外抑菌作用研究[J].中国修复重建外科杂志,2010,24(5):571-576.

[8]袁霆,张长青.骨组织及软组织修复作用中富血小板血浆的制作及其原理[J].中国临床康复,2004(35):7939-7941.

[9]DRIVER V R,HANFT J,FYLLING C P,et al. Autologel Diabetic Foot Ulcer Study Group. A prospective,randomized,controlled trial of autologous platelet-rich plasma gel for the treatment of diabetic foot ulcers[J]. Ostomy Wound Manage,2006,52(6):68-70,72,74.

[10]LI L,CHEN D,WANG C,et al. Autologous platelet-rich gel for treatment of diabetic chronic refractory cutaneous ulcers:a prospective,randomized clinical trial[J]. Wound Repair Regen,2015,23(4):495-505.

[11]EPPLEY B L,PIETRZAK W S,BLANTON M B. Platelet-rich plasma:a review of biology and applications in plastic surgery[J]. Plast Reconstr Surg,2006,118(6):147e-159e.

[12]SALDLAMACCHIA G,LAPICE E,CUOMO V,et al. A controlled study of the use of autologous platelet gel for the treatment of diabetic foot ulcers[J]. Nutr Metab Cardiovasc Dis,2004,14(6):

395-396.

[13] CROVETTI G, MARTINELLI G, ISSI M, et al. Platelet gel for healing cutaneous chronic wounds[J]. Transfus Apher Sci, 2004, 30(2):145-151.

[14] DOUGHERTY E J. An evidence-based model comparing the cost-effectiveness of platelet-rich plasma gel to alternative therapies for patients with nonhealing diabetic foot ulcers[J]. Adv Skin Wound Care, 2008, 21(12):568-575.

[15] LACCI K M, DARDIK A. Platelet-rich plasma: support for its use in wound healing[J]. Yale J Biol Med, 2010, 83(1):1-9.

[16] ANITUA E, SANCHEZ M, NURDEN A T, et al. New insights into and novel applications for platelet-rich fibrin therapies[J]. Trends Biotechnol, 2006, 24(5):227-234.

[17] BORZINI P, MAZZUCCO L. Platelet gels and releasates[J]. Curr Opin Hematol, 2005, 12(6):473-479.

[18] CÁCERES M, MARTÍNEZ C, MARTÍNEZ J, et al. Effects of platelet-rich and-poor plasma on the reparative response of gingival fibroblasts[J]. Clin Oral Implants Res, 2012, 23(9):1104-1111.

[19] KLINGER M H, JELKMANN W. Role of blood platelets in infection and inflammation [J]. J Interferon Cytokine Res, 2002, 22(9):913-922.

[20] TANG Y-Q, YEAMAN M R, SELSTED M E. Antimicrobial peptides from human platelets [J]. Infect Immun, 2002, 70(12): 6524-6533.

[21] YEAMAN M R. The role of platelets in antimicrobial host defense[J]. Clin Infect Dis, 1997, 25(5):951-970.

[22] MOOJEN D J, EVERTS P A, SCHURE R M, et al. Antimicrobial activity of platelet-leukocyte gel against Staphylococcus aureus[J]. J Orthop Res, 2008, 26(3):404-410.

[23] KRISTIAN S A, DURR M, VAN STRIJP J A, et al. MprF-mediated

lysinylation of phospholipids in Staphylococcus aureus leads to protection against oxygen-independent neutrophil killing[J]. Infect Immun,2003,71(1):546-549.

[24] BALTUS T,VON HUNDELSHAUSEN P,MAUSE S F,et al. Differential and additive effects of platelet-derived chemokines on monocyte arrest on inflamed endothelium under flow conditions[J]. J Leukoc Biol,2005,78(2):435-441.

[25] CHEN L,WANG C,LIU H,et al. Antibacterial effect of autologous platelet-rich gel derived from subjects with diabetic dermal ulcers in vitro[J]. J Diabetes Res,2013,2013(6):269527.

14　糖尿病与皮肤和足部关节病变

据统计,至少有30%的糖尿病患者伴发皮肤损害,绝大多数发生在糖尿病发生和发展过程中,少数可作为首发症状或者先于糖尿病出现。就皮肤损害的总发生率而言,1型糖尿病和2型糖尿病之间没有差别,但是在皮肤病变的类型上,2型糖尿病皮肤损害以皮肤感染为主,1型糖尿病则以与免疫相关的皮肤损害多见。糖尿病皮肤病变则在两种类型的糖尿病发生的概率相等。综合文献,皮肤损害可以分四大类:①与糖尿病相关的皮肤疾病;②皮肤感染;③糖尿病并发症引起的皮肤损害;④药物反应。

物理因素可以导致合并神经病变、下肢血管病变的糖尿病患者的皮肤溃疡,最常见的是足溃疡。足部的慢性皮肤病变合并感染也可以诱发溃疡。糖尿病患者可以伴发其他常见皮肤疾病,如各种湿疹、皮炎、病毒和真菌感染、免疫性血管病变等。系统性疾病的皮肤病变也可以伴随糖尿病出现,如免疫系统、血液系统、泌尿系统疾病等。甲状腺、肾上腺、垂体等内分泌疾病有特征性的皮肤变化,也可以与糖尿病同时存在。某些皮肤病变虽然常见,但是未成为足病的危险因素,如病毒感染引起疱疹性疾病、色素变化病等未被提及。性传播的皮肤疾病较为少见。随着降糖药物的不断发展,药物导致的皮肤过敏已经比较少见。胰岛素注射后局部的脂肪萎缩、皮肤过敏也较少发生。

糖尿病皮肤病变与表皮屏障功能障碍、代谢及免疫紊乱等因素有关。研究发现,皮肤pH值增高有利于细菌繁殖,糖尿病患者皮肤糜烂灶局部的pH值明显高于对照组的皮肤,所以容易发生感染。糖尿病患者的胰岛素缺乏可以引起角质细胞功能异常、皮肤屏障障碍受损和创面愈合延迟。最近的多项研究发现,长期高血糖产生组织的非酶糖基化并产生终末期产物,是糖尿病患者合并皮肤病变长久不愈的重要原因。非酶糖基化产物随年龄增长而发生,但是糖尿病加速这个过程。换言之,糖尿病加速了皮肤和组织的老化。非酶糖基化产物减少酶和酸对胶原的溶解和消化。胶原的聚集造成皮肤增厚和关节活动受限,导致胖胀和关节畸形。糖尿病慢性神经病变使皮肤对交感神经反应增强,对低氧和热的反应低下。交感神经的过度反应使血管痉挛,加重微血管病变造成的皮肤缺血。微血管病变还可以造成管壁渗透性增大和血液漏出增多,致使组织水肿。高血糖亦损伤细胞免疫和体液免疫。尤其是使白细胞的趋向性、吞噬和杀菌功能降低。免疫异常导致细菌和真菌感染的概率明显增加。因此,糖尿病患者合并皮肤病变与糖尿病的病程、血糖控制不良有密切关系。少数患者以皮肤感染为糖尿病首发症状是由于血糖的升高过程缓慢,不易被发现,2 型糖尿病的诊断比较晚。

糖尿病患者可以发生关节疾病、关节的畸形,从而发生运动障碍,诱发足部溃疡。容易造成关节畸形的常见疾病是风湿性关节炎、骨关节炎症、痛风等。由于长期的高血糖环境,糖尿病患者关节周围软组织糖基化及周围神经病变所引起的肌肉萎缩等,导致关节僵硬、畸形、活动受限,尤其是手关节更为常见。肢体肌肉萎缩是糖尿病运动神经并发症,也是导致关节畸形、步态异常的因素。糖尿病合并的末梢神经病变引起下肢和足部感觉异常,影响了患者的步态稳定。长期异常步态引起足踝关节畸形。糖尿病患者合并夏科关节病并不少见,是造成足踝关节畸形的首要原因。

14.1 糖尿病相关的皮肤病

14.1.1 糖尿病皮病

糖尿病皮病发病率高,占 50% 以上。男性多于女性。常见于老年糖尿病患者和病史较长者。皮肤表现为下肢伸侧的环形或者不规则的小的棕红色,伴有局部萎缩的皮疹或者瘢痕斑、分布不对称。皮疹也可以发生于前臂、臀部和足踝两侧。皮疹呈新旧交替，但是不发展为溃疡（图14.1、图14.2）。病理检查提示表皮突起萎缩、中度角化过度和基底细胞黑色素沉着，真皮乳头层毛细血管扩张、成纤维细胞增生和水肿，微血管透明变性，红细胞外渗和含铁血黄素沉着。彩色多普勒检测提示色素沉着部位血流失调。国内学者研究发现胫前色素沉着处存在免疫复合物沉积。许多研究发现胫前斑与糖尿病视网膜病变、肾病有关。患者无不适感觉。

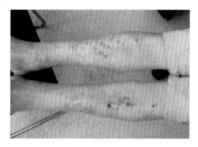 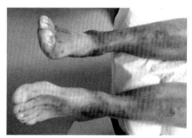

图 14.1　双下肢糖尿病皮病　　　图 14.2　双足糖尿病皮病

14.1.2　类脂质渐进性坏死

本病为少见的皮肤并发症，可以发生在糖尿病之前、之后或者与糖尿病同时发生。本病发生在胫前和足踝，通常为双侧性和多发性，也可以累及手、前臂和腹部、面部和头皮。皮损初期为红褐色丘疹，缓慢增大，互相融合形成不规则，边缘清晰稍隆起，呈紫红色，中间萎缩呈淡黄色，表面光滑有陶瓷样光泽，伴毛细血管扩张。通常无症状，大约30%的患者皮损成为溃疡，可伴有瘙痒、触痛和疼痛。约20%的患者皮损在3~4年后可自行消退，遗留萎缩性瘢痕（图14.3、图14.4）。

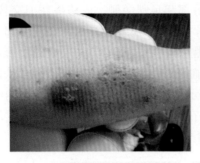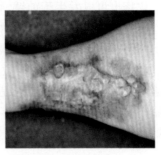

图 14.3　胫前糖尿病类脂质性皮
　　　　　肤坏死

图 14.4　糖尿病类脂质性
　　　　　皮肤坏死

14.1.3　糖尿病性大疱

　　本病少见，发病年龄 19～79 岁不等，男女比例为 2：1，常见于病程长及合并糖尿病神经病变的老年糖尿病患者。主要表现为肢端无痛性、自发性和非炎症性水疱。水疱基底不红，周围无红晕，直径 5～10 cm，形状不规则，形似烫伤，疱液清澈。水疱干涸后表面结黑厚痂。2～6 周后可以自愈，愈后不留瘢痕。通常无症状，偶尔有不适和烧灼感。好发生于小腿下部和足背、足两侧；有时可发生于手指、足趾、前臂等（图 14.5）。有些患者水疱反复发作。大疱的处理很简单，用无菌针头刺破疱皮，让组织液流出，无菌纱布包扎并制动，数天即可自愈。如果疱很小，也可不包扎。关键是不要发生感染。

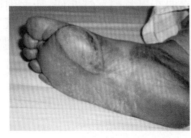

图 14.5　糖尿病皮肤大疱

14.1.4 糖尿病性皮肤增厚

糖尿病患者可以发生硬皮病样皮肤综合征，又称为蜡样皮肤，表现为手背和足背皮肤蜡样增厚，如鹅卵石样。有时累及前臂和股部。蜡样皮肤可以单独发生，常与手关节僵直同时存在。

14.1.5 糖尿病性肌肉萎缩

糖尿病运动神经病变导致肌肉营养不良使手大小鱼际、骨间肌萎缩，手指关节僵硬，甚至出现手背、足背蜡样皮肤增厚，似鹅卵石状(图14.6)。患者双手掌面和指关节掌面不能合在一起，形成所谓"祈祷手"。病变从第5指末端关节开始，然后向近端发展，最后累及全部手指关节。少数病例可以累及肘膝等大关节。患者感觉轻度手无力，尚不影响日常生活。足部肌肉萎缩导致高足弓、爪状趾、锤状趾等(图14.7)。这些病变造成患者步态不稳定，关节突出部位的皮肤溃疡。糖尿病病程长、血糖控制不佳是危险因素。

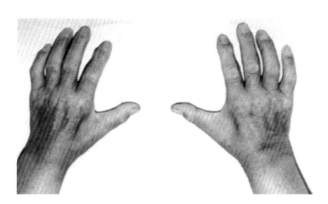

图14.6 糖尿病患者的手指关节僵硬和畸形，手部肌肉萎缩

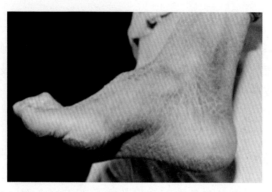

图 14.7 足部肌肉萎缩造成的高足弓和足趾畸形

14.2 机械性和物理性皮肤损伤

机械性和物理原因造成的皮肤损伤多种多样,包括压迫、挤压、摩擦、高温和低温等因素。足部的长期挤压可以造成胼胝和鸡眼(图 14.8~图 14.11)。胼胝和鸡眼增加了局部的压力,促进溃疡的发生。处理不当则是很多患者发生足溃疡、感染的直接原因。糖尿病末梢神经病变造成感觉异常,使患者对于异常温度和疼痛无正常的躲避反应,促使皮肤损伤。物理性损伤依季节、环境、卫生条件的不同而不同。除交通和生产事故外,日常劳动可造成身体暴露部位的伤害。家居生活中也会有挤压、烫伤、切割伤等。日常的血糖监测因为局部处理不当而出现手指皮肤感染。冬季取暖不当是高温皮肤烫伤的主要原因,高温地区生活者可能出现日晒皮肤损伤。

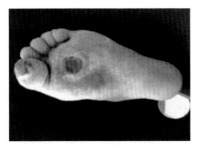

图 14.8　足**跚**趾及前掌部胼胝和
　　　　　鸡眼

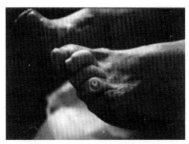

图 14.9　足第四趾背部鸡眼

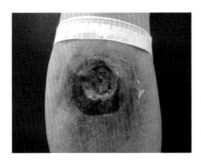

图 14.10　小腿因热水袋烫伤而
　　　　　造成的溃疡
需要警惕该患者同时存在下肢缺血性
病变

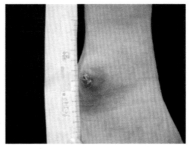

图 14.11　不合适的鞋摩擦造成
　　　　　的外踝皮肤损伤

　　冻伤发生在低温、潮湿环境内。患者血液循环差、营养不良、贫血、手足无汗甚至开裂等因素也参与发病。肢体长时间处于静止状态,醉酒等是促发因素。除了严寒的北方,在湿冷的南方地区也有人冻伤手足和耳朵。冻伤表现为局部局限性、隆起性、淤血性、水肿性红斑,界限不清。患处皮肤温度低,遇热后局部瘙痒,灼热和刺痛。严重者形成水疱、溃疡(图 14.12)。后期遗留色素沉着,减退和萎缩性瘢痕。春季皮肤损伤愈合,次年可以再次发作(图 14.13)。

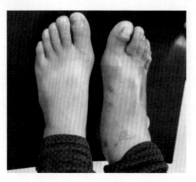 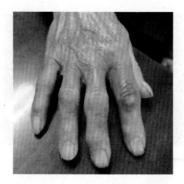

图 14.12　低温冻伤的足　　　　图 14.13　低温造成的手冻伤

　　在寒冷的冬天,尤其是北方,糖尿病患者因为寒冷烤火取暖,皮肤被烫伤或用电暖气被灼伤并非罕见。这一方面是因为周围神经病变导致感觉迟钝甚至感觉缺失,患者被烫伤而不自觉,另一方面由于全身血管病,尤其是下肢血液循环很差、严重的下肢缺血造成局部发凉、发冷,一旦出现足溃疡难以愈合且容易感染(图 14.14 ～图 14.16)。

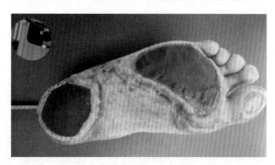

图 14.14　足部的高温烫伤(1)
严寒地区的患者冬季坐在烧热的炕上造成,由于神经病变,患者并不感觉足底灼热和疼痛,次日晨起发现

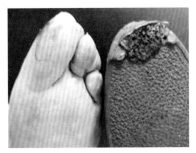 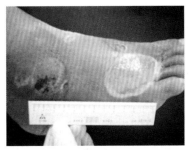

图 14.15　足部高温烫伤(2)
患者坐在炉前取暖,睡眠中鞋被火烧
破,足趾皮肤出现水疱

图 14.16　足部高温热水造成二
　　　　　度烫伤
糖尿病患者皮肤防御能力差,血液循
环障碍,水温在 60 ℃ 以上就可以造成
皮肤破损

　　糖尿病神经病变患者足部刺入钉子和类似的硬物,当时不感觉疼痛,出现感染后才被发现。图 14.17 是 55 岁男性患者足部,晚间外出散步时被钉子刺伤足部,当时未察觉。2 d 后看到袜子血污才发现并拔出钉子。第 3 天就诊时见足跟红肿、脓性分泌物溢出。表皮下形成大溃疡、组织缺血。经过局部清创和全身抗生素输入等治疗,4 周后局部炎症好转,经用促进创面愈合的速愈乐敷料后溃疡治愈。

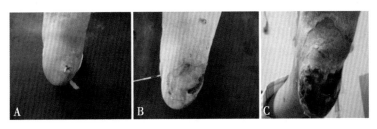

图 14.17　糖尿病神经病变患者足部钉子刺伤
A.足底钉子刺伤　B.足底钉子刺伤感染　C.足底钉子刺伤感染形成大溃疡

　　糖尿病患者理疗不慎造成足溃疡。常用的家庭理疗设备多为

局部加温,如超短波、红外线等。没有专业人员的指导,应用时间过长,局部温度过高,操作不当等均可以造成皮肤损伤。具有同样危险的还有传统医学的艾灸、拔罐等治疗。街头的足疗服务常因为足浴水温度高、按摩手法不当等容易造成足部皮肤伤害(图14.18、图14.19)。

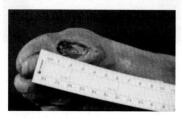 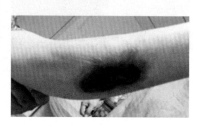

图14.18　足趾理疗不慎造成溃疡　　图14.19　热疗时不慎烫伤小腿皮肤

14.3　下肢皮肤感染性疾病

14.3.1　下肢蜂窝织炎(丹毒)

丹毒是一种由 α 族溶血性链球菌感染造成皮肤炎症,下肢较常见,表现为红斑、水肿、大疱和疼痛(图14.20)。患者可以发生高热,局部触之发热、压痛。大部分病例是足部轻微的创面感染造成,部分病变找不到原发的创面。

皮肤的细菌性感染还有痈、疖和毛囊炎。这些情况比较常见于面部、颈部和背部,由金黄色葡萄球菌感染造成。实验室检查提示炎症的血液学表现,如血白细胞增多、红细胞沉降率增快等。

下肢皮肤丹毒要与骨髓炎和夏科关节病鉴别。下肢骨髓炎多有外伤史,创面内可见感染的骨组织。X 射线片、磁共振成像和 CT 检查可以明确诊断。夏科关节病无炎症的血常规改变,感觉轻微疼痛,最后发生足部距骨、足踝部骨折、足弓塌陷、畸形。按照炎症治疗无效。

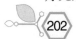

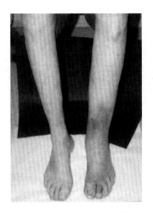

图 14.20 下肢丹毒

14.3.2 糖尿病合并结核病的皮肤病变

结核溃疡性狼疮病变占所有皮肤结核病的 50%~75%,多见于青年及儿童,病变侵及面部、臀部及四肢,亦可累及黏膜。基本损害为针头至黄豆大小的结节,质地柔软,呈褐红色,用玻片按压时呈棕黄色,用探针以轻微压力很易刺入,有少许出血及痛感。损害可向周围扩展,逐渐融合成片,边缘非常明显,病程冗长,多年不愈,或逐渐吸收而遗下菲薄、光滑的萎缩性瘢痕。在瘢痕边缘上尚可有新的结节产生。结节亦可破溃形成溃疡,愈后留有萎缩性瘢痕。系统抗结核治疗常获得良好的效果。与糖尿病足病溃疡的鉴别是溃疡未发生在压力大的位置,皮损边缘明显,同时有肺结核等结核病的证据,创面组织活检抗酸染色可查见结核分枝杆菌。

图 14.21 病例为 50 岁女性,糖尿病病史 8 年,平时口服格列苯脲和拜糖平。下肢溃疡 6 个月。无发热、咳嗽和咯血。结核菌素皮肤试验强阳性。肺部 CT 检查提示粟粒性肺结核。

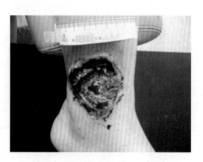

图 14.21 肺结核伴皮肤病变

14.3.3 糖尿病患者足部真菌感染

在糖尿病的患者中,身体浅部真菌病的发病率呈上升趋势,明显高于正常人群。皮损广泛,侵犯部位除手足外,还有大面积的体癣。且病程长,顽固难愈。糖尿病患者皮肤和体液中的糖含量高,长期性的高糖环境对于真菌是一种良好的培养基,利于其生长繁殖,容易继发感染。比较常见的是白念珠菌感染,部分形成肉芽肿,形成炎症性丘疹、结节、脓疱、斑块,表面可见黄褐色痂,结痂后有肉芽形成。

手足癣和甲癣最常见,足癣常表现为足趾间的浸渍糜烂和水疱,伴有瘙痒感(图 14.22、图 14.23)。搔抓后出现丹毒和继发性湿疹化表现。图 14.22 为手足念珠菌性肉芽肿。图 14.23 为足真菌感染后导致皮肤干燥。图 14.24 为足部和手部皮肤真菌感染。图 14.25 为足底大面积真菌感染造成皮肤严重干燥。

最为严重的真菌感染为罕见的头面部的毛真菌感染。这种感染起源于鼻咽部,可以迅速地侵犯颅内,致使患者昏迷。患者面部迅速肿胀,出现失明。鼻咽部找到毛真菌为重要的诊断证据。该类型的感染发展迅速,治疗效果差,病死率极高。

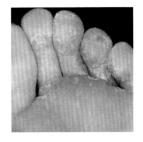

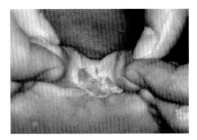

图 14.22　足癣　　　　图 14.23　足癣(足趾间浸渍糜烂)

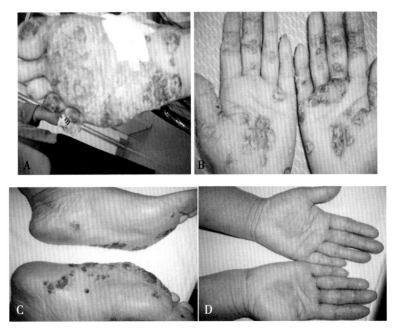

图 14.24　足部和手部皮肤真菌感染(A～D),专科治疗 3 个月后痊愈

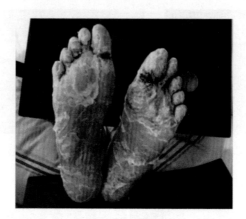

图 14.25　足底大面积真菌感染造成皮肤
　　　　　 严重干燥

14.4　糖尿病合并慢性皮肤病变

　　糖尿病患者常见的慢性皮肤病变包括慢性湿疹、皮炎等,其原因与非糖尿病患者并无区别。由于高血糖的持续存在,容易继发细菌感染。皮肤瘙痒则是最广泛的症状,老年人、干燥季节容易发生,多见于胫前、后背等部位。

14.4.1　湿疹

　　湿疹是一种慢性炎症,皮疹多样,有多种内外因素,有些最初表现为接触性皮炎,长期反复发作后皮疹表现为湿疹样。有些湿疹病因不详。从发病机制上看,湿疹是一种迟发性变态反应。

　　急性湿疹表现为密集粟粒样丘疹、丘疱疹或者小水疱,基底潮红。搔抓后水疱破后呈现渗出和糜烂。合并感染后发生炎症,可以形成脓肿、疖和淋巴管炎等。

　　慢性湿疹表现为皮肤增厚、浸润、棕红色或者带灰色,色素沉着,表面粗糙,覆以少许糠秕样鳞屑,或者因搔抓而结痂,部分出现苔藓样变。发生在小腿的湿疹多在胫前或者侧面,呈亚急性和慢性表现。有些小腿湿疹并发静脉曲张,称为静脉曲张样湿疹或者重力性湿疹。这种湿疹发生在小腿下 1/3 处,为局限性棕红色,弥漫密集丘疹、丘疱疹、糜烂、渗出、皮肤增厚、色素沉着。因此处皮下组织少,紧贴于其下的组织上,久之在接近踝部发生营养障碍性溃疡,湿疹的皮损可以沿皮下静脉曲张方向分布,有色素沉着及含铁血黄素沉着。处理不当引起全身泛发(图 14.26~图 14.29)。

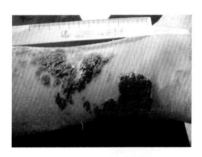

图 14.26　急性湿疹

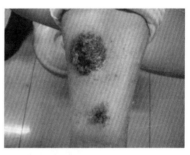

图 14.27　下肢皮肤慢性湿疹

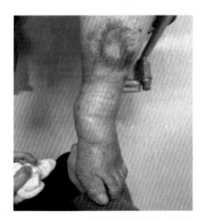

图 14.28　下肢淤积性皮疹,合并下肢静脉病变

同时有皮肤血液淤积导致淤斑和皮疹出现

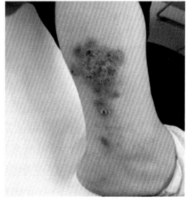

图 14.29　下肢皮肤慢性湿疹导致的皮肤苔藓化

与湿疹长期未愈合、衣裤摩擦有关

14.4.2　皮肤掌跖脓疱病

　　本病属于无菌性脓疱病,可能与银屑病同时发生,好发于手掌或者足跖,对称分布,皮损为粟粒大小皮下小脓疱,密集分布,融合成斑片状,有些脓液融合在一起成为脓糊。疾病可以侵犯足跟,当时不侵犯甲沟和甲床,呈慢性经过,陈旧性脓疱吸收、脱皮,新的脓疱又再生(图 14.30)。

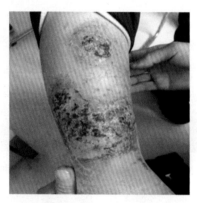

图 14.30　皮肤掌跖脓疱病

14.4.3　关节病型银屑病

　　该类型的银屑病除皮肤损害外,还发生类风湿性关节炎症状。其关节症状随皮肤病变同时加重或者减轻。多数病例的关节症状是继银屑病之后,或者银屑病多次发病、症状恶化后发生关节改变,或者与脓疱型银屑病、红皮型银屑病并发。约 10% 的病例的银屑病发生在关节炎之后。关节病变常发生在大小关节,亦可见于脊柱,但是以手、腕、足等小关节多见,特别是指(趾)末端关节受累更普遍。受累关节红肿、疼痛,重者大关节可以积液,周围皮肤也可以红肿,关节活动逐渐受到限制。长久后关节强直及导致肌肉萎缩。部分病例 X 射线片呈现类风湿关节炎样改变。糖尿病患者合并银屑病不少见。糖尿病并非银屑病的诱发因素,糖尿病的慢性并发症和银屑病之间关系尚不明了(图14.31)。

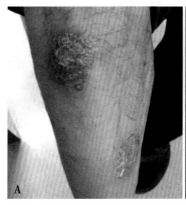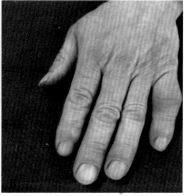

图14.31 糖尿病合并银屑病

该患者诊断糖尿病1个月,银屑病先于糖尿病发生,病程10年

A.小腿片状陈旧性斑片状银屑病皮损 B.手指关节肿胀变形、弯曲

14.5 糖尿病伴发的足部皮肤病

14.5.1 大疱性天疱疮

大疱性天疱疮多见于60岁以上的老年人,皮损泛发,好发于胸、腹、腋下及四肢屈侧。开始为瘙痒和四肢非特异性皮损,为疱壁紧张的水疱、大疱,伴有不同程度的瘙痒,反复发作,持续不愈。病变很少只局限于足部。水疱自樱桃大至核桃大小不等,呈半球状,疱壁紧张,疱液澄清,久之因纤维蛋白凝固而浑浊呈胶样,有时也带血性。疱壁较厚,几日内可以破,疱壁破溃后糜烂面不扩大,愈合较快,痂脱落后留有色素沉着。80%~90%患者合并黏膜损害,多在疾病泛发期和后期发生,主要侵犯舌、唇、腭、颊、会厌、外阴和肛门周围等部位。黏膜上发生小水疱,容易愈合(图14.32)。

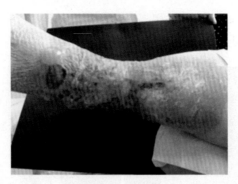

图 14.32　糖尿病患者的足部天疱疮
同时合并上臂天疱疮

该病多为慢性，自限性过程，病程数月到数年不等，平均 3～6 年。大多数患者治疗后可以完全缓解。对于年老患者，尤其是在活动期水疱期，未经治疗患者 1/3 死亡。预后差的参考指标是年龄大小、系统疾病、低白蛋白血症、应用大剂量皮质激素等。

本病需要与糖尿病大疱病鉴别。糖尿病的大疱病为糖尿病神经病变的特异表现，可以发生在手和足部，局部轻度疼痛，一般 3～7 d 后可以愈合。患者常有其他糖尿病神经病变的症状，如下肢麻木、疼痛、无知觉等，合并脑梗死的患者最常见。大疱病可以复发，但是不会反复发生，延绵不愈。天疱疮与免疫异常有关，治疗药物为糖皮质激素。

14.5.2　下肢痛风性结节

糖尿病患者合并痛风比较常见。痛风常与血脂异常、脂肪肝等代谢异常疾病同时存在。痛风加重了肝对胰岛素抵抗，促进了糖尿病慢性并发症的发生和发展，也是心脑血管并发症的诱因。痛风常在耳部、关节处形成痛风石，痛风石破溃后形成不易愈合的溃疡。而关节炎反复发作可以造成关节的畸形和损毁。

痛风性关节炎是由于尿酸盐结晶引起。尿酸盐结晶周围组织被上皮细胞、巨核细胞包围，在中性粒细胞的参与下成为结节。长时间引起骨关节侵蚀缺损,周围组织纤维化,关节僵硬畸形,结节破溃形成瘘管,有黄白色尿酸盐结晶排出,由于尿酸盐有抑菌作用,所以很少发生脓肿。但是可以形成慢性肉芽肿,不易愈合。痛风与冠心病、血脂代谢紊乱、肾脏疾病常同时出现,是糖尿病患者真正的危险。与糖尿病足的鉴别是骨破损后大量尿酸盐结晶溢出,溃疡发生在跟趾或者其他痛风容易受累的位置。该溃疡无特殊治疗方法(图14.33~图14.35)。

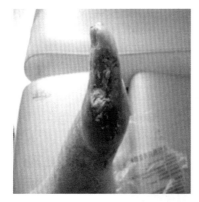

图 14.33 足部痛风结节破溃

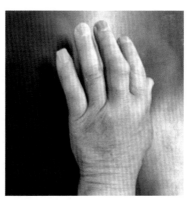

图 14.34 痛风导致指关节畸形

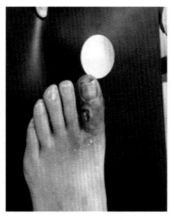

图 14.35 糖尿病患者合并足部痛风结节
患者自行处理痛风结节导致破溃,合并下肢血管病变

14.6　下肢静脉病变

　　下肢静脉病变多发生在老年人,糖尿病和非糖尿病患者均很常见,包括静脉曲张、血液回流缓慢甚至血栓形成等,表现为下肢水肿、溃疡和疼痛。下肢静脉血栓是急性肺栓塞的主要原因。部分患者下肢静脉病变是因为长期站立造成。糖尿病患者静脉病变可能与动脉病变同时存在,下肢出现静脉回流淤滞和动脉供血不足。患者感觉下肢疼痛、皮肤暗紫色和水肿,出现足部和下肢皮肤溃疡(图14.36、图14.37)。

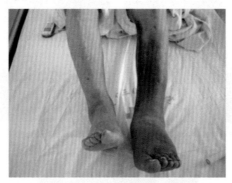

图 14.36　左下肢静脉性水肿
原因为取下肢静脉血管为心脏搭桥血管

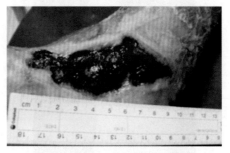

图 14.37　下肢静脉病变造成的静脉性溃疡
周边皮肤和组织苔藓样病变,基底肉芽组织水肿。老年人常见,
病变持久不愈,伴有剧烈的疼痛

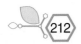

14.7 糖尿病合并血管病变

糖尿病合并血管病变最常见的是动脉硬化性疾病,包括冠心病、缺血性脑血管病和下肢血管病变。下肢和足的皮肤、软组织微血管病变及其周围神经病变使包括足在内的周围组织缺氧,皮肤干燥、无汗。

14.7.1 血管炎

糖尿病患者合并下肢血管炎症少见,多发生于青年或者中年女性,男性患者也可以罹患。局部病变具备血管炎症的表现,无下肢血管闭塞症的影像学征象。患者感觉疼痛,并伴有原发疾病的全身症状。免疫性血管炎、红斑狼疮、脂膜炎等均可以发生。与糖尿病足病鉴别是皮损多发、缓慢愈合、反复发作。该疾病目前尚无满意的治疗方法。首先应去除体内感染病灶,停用可疑的致敏药物,可选用适当抗生素、氯喹、氨苯砜、沙利度胺、吲哚美辛、水杨酸盐类和皮质类固醇激素等。预后良好。

图 14.38 的病例为女性患者,足底脂膜炎的局灶性血管炎和坏死,4 个月前出现四肢的皮下结节,并逐渐增大伴皮肤破溃,后结痂,疼痛明显,多处发作,形成皮损,并不断扩大。体温正常,伴有四肢关节和肌肉疼痛,检查发现右大腿、双足多处溃疡。下肢磁共振成像血管造影未发现血管狭窄。经过病理检查确诊(图 14.39)。病理报告:(右股部)皮肤组织表皮角化过度,棘细胞层肥厚,真皮浅层血管纤维组织增生,血管及汗腺周围以淋巴细胞、浆细胞及少数嗜酸性粒细胞、中性粒细胞浸润,皮下脂肪组织内脂肪变性,多量泡沫细胞、淋巴细胞、浆细胞、少量中性粒细胞浸润,可见多核巨细胞。

该类型脂膜炎为脂肪小叶性脂膜炎。全称为发热性结节性脂膜炎。表现为成批发作、红色、水肿性、结节大小不等,直径在 0.5 cm 以上,中等硬度,境界清楚。结节开始隐匿于皮下,发展后轻度隆起皮面,表面皮肤潮红、水肿,结节与皮肤粘连,活动性小,有明显触痛和自发痛。结节以四肢,尤其以大腿多见,对称分布,其次为躯干。少数为头面部。经过数周和数月后结节逐渐消退,消退后皮肤发生凹陷和色素沉着。这是脂肪发生萎缩性纤维化的结果。偶尔少数结节破溃,流出黄色油样液体,称为液化性脂膜炎。部分患者可发热,病变还可以侵犯肠系膜、大网膜和腹膜后脂肪组织。出现腹胀、腹痛、脂肪性下痢、小肠穿孔、腹膜炎等。还可以有肝大、肝功能异常等。甚至有些患者出现骨髓受累、肾上腺疾病和关节炎。本病病因不清,与脂肪代谢障碍、变态反应、自身免疫反应等有关。

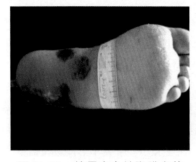 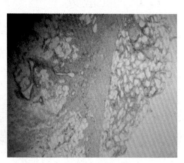

图 14.38　糖尿病合并脂膜炎的　　图 14.39　皮肤血管病变的病
　　　　　　血管病变　　　　　　　　　　　　　　理所见

　　图 14.40 病例为男性患者,下肢小血管炎症,反复出现下肢局部水疱—破溃—愈合—结痂数年。无下肢疼痛,局部冷和苍白等大血管病变表现。

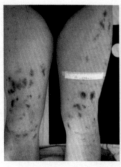 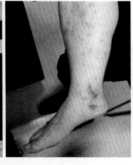

图 14.40　糖尿病合并下肢血管炎

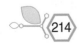

脉管炎也是一种血管炎症,又称为闭塞性血栓性脉管炎,与免疫系统异常有关,是一种累及四肢远端中小动静脉的慢性复发性血管炎,男性吸烟者常见,常发生在年轻患者,主要影响下肢,侵及足背、跖、胫动脉多见。90%的患者上肢有缺血症状,累及手掌、桡、尺动脉。45%的患者同时累及四肢。病理特征为炎症细胞浸润性血栓,而血管壁很少受累。

累及下肢血管的病例,其临床表现可以是局部缺血引起间歇性跛行、静息痛甚至趾端的溃疡、坏疽。病变在上肢的则表现为肢体无力、温度低、肌肉萎缩和血压下降。严重者也可以发生指端坏疽(图 14.41)。

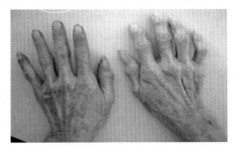

图 14.41　糖尿病合并上肢大血管炎症,
左手指甲发绀

14.7.2　钙化性小血管病

本病比较少见,病变为小动脉内膜和中层,包括血管平滑肌的钙化,造成血管闭塞。累及血管包括下肢、乳腺甚至生殖器。此病不同于动脉硬化性疾病,病变不是动脉内膜增生和粥样硬化。本病最早在 1962 年被提出,称为钙化性尿毒症性小血管病,描述尿毒症时的小血管钙化病,与尿毒症阶段合并的甲状旁腺疾病、钙代谢异常有密切关系。病理生理机制为动脉血管的骨化机制被激活。钙化性小血管病也可以形成血栓、血管闭塞、炎症坏死和皮肤溃疡。病损发生在较柔软的,富含脂肪的组织区域,如乳房、腹部、大腿等,皮肤和皮下组织损害最明显。皮肤病变为孤立或者多发皮损,进展迅速。常发红,类似蜂窝织炎,或者网状青斑样脱皮,浅紫色硬结及串珠样。皮肤剧痛难忍。感觉过敏是常见前驱症状,末期可以出现难于愈合的皮肤溃疡、坏死或者缺血性坏疽,常伴感染。少数患者发生骨骼肌、心肌、小肌群缺血性损害。典型肌病表现为受累肌群疼痛性坏死,常有"木质"样感觉,严重出现横纹肌溶解。局部皮肤创伤、胰岛素注射、透析后低血压、伴发败血症等均可以使皮损恶化。

发生下肢近端皮肤溃疡和缺血的病例需要与动脉硬化性疾病鉴别。小动脉钙化性病周围动脉搏动正常,磁共振成像和下肢血管造影无大动脉狭窄和闭塞征象。病变部位可以扪及结节。皮肤和局部血管活检提示钙化性病变(图 14.42~图 14.47)。治疗方法是治疗甲状旁腺疾病,甚至手术切除甲状旁腺;应用二磷酸盐类药物,改善血清钙和磷水平;低剂量纤容酶原抑制剂;硫代硫酸钠等。后者可以抗氧化,对抗小血管钙化。

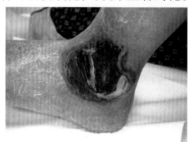 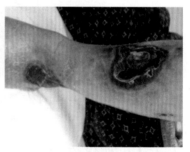

图 14.42　小动脉硬化性病变造成的皮肤溃疡　　图 14.43　动脉钙化造成的皮肤坏死

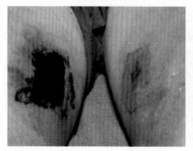 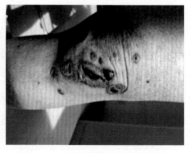

图 14.44　小动脉钙化造成的大腿皮肤坏死　　图 14.45　尿毒症患者下肢皮肤血管病变造成局部坏疽

该患者同时因血液透析应用肝素造成皮下出血

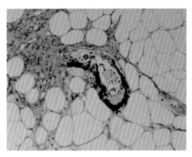 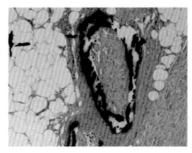

图 14.46　皮肤活检显示血管钙化　　图 14.47　皮肤活检显示血管钙化和皮肤组织钙化沉着

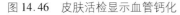

（图 14.46、图 14.47 为中南大学湘雅二院内分泌研究所廖二元教授提供）

14.8　足趾甲和关节病变

　　糖尿病患者甲床周围的皮肤可以出现红斑、博氏线（Beau's线）、甲分离、翼状胬肉、甲反向翼状胬肉、线状出血和甲黄色改变等及博氏线趾甲板异常、甲表面出现横形凹陷，其原因多为甲床血液供应差、局部营养不良（图 14.48）。足趾甲的病变包括真菌感染、炎症等（图 14.49）。趾甲和甲床的感染是发生足病的危险因素。慢性真菌感染等均造成趾（指）甲肥厚、弯曲、生长缓慢甚至停止、指（趾）甲脱落等。长期的末梢神经病变也影响甲床的营养供应。

　　嵌甲趾甲板呈弓形弯曲，两侧甲板缘深深包埋于趾甲软组织中，趾甲软组织会被弯曲的甲板包裹，呈圆笛形，有些疼痛（图 14.50）。

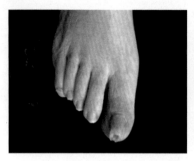
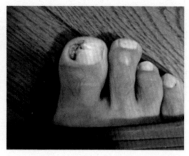

图 14.48 嵌甲　　　　图 14.49 足趾甲床炎症,切除感
　　　　　　　　　　　　染的部分趾甲后

　　足畸形在老年患者中比较常见。足畸形多继发于慢性关节炎、长期穿不合适的鞋袜、糖尿病运动神经病变等(图 14.50)。足部畸形使患者步态发生改变,足底压力异常分布,促进足部溃疡的发生。类风湿性关节炎导致的手足关节畸形很常见,形成手关节半脱位、足趾畸形和萎缩,足趾溃疡难于愈合,患者因此而失去生活能力(图 14.51)。糖尿病与类风湿性关节炎同时存在加重了胰岛素抵抗,增加了血糖控制难度,皮质激素的应用也使溃疡愈合更加困难。足部畸形患者行动困难,造成了骨质疏松。足部的骨质疏松也增加了局部骨折的风险。足趾畸形容易发生溃疡和感染(图 14.52)。

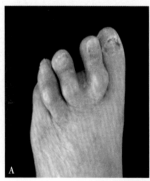
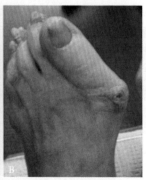

图 14.50 糖尿病神经病变
A.足趾屈肌挛缩,足趾屈曲畸形　B.踇趾外翻

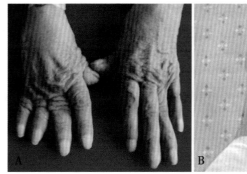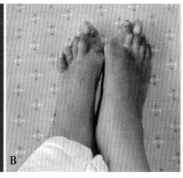

图 14.51　糖尿病合并类风湿性关节炎

A. 手指关节畸形、半脱位、手掌关节肿胀　B. 足趾畸形,失用性肌肉萎缩,关节表面的皮肤干燥、萎缩。足趾可见溃疡,甚至暴露足趾骨

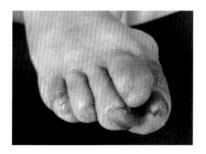

图 14.52　**跚**趾外翻、甲周感染和溃疡

14.9　糖尿病合并皮肤恶性肿瘤

　　和其他部位的恶性肿瘤一样,皮肤恶性肿瘤严重影响人民的健康乃至生命。根据国外某肿瘤研究所 1944—1961 年的统计,在 14 383 例皮肤恶性肿瘤中,按照病理检查结果,病种分布以基底细胞瘤最高,其次为鳞状细胞癌(简称鳞癌),再次为原位癌。另据美国 1949—1969 年统计,男性皮肤肿瘤占所有肿瘤的 23%,女性占 13%。在皮肤肿瘤病死率上,男性患者以南非和澳大利亚最高,分别是 4.95%/10 万和 4.54%/10 万。女性则以澳大利亚和爱尔兰

最高,分别是 2.71%/10 万和 2.21%/10 万。1995 年美国统计,死于皮肤肿瘤 3 638 人,占其他恶性肿瘤死亡的 1.5%,其中恶性黑素瘤几乎占半数。而黑素瘤和蕈样肉芽肿在全世界范围内显著增多。

在我国,皮肤肿瘤以鳞癌最为常见,其次为基底细胞瘤、黑色素瘤和淋巴网状系统肿瘤。皮肤肿瘤早期诊断和早期治疗无疑是提高治愈率和存活率的重要因素。

皮肤肿瘤的确切原因尚不清楚。糖尿病的存在不是皮肤肿瘤的原因。由于病例少见,所以未见糖尿病与非糖尿病两组人群的皮肤恶性肿瘤的病因、临床表现和治疗方法异同的系统研究。

14.9.1　足部黑素瘤

肢端恶性黑素瘤好发于手指或足趾及承重部位,足底(尤其是足后跟)是最常见的发病部位,在水平放射状生长时,通常表现为斑状损害,表面不隆起,当肿瘤发展至垂直生长期后,损害隆起呈斑块或结节,表面易破溃、出血(图 14.53)。识别早期黑素瘤的重要征象:①皮损直径≥6 mm;②皮损边缘不规则;③色素沉着不规则、不均一;④皮损不对称。详细询问病史,仔细查体,借助组织病理及免疫组化检查,肢端恶性黑素瘤与糖尿病足还是不难鉴别的。前者的皮损类似血管病变造成的皮肤溃疡。鉴别诊断的要点是黑素瘤呈隆起的斑块,发生于非压力增高的部位、无疼痛,辅助检查无血管病变征象。

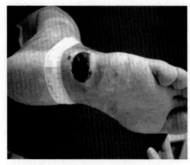

图 14.53　足底黑素瘤

图 14.54 是男性患者,75 岁。入院 3 年前无明显诱因下出现右足跖部皮肤发黑、破溃,未予重视,1 年前因"脑梗死"在当地医院治疗,测血糖升高,发现右足跖部皮肤发黑较前稍有扩大,并有渗液,皮肤破溃,诊断为"糖尿病、糖尿病足"。1 年来右足跖部皮肤反复破溃,多次以"糖尿病足"在当地医院给予清创换药等处理,效果欠佳。1 周来患者诉足底疼痛明显,走路不便,来院就诊。检查:双下肢不水肿。双足背动脉搏动可。右足跖部皮肤有一大小约 2 cm×4 cm 发黑病灶,轻度隆起,延及第 4~5 足趾间皮肤,有少许渗液,无明显异味,表面有黑色结痂(图 14.54A)。术后病理符合恶性黑素瘤(图 14.54B、C)。已有淋巴结转移。术后 2 年患者死亡。

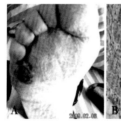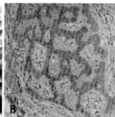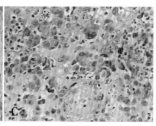

图 14.54 糖尿病合并黑素瘤
A.黑素瘤局部照片 B、C.病理结果

14.9.2 癌性足溃疡

14.9.2.1 足部基底细胞癌

本病起病时常无症状,初期多为基底较硬斑块状丘疹,有的呈疣状隆起,而后破溃为溃疡灶改变,不规则,边缘隆起,底部凹凸不平,呈菜花样外观。病变生长缓慢。先发生边缘半透明结节隆起并有浅在溃疡,继之渐扩大,可侵袭周边组织及器官,成为侵袭性溃疡。该肿瘤恶性程度低,很少发生转移。与糖尿病足鉴别要点是溃疡的菜花样外观(图 14.55)。

14

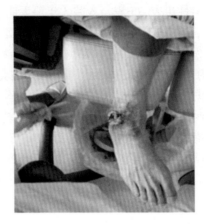

图 14.55　溃疡表面呈菜花样外观肿瘤细胞浸润性增长

图 14.55 是男性患者,76 岁,糖尿病合并高血压 10 年。2004 年出现左足踝溃疡,经换药等治疗持续 2 年不愈。查体:右足踝皮肤溃疡 3 cm×3 cm,菜花样外观,色灰白,触之可出血,有少量分泌物。化验检查:GHbA1c 5.2%,谷氨酸氨基转移酶 39 U/L,转肽酶 89 U/L,门冬氨酸氨基转移酶 42 U/L,白蛋白 31 g/L,乙型肝炎表面抗原阳性,甲胎蛋白 4 187 μg/L。磁共振片提示右侧外踝软组织肿胀、关节少量积液,为感染表现;超声和 CT 检查均提示肝硬化、肝右叶占位病变,55.8 mm×58.3 mm。右足踝溃疡病理检查结果为基底细胞癌。该患者皮肤癌变并非肝脏恶性肿瘤转移所致,而是与长期皮肤溃疡不愈有关。

14.9.2.2　皮肤淋巴瘤

间变性大细胞淋巴瘤是非霍奇金淋巴瘤的一种独立类型,临床上该病被分为原发性(系统性和皮肤)及继发性(由其他淋巴瘤转化而来)两种,病变表现为实体的、无症状的皮肤或皮下紫红色肿块。表面可发生溃疡,较少见的是多肿瘤结节的形式侵犯周边区域或多部位、多中心发生肿瘤为特征(图 14.56)。如果是全身淋巴瘤则可以寻找到骨髓和淋巴组织肿瘤根据。皮肤溃疡还可以发生在机体青斑部位。许多患者需要全身化疗,约 25% 的患者可有部分或全部消退,而经局部切除并加以化疗具有良好的预后。

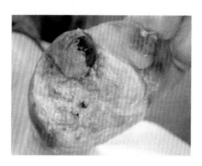

图 14.56 间变性大细胞淋巴瘤

14.9.2.3 皮肤鳞状细胞癌

皮肤鳞状细胞癌(简称鳞癌)非常常见,可以发生在长期紫外线照射、长期化学物品接触、外伤和瘢痕等,好发于头皮、面部、颈部和手背等暴露部位。有时也发生在非暴露部位,表现为浸润性硬斑、结节或者疣状损害。质地坚硬,损害迅速扩大,表面为菜花样增生或者中央破溃形成溃疡。基底部有浸润,边界不清,触之有坚实感。肿瘤组织周围充血,边缘污秽暗黄红色,溃疡表面有坏死组织和分泌物,味道腥臭。癌组织可以向深部发展。糖尿病足溃疡长期存在,可能发展为鳞癌。菜花状外观和病理检查是确诊等依据。

图 14.57 是女性患者,43 岁,诊断为"2 型糖尿病、糖尿病足溃疡"入某县级市中医院。3 个月前因左足跟部皲裂,在当地多家医院局部换药(各种中成药,具体成分不详)及克林霉素等抗感染治疗,溃疡一直未愈合,且溃疡面逐步扩大。换药时溃疡面极易出血,且对疼痛刺激非常敏感。病理诊断为皮肤鳞癌。

发生在下肢或足部的糖尿病皮肤肿瘤虽然不常见,但是需要与糖尿病足进行鉴别。皮肤癌症有特殊的外观,病理活检可以找到肿瘤细胞是特征性改变。许多患者有长期的足溃疡史,肿瘤的主要治疗方法为手术。

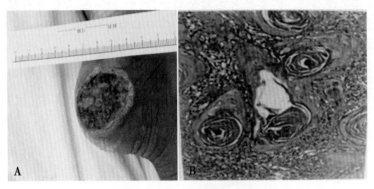

图 14.57　皮肤鳞癌性溃疡

A.足跟皮肤鳞癌性溃疡　B.病理切片 HE 染色,可见异性鳞状细胞

　　糖尿病患者合并皮肤病变的诊断和治疗需要内分泌科和皮肤科医生配合,进行皮肤活检、微生物检查等以明确诊断。诊治皮肤病变要克服先入为主的思维模式,及时请皮肤科医师会诊,与糖尿病足进行鉴别。

（王玉珍）

糖尿病与皮肤和足部关节病变

参考文献

[1]陈爱民.糖尿病的皮肤表现[M]//中国临床皮肤病学.赵辨.南

京:江苏科学技术出版社,2009:1752.

[2]陈爱民,钱伯源,顾志杰.内分泌、代谢及营养性皮肤病[M]//中国临床皮肤病学.赵辨.南京:江苏科学技术出版社,2009:1416-1417.

[3]沈建平.杆菌感染性皮肤病[M]//中国临床皮肤病学.赵辨.南京:江苏科学技术出版社,2009:489.

[4]郭宁如,王家俊.真菌感染性皮肤病[M]//中国临床皮肤病学.赵辨.南京:江苏科学技术出版社,2009:555.

[5]赵辨.中国临床皮肤病学[M].南京:江苏科学技术出版社,2009:725.

[6]朱文元,张汝芝.无菌性脓疱性皮肤病[M]//中国临床皮肤病学.赵辨.南京:江苏科学技术出版社,2009:858.

[7]赵德明,王飞.丘疹鳞屑性皮肤病[M]//中国临床皮肤病学.赵辨.南京:江苏科学技术出版社,2009:1008.

[8]朱文元,张汝芝.免疫性大疱病[M]//中国临床皮肤病学.赵辨.南京:江苏科学技术出版社.2009:843.

[9]张美华.皮肤血管炎[M]//中国临床皮肤病学.赵辨.南京:江苏科学技术出版社,2009:882.

[10]钱伯源,陈爱明.皮肤脉管性疾病[M]//中国临床皮肤病学.赵辨.南京:江苏科学技术出版社,2009:843.

[11]曾学思.皮肤肿瘤[M]//中国临床皮肤病学.赵辨.南京:江苏科学技术出版社2009:1509.

[12]孙建方.恶性黑素瘤[M]//中国临床皮肤病学.赵辨.南京:江苏科学技术出版社,2009:1644.

[13]陆树良,谢挺,牛轶雯,等.创面难愈机制研究:糖尿病皮肤的"微环境污染"[J].中华烧伤杂志,2008,24(1):3-5.

[14]黄颂敏,杨赤彬.警惕老年人钙性尿毒症性小动脉病[J].中华老年医学杂志,2006,25(1):16-17.

[15]王玉珍,吕世超,缪从庆,等.需要鉴别的似是而非的糖尿病足病[J].中华糖尿病杂志,2013,5(6):374-377.

[16] ROMANO G, MORRETTI G, DI BENEDETTO A, et al. Skin lesions in diabetes mellitus:prevalence and clinical correlations[J]. Diabetes Res Clin Pract,1998,39(2):101-106.

[17] YOSIPOVITCH G, TUR E, COHEN O, et al. Skin surface pH in intertriginous areas in NIDDM patients,possible correlation to candidalintertrigo[J]. Diabetes Care,1993,16(4):560-563.

15 预防糖尿病足溃疡复发

糖尿病足溃疡复发在临床上是个非常常见的问题。由于溃疡的复发使得患者的病程延长、生活质量严重下降、医疗花费增加及精神负担加重,甚至增加截肢率和死亡率。

15.1 糖尿病足溃疡复发的特点和流行病学

糖尿病足溃疡的复发率由于研究方法、观察对象不同变化较大,总体呈现如下特点:①复发率高,有研究发现既往有足溃疡病史的患者 1 年内复发率为 20% ~ 58%,3 年内溃疡复发率在 60% 左右。我国的一项流行病学数据显示 1 年内复发率约为 31.6%。②随病程的延长复发率呈逐渐增加趋势,足溃疡 1 年的复发率约为 30%,2 年的复发率约为 50%,3 年的复发率约为 60%,而 5 年的复发率超过 70%。③导致溃疡复发的原因复杂,既有不可控的诸如糖尿病病程、年龄等因素,也有诸如血糖控制不良、糖尿病知识水平低、自我护理和关注不足等可控因素,其中可控因素占主要原因。④复发的糖尿病足溃疡预后更加不良,治愈率和生存率都呈显著下降趋势,而截肢率、死亡率明显增加。⑤足溃疡的复发是可以防治的,国内外有很多的指南、规范和经验可供参考用来防治糖尿病足溃疡的复发。

15.2 影响糖尿病足溃疡复发的因素

影响糖尿病足溃疡复发的因素较多,主要包括以下因素。

(1)截肢病史 相比与没有截肢的糖尿病足患者 1 年、3 年和 5

年足溃疡复发的累积截肢率分别为3%、10%和12%,有截肢的患者1年、3年和5年足溃疡复发的累积截肢率高达13%、35%和48%。截肢使得患者残留足生物力学发生改变,如果没有得到恰当的防护,其溃疡的复发率自然会增加。

(2)溃疡的发生部位 跖部因其特殊的解剖结构使得在行走时作为主要的着力点而容易发生压力性溃疡,如果跖部有溃疡的患者,其3年内复发的比值比(OR)高达8.62(95% CI 2.2~33.2)。

(3)骨髓炎 既往有骨髓炎的患者3年内再发溃疡的 OR 为5.17,(95% CI 1.4~18.7)。一方面骨髓炎使得患者骨结构发生破坏,从而使得在行走时应力异常,另一方面骨髓炎如果没有得到很好的诊治转为慢性骨髓炎从而会使得溃疡复发率增加。

(4)血糖控制差 糖化血红蛋白>7.5%的患者溃疡再发风险明显增加,其再发溃疡的 OR 为4.07,(95% CI 1.1~15.6);糖基化总产物也会导致神经病变的发生,导致足病变皮肤厚度和强度下降、肌腱增厚、骨骼肌萎缩、骨密度下降、关节活动障碍等,而这些都是导致足溃疡发生的重要原因。

(5)C反应蛋白(CRP)水平 如果CRP > 5 mg/L,患者足溃疡再发的风险 OR 为4.27(95% CI 1.2~15.7);C反应蛋白水平的升高预示着患者存在慢性炎症反应,而这种慢性炎症反应可能是足溃疡没有完全愈合而留下并导致足溃疡的复发,C反应蛋白可能成为预测足溃疡再发的指标之一。

(6)神经性关节病或周围神经病变 众多的研究都认为神经关节病或神经性溃疡是溃疡复发重要的和独立的危险因素。感觉神经病变使得患者的感觉减退或者消失、避开危险的能力下降;运动神经病变使得患者骨骼肌萎缩、肌腱挛缩诱发关节畸形及患者平衡能力下降,从而易引发足溃疡的发生;自主神经病变使得患者皮肤泌汗功能改变,出现泌汗增加致皮肤浸渍或者泌汗减少诱发皮肤的皲裂从而易发溃疡。

(7)微小创伤 无意识的微小损伤是糖尿病足溃疡复发重要的危险因素。微小创伤的发生可能是由于鞋袜的不适当、光脚穿鞋或走路,也可能是外力或者外物的作用引起。

(8)生活方式异常　酗酒、吸烟、独居、无足病变护理的习惯、非合适的鞋袜及治疗依从性差等。这些生活行为的异常被公认为是糖尿病足的危险因素,也是糖尿病足溃疡复发的危险因素。

(9)糖尿病患者对糖尿病的知识水平及关爱自己足的程度　知识水平越低的患者自我关爱足的能力越差,其糖尿病足发病率越高。

15.3　预防糖尿病足溃疡复发的措施

预防糖尿病足溃疡复发问题其实是糖尿病足三级预防中的第三级预防的一个方面,预防的主要手段是对症治疗、康复治疗和随访观察。对症治疗可以改善糖尿病足患者的症状,预防其后续的并发症等;康复治疗是对已丧失功能、残者或者足畸形者进行康复治疗,促进其身心康复;随访观察则是密切随访和观察患者,包括利用各种形式长期教育患者,提高患者识病和防病的能力。预防糖尿病足溃疡复发的主要措施包括以下各项。

(1)强化足病变检查随访　国际糖尿病足工作组建议既往有足溃疡史的患者每1~3个月就需要专业的医护人员随访检查1次,检查足部异常的症状和体征;对于有周围神经病变的患者,强化足溃疡病史、截肢病史的采集,周围血管情况、足形态、既往溃疡发生部位和特点情况及足部卫生情况信息收集,通过有效的足病变检查和病史信息收集,可以早发现新的溃疡或者引起溃疡复发的危险因素,从而降低溃疡的复发率。

(2)改变患者生活行为　教育患者不能光脚走路和穿鞋,不穿薄底拖鞋等;教育患者养成每日洗脚和检查双脚的习惯,避免使用腐蚀性化学物质清除胼胝等,避免使用膏药治疗关节和肌肉疼痛;教育患者坚持使用护肤霜防止皮肤开裂;教育患者戒烟限酒和合理科学运动。通过教育患者,提高患者对糖尿病和糖尿病足的认知能力,鼓励患者坚持改变生活方式对预防糖尿病足溃疡的复发具有重要价值。

（3）矫正糖尿病患者的神经关节畸形或者使用定制的减压支具 对于夏科关节、爪状趾、踇趾外翻、锤状趾、扁平足和高弓足的患者,如果保守治疗效果欠佳时,甚至可以考虑手术行肌腱延长术、关节成形术、跖骨头切除术等治疗。矫正足畸形和足底压力异常对预防足溃疡的复发具有重要的意义。减压治疗和根据足底生物力学制作的保护性支具:对于神经性溃疡患者,即使微小的创伤都会引起足溃疡的再发,有效的减压鞋具能很好地重新分布足底的压力从而有效地预防这类患者足溃疡的复发,然而没有足够的证据说明改良的减压鞋(如根据足三维扫描定制的鞋、多层材料的鞋垫等)优于常规定制的减压鞋。

（4）对糖尿病足患者进行全程管理 提供患者包括专业性的糖尿病足治疗、形式多样的足病知识教育等综合性的足病变诊治手段。每1~3个月对患者重新教育或者评估一次对于预防足病变复发很有必要。

（5）鼓励患者居家进行皮温监测 有研究发现糖尿病足患者进行居家皮温监测相比单纯足部检查,能更有效预防糖尿病足病变的复发,通过皮温监测可以及早发现皮肤的感染。

（6）严格控制好包括血糖在内的代谢 减少由于代谢异常导致的并发症的加重及由于代谢本身异常导致的骨、肌及肌腱的生物力学异常而导致的足溃疡的复发。

（7）彻底治愈糖尿病足溃疡,特别是骨髓炎 溃疡复发与慢性骨髓炎有很大的关系,不规律、不合理的足病变治疗可能给患者留下慢性骨髓炎的后遗症从而诱导足溃疡的复发。

15.4 预防糖尿病足溃疡复发存在的问题和将来研究方向

预防糖尿病足溃疡的复发问题目前尚缺乏足够多的多中心合作的随机对照研究及真实世界的大数据证据来指导临床。特别是在减压支具、患者教育、随访内容和时限及关于糖尿病足溃疡复发的病理生理机制上尚存在众多待研究的问题。开展糖尿病足溃疡诊治领域的多中心合作的随机对照研究、关注现实世界的关于糖尿病足溃疡的大数据分析及开展糖尿病足溃疡复发的病理生理机制研究是未来重点方向。

（杨兵全）

预防足溃疡复发

参考文献

[1] 吴伟珍,黄玉莲,岑慧红.2 型糖尿病合并糖尿病足患者生命质量及影响因素[J].广州医学院学报,2014,42(1):83-86.

[2] APELQVIST J, LARSSON J, AGARDH C D. Long-term prognosis for diabetic patients with foot ulcers [J]. J Intern Med, 1993, 233(6):485-491.

[3] SINGH N, ARMSTRONG D G, LIPSKY B A. Preventing foot ulcers in patients with diabetes[J]. JAMA,2005,293(2):217-228.

[4] HELM P A, WALKER S C, PULLIUM G F. Recurrence of neuropathic ulceration following healing in a total contact cast[J]. Arch Phys Med Rehabil,1991,72(12):967-970.

[5] UCCIOLI L, FAGLIA E, MONTICONE G, et al. Manufactured shoes in the prevention of diabetic foot ulcers[J]. Diabetes Care,1995,

18(10):1376-1378.

[6]DUBSKY M,JIRKOVSKÁ A,BEM R,et al. Risk factors for recurrence of diabetic foot ulcers:prospective follow-up analysis in the eurodiale subgroup[J]. Int Wound J,2013,10(5):555-561.

[7]JIANG Y,WANG X,XIA L,et al. A cohort study of diabetic patients and diabetic foot ulceration patients in China[J]. Wound Repair Regen,2015,23(2):222-230.

[8]WU S,ARMSTRONG D G. Risk assessment of the diabetic foot and wound[J]. Int Wound J,2005,2(1):17-24.

[9]WROBEL J S,NAJAFI B. Diabetic foot biomechanics and gait dysfunction[J]. J Diabetes Sci Technol,2010,4(4):833-845.

[10]WAAIJMAN R,DE HAART M,ARTS M L,et al. Risk factors for plantar foot ulcer recurrence in neuropathic diabetic patients[J]. Diabetes Care,2014,37(6):1697-1705.

[11]CONNOR H,MAHDI O Z. Repetitive ulceration in neuropathic patients[J]. Diabetes Metab Res Rev,2004,20(Suppl 1):S23-S28.

[12]DESALU O O,SALAWU F K,JIMOH A K,et al. Diabetic foot care:self reported knowledge and practice among patients attending three tertiary hospital in Nigeria[J]. Ghana Med J,2011,45(2):60-65.

[13]BUS S A,VAN NETTEN J J,LAVERY L A,et al. IWGDF guidance on the prevention of foot ulcers in at-risk patients with diabetes[J]. Diabetes Metab Res Rev,2016,32(Suppl 1):16-24.

[14]BUS S A,WAAIJMAN R,ARTS M,et al. Effect of custom-made footwear on foot ulcer recurrence in diabetes:a multicenter randomized controlled trial[J]. Diabetes Care,2013,36(12):4109-4116.

[15]BUS S A,VAN DEURSEN R W,ARMSTRONG D G,et al. Footwear and offloading interventions to prevent and heal foot ulcers and reduce plantar pressure in patients with diabetes:a systematic

review[J]. Diabetes Metab Res Rev,2016,32(Suppl 1):99-118.

[16]SKAFJELD A,IVERSEN M M,HOLME I,et al. A pilot study testing the feasibility of skin temperature monitoring to reduce recurrent foot ulcers in patients with diabetes:a randomized controlled trial[J]. BMC Endocr Disord,2015,15(1):55.

[17]INTERNATIONAL DIABETES FEDERATION. IDF Clinical Practice Recommendations on the Diabetic Foot 2017[M]. Brussels:IDF,2017.

[18]AMSTRONG D G,BOULTON A J M,BUS S A. Diabetic foot ulcers and their recurrence[J]. NEJM,2017,376(24):2367-2638.

16 糖尿病足诊治中的多学科合作与分级管理

16.1 糖尿病足防治的现状

最近的全国性糖尿病足溃疡调查显示,尽管我国大医院的糖尿病足的总截肢率并没有明显下降,但是,足溃疡的愈合率增加,大截肢率明显下降,2004 年住院糖尿病足溃疡患者的大截肢率为 5.9% ,2012 年则下降到 2.3%。而且,这是在 2012 年住院糖尿病足患者病情较 2004 年的患者更为严重的基础上达到的。一个重要的原因就是我们在全国范围内积极开展和促进三甲医院糖尿病足防治中的多学科合作。外科医生的及早或适时介入使糖尿病大截肢率明显下降,足溃疡愈合率明显提高。另外,一些与糖尿病足相关临床新技术的开发也提高了糖尿病足溃疡的愈合率和降低了截肢率。这些新技术往往也涉及多个学科。

16.2 糖尿病足诊治中的多学科合作

在中华医学会糖尿病足与周围血管病学组的带领下,经过近 30 年的临床摸索及研究,学习了发达国家糖尿病足防治和管理的经验,糖尿病足及其相关专科的医护人员已经充分认识到,糖尿病足临床诊治的单一诊治模式,应该转变为"糖尿病足诊断、治疗及预防的多学科协作",需要强调预防为主、专业化团队建设和打造区域性的糖尿病足中心。近几年我国各地如北京、南京、成都、重庆、杭州、温州、上海、哈尔滨、牡丹江等地已经成立了多家多学科合作为基础的糖尿病足中心。

糖尿病足防治中的多学科合作可以有效地提高足溃疡愈合率和保肢率,这是经过国内外长期的医疗实践所证实的。由综合性医院的多学科团队加强糖尿病足溃疡的综合治疗,可以缩短糖尿病足的住院时间、降低致残和截肢率。处置路径可以更有效的方式标准化。国外的研究显示,大约25%的住院患者有糖尿病,其中20%的患者有某种形式的糖尿病足病变,他们需要积极的医疗护理和随访。国外学者报道,伴有骨髓炎的患者由包括骨科医师和感染性疾病专家在内的团队负责治疗时,这些患者的结局改善。美国的经验证实,在退伍军人管理系统的患者接受高质量的医疗护理和协调而又规律的随访,这些糖尿病足患者的截肢率明显降低。Namur 等报道 19 例因复杂情况正在接受保肢治疗,这些患者或准备截肢或处于截肢危险之中,其中的 18 例在接受教学医院的多学科合作干预后避免了截肢。法国卫生行政管理部门明确要求,糖尿病足患者应该在 48 h 内到有糖尿病足团队治疗的医疗中心就诊。

在糖尿病足门诊和保肢随访中,多学科团队合作的模式同样有益。采用这种模式,Keyser 报道,在门诊创面护理计划中的糖尿病足溃疡愈合率为88%,大截肢后的对侧肢体保肢率是93%。有一些证据提示,通过门诊筛查会及早发现足病变而使得截肢部位更低。Holsteins 发现,在建立多学科糖尿病足医护途径后,大截肢发生率下降了75%。

多学科团队医疗模式在治疗糖尿病足和保肢方面有良好的费用/效果比。Ortegon 等报道,联合应用有效的糖尿病足医疗护理和强化血糖控制减少了约58%的截肢率。其他的研究也已表明保肢有很好的费用/效果比,因为如果施行近端的截肢,那么就需要更高的康复与假肢费用。将这些数据再加上住院时间缩短,经济学效益是明显的。糖尿病足的临床实践指南提倡有效的处治和推动及时会诊或将患者转送到有条件的合适的专科,也起着节省费用的作用。在教学医院和任何提供糖尿病足保肢服务的医疗单位,糖尿病足的多学科合作应该是一种标准的治疗措施。

多学科团队保肢服务需要了解糖尿病足病变分类和病程、血糖控制水平、心血管危险因素和其他糖尿病并发症等。对于有许多合并症或并发症的患者而言,有时远端的小截肢相应于大截肢而言,对于患者更有利更安全。欧洲的经验说明,在糖尿病人群中,至少50%的截肢可以通过协调有序的医疗措施被避免,预防措施包括对于早期损伤的积极干预、动脉重建、减少危险因素、加强患者教育和适当的门诊护理。专业化的综合治疗不仅提供高质量的糖尿病保肢服务,不仅仅是控制急性感染或缺血,而且也提供包括预防、教育和尽早干预的门诊服务。

必须对糖尿病足患者进行全面的和局部的评估,全面的评估包括患者的年龄、糖尿病及其足病变病程、预期寿命、血压控制、代谢控制和营养状况、糖尿病并发症及伴有疾病等。局部的评估包括缺血、神经病变和感染及足病变有否畸形、有否发病诱因、溃疡的性质及其严重程度等。从这些评估可以看出,患者的治疗涉及许多不同的科室和专业。

对于提供广泛的、有效的和费-效比费用/效果良好的糖尿病保肢医疗而言,建立多学科合作团队最为关键。三甲医院收治糖尿病足患者应贯彻以患者为中心的理念,协调服务,有专业化的多学科专家的积极参与,互相合作,各负其责又无缝衔接。多学科团队的专家包括足病师(我国现阶段没有专业的足病师,已经培养糖尿病足病护士和创面护士来从事部分足病师工作)、骨科医师、内科医师、内分泌专家(糖尿病专家)、感染病专家、心血管专家、肾病专家、血管外科专家、眼科专家、整形外科专家、护理人员、营养师、介入放射学专业人员及足矫正师、理疗师等。根据医疗中心的实际情况和需要,这种团队人员肯定会进行调整或扩充。心理师和疼痛专家也很有用。许多辅助服务对于发展多学科团队的理念至关重要。所有这些专家和服务都可以整合在多学科的保肢治疗中。有时,这些专业的作用可以是重叠的。但不管怎样,个体的专家服务应该是专业的,团队的合作应该是以患者为中心的。

在教学医院的致力于糖尿病足临床的服务具有许多优势。一个优点是协调不同专家参加广泛的医疗服务的能力。在大的医疗中心,互相最有联系的有关医疗服务往往在一个空间。这提高了效率,不仅仅是提供了服务,而且减少了患者的反复会诊,改善了患者治疗顺应性。一般而言,教学医院的团队培养更注重研究。这类中心被首选为区域性的接受疑难复杂病例的会诊和收治中心。管理糖尿病足的多系统的服务十分吃力,糖尿病足住院日长、医疗费用高也给三甲医院收治这类患者带来困难。在大的专科医疗中心,这种住院复杂患者的日程管理常常落实到住院医生和进修生身上,他们的作用非常重要。每天的创面检查、敷料变化、清创、实验室资料、定期的血液培养和常规用药都是住院医生的任务。鉴于我国目前的医疗体制和降低患者医疗费用、提高医疗资源更有效地使用及方便患者,严重的糖尿病足溃疡患者经过三甲医院专科处治且病情稳定后,也可以在社区医疗服务中心接受经过培训的有资质专科创面护士的日常清创、换药处理。这些社区医疗中心可以在三甲医院糖尿病足专科的帮助指导下,开展糖尿病足的诊治工作,尤其是高危糖尿病足的筛查和日常管理、跟踪和教育工作。

16.3 糖尿病足的分级管理

在强调糖尿病足的多学科合作同时,必须强调糖尿病足的分级管理。糖尿病足实施分级管理有利于提高糖尿病足的愈合率、降低截肢率及降低医疗费用。

初级医疗单位如社区医疗中心,应该完成糖尿病患者的足病变风险评估,对于有足病变危险因素的患者实施有效的教育与管理,预防糖尿病足溃疡的发生、发展。国外的经验证明,有效的预防措施可以使一半的患者不发生足溃疡或截肢。这种预防的关键是尽早识别出有糖尿病足高度危险因素的患者,预防糖尿病足溃疡教育管理、避免促发足溃疡的因素、防止愈合的溃疡复发。对有足溃疡危险因素的患者加强糖尿病教育和定期筛查是保证这些预防措施行之有效的前提。通过询问病史和临床体检,发现有糖尿病足溃疡危险因素者要给予特别的注意,加强筛查和采取有针对性的防治措施。

二级医院具备一定的处理足溃疡条件和诊治糖尿病及其足病的能力,适合轻症糖尿病足的处治。所谓轻症足病变,主要的是单纯的表浅的糖尿病足溃疡,患者年轻且血糖控制良好、无明显的糖尿病并发症。对于这类足溃疡,主要是制动、清创、换药及控制好有关影响足溃疡愈合的因素、避免和控制局部感染等。

对于合并严重感染和(或)缺血的糖尿病足溃疡患者,一般的二级医院不一定具备处治这类患者的能力,需要及时将患者转诊到具备血管外科、骨科、创面外科、矫形外科和糖尿病专科等相关专业的综合性医院,由多学科合作的团队进行糖尿病足的综合治疗,以提高足病变愈合率和降低截肢率。对于糖尿病足的认识不到位、处理不专业、转诊不及时、合作不密切,这些都是造成糖尿病足患者截肢的因素。对于严重的感染、缺血的糖尿病足溃疡而言,时间就是组织,时间就是生命。及时正确的处治至关重要。一旦本科室本院不具备这方面的软硬件条件,及时转诊是必需的。

从现实的角度看,没有必要每个医疗单位都设置糖尿病足中心,但是,我国一个省可以有数千万甚至上亿人口,大的地级市可以有上千万人口,建设区域性的糖尿病足中心则很有必要。

按照糖尿病足的危险程度进行分类管理。无足病变危险因素的糖尿病患者为足部动脉搏动正常、尼龙丝触觉正常、没有足的畸形、无明显的糖尿病慢性并发症的患者。对于这些患者实施年度的糖尿病并发症筛查,尤其是足病变检查即可,进行一般管理和教育。

已经有糖尿病足危险因素的糖尿病患者,则需要足病变专业人员进行教育与管理、尽可能地降低糖尿病足的发病危险、预防足溃疡的专业化处治,如去除胼胝、选用合适鞋袜及其必要时的减压制动措施等。

对于已经有足溃疡的糖尿病患者,需要及时、科学地治疗。糖尿病患者合并下列危险因素:皮肤颜色的急剧变化;局部疼痛加剧并有红、肿等炎症表现;新发生的溃疡;原有的浅表溃疡恶化并累及软组织和骨组织等,需要多学科合作处理。有下列情况时,及时转诊或会诊,如播散性的蜂窝织炎、全身感染征象、骨髓炎、下肢发展快速的严重缺血性改变。及时转诊有助于降低截肢率和减少费用。这类糖尿病足患者的处治,一般应该在有糖尿病足诊治经验团队的综合性医院完成,因为这些严重的足病变处理往往涉及多专业多科室,并不是简单的控制高血糖和处理创面的问题。专业化的处治足病变至关重要。例如,法国卫生当局要求,糖尿病足溃疡的患者必须 48 h 内到专业的足病医疗机构就诊。

16.4   糖尿病足基本临床治疗路径

(1)评估   全身情况,如代谢、营养、并发症、其他组织器官;局部情况;足病变分类分期,足病变发病三大因素即血管、感染、足部压力(vascular,infection,pressure;VIP)。

(2)病情分类   必须截肢的,转诊给骨科处理;难以保肢的,需要多学科会诊,按照足溃疡的性质和严重程度及有否感染,确定患者的入住科室和治疗方案。可能保肢和可以保肢的,积极协调,按照病情轻重缓急,多学科合作,分工负责,无缝衔接。还要积极与患者及其家属沟通,取得他们的理解和配合,并尊重他们的意见。

(3)基本处理   代谢控制、营养支持、并发症处理。局部处理:清创、改善血供、抗感染、减压、敷料选择及各种新技术的应用。

(4)防治溃疡复发   许多医生着眼于足溃疡的愈合和避免截肢。但这还不够。假如,患者花费了数万元,足溃疡确实愈合了。但出院不到 1 个月,足溃疡又复发,甚至发展到足坏疽、截肢,其结局一样很悲哀。所以,对于已经愈合出院的糖尿病足溃疡患者,还要重视其高危因素的定期随访和纠正,加强预防足溃疡的措施;教育患者及早发现并处理任何加重足溃疡发生、发展的因素。并告知患者及家属,一旦有困难,及时寻求医务人员的帮助。

(许樟荣)

糖尿病足病诊治中的多学科合作与分级管理

参考文献

[1] 中华医学会糖尿病学分会. 中国 2 型糖尿病防治指南:2017 年版[J]. 中华糖尿病杂志,2018,10(1):4-67.

[2] 王爱红,许樟荣,纪立农. 中国城市医院糖尿病截肢的临床特点及医疗费用分析[J]. 中华医学杂志,2012,92(4):224-227.

[3] 许樟荣. 成就与差距:我国糖尿病足病临床诊治和科学研究的现状之思考[J]. 中华糖尿病杂志,2014,6(7):440-442.

[4] 王爱红,赵湜,李强,等. 中国部分省市糖尿病足调查及医学经济学分析[J]. 中华内分泌代谢杂志,2005,21(6):496-499.

[5] 林少达,林楚佳,王爱红,等. 中国部分省市糖尿病足调查及神经病变分析[J]. 中华医学杂志,2007,87(18):1241-1244.

[6] 王玉珍,王爱红,赵湜,等. 中国南方与北方地区糖尿病足病危险因素分析[J]. 中华医学杂志,2007,87(26):1817-1820.

[7] 中华医学会糖尿病学分会. 2 型糖尿病患者合并下肢动脉病变的筛查及管理规范[J]. 中华糖尿病杂志,2013,5(2):82-88.

[8] ACKER K V. Establishing a multidisplinarary/Interdisciplinary Diabetic Foot Clinic[M]//PENDSEY S. ed. Contemporary management of the diabetic foot. New Delhi:Jaypee Brothers Med Pub,2014.

[9] WILLIAM D T,POWELL-CHANDLER A,QURESHI Q,et al. Improved limb salvage for patients with vascular disease and tissue loss associat-

ed with new model of provision targeted at the diabetic foot[J]. Diabetes Res Clin Prac,2018(35):53-57.

[10]INTERNATIONAL DIABETES FEDERATION. IDF Clinical Practice Recommendations on the Diabetic Foot 2017[M]. Brussels: IDF,2017.

[11]AMSTRONG D G,BOULTON A J M,BUS S A. Diabetic foot ulcers and their recurrence[J]. NEJM,2017,376(24):2367-2638.

中英文名词对照

γ-氨基丁酸(γ-aminobutyric acid,GABA)

α-硫辛酸(α-lipoil acid,ALA)

(美国)退伍军人糖尿病研究(veterans affairs diabetes trial,VADT)

延续作用(legacy effect)

致粥样脂相(atherogenic lipid profile)

1 型糖尿病(type 1 diabetes mellitus,T1DM)

2 型糖尿病(type 2 diabetes mellitus,T2DM)

2 型糖尿病患者的恩格列净心血管结局事件试验-去除过量葡萄糖 (empagliflozin cardiovascular outcome event trial in type 2 diabetes mellitus patients-removing excess glucose,EMPA-REG OUT-COME)

36 项健康调查量表(36-item short form health survey)

5-羟色胺(5-hydroxytryptamine,5-HT)

5-羟色胺和去甲肾上腺素再摄取抑制剂(serotonin-norepinephrine reuptake inhibitors,SNRIs)

X 射线电子计算机断层扫描(X-ray computed tomography,X-CT)

阿卡波糖心血管评价(acarbose cardiovascular evaluation,ACE)

盎格鲁-斯堪的纳维亚心脏终点试验-降脂分支研究(Anglo-Scandi-navian cardiac outcomes trial-lipid lowering arm,ASCOT-LLA)

白细胞介素-1β(Interleukin-1β,IL-1β)

白细胞介素-6(interleukin-6,IL-6)

比值比(odds ratio,OR)

吡格列酮前瞻性心血管事件临床试验(pioglitazone prospective clinical trial of cardiovascular events,PROactive)

表皮生长因子（epithelial growth factor，EGF）

超氧化物歧化酶（superoxide dismutase，SOD）

持续胰岛素滴注（continuous insulin infusion，CII）

促红细胞生成素（erythropoietin，EPO）

达美康缓释（gliclazide modified release）

代谢记忆（metabolic memory）

胆固醇学说（cholesterol hypothesis）

胆固醇原则（cholesterol principle）

胆固醇治疗试验协作组（cholesterol treatment trial collaborative group，CTT）

蛋白激酶C（protein kinase C，PKC）

低密度脂蛋白胆固醇（low-density lipoprotein cholesterol，LDL-C）

动静脉短路（arteriovenous shunt，AV shunt）

动脉粥样硬化性脑心血管病（atherosclerosis cerebral-cardiovascular disease，ASCCVD）

动脉粥样硬化性心血管病（atherosclerotic cardiovascular disease，AS-CVD）

动脉粥样硬化性血管病（atherosclerotic vascular disease，ASVD）

多效性（pleiotropic effects）

二肽基肽酶-Ⅳ（dipeptidyl peptidase-Ⅳ，DPP-Ⅳ）

二酰甘油（diacylglycerol，DAG）

方案集分析（per-protocol）

非诺贝特干预和降低糖尿病事件（fenofibrate intervention and event lowering of diabetes，FIELD）

非糖尿病肾病（non-DKD）

非增强磁共振血管成像（non-contrast-enhanced MRA，NCE-MRA）

风险比（hazard ratio，HR）

负压封闭引流（vacuum sealing drainage，VSD）

负压创面疗法（negative pressure wound therapy，NPWT）

富血小板血浆（platelet rich plasma，PRP）

钙通道阻滞剂(calcium channel blockers,CCB)

甘精胰岛素初始干预改善临床结局(outcome reduction with an initial glargine intervention,ORIGIN)

甘油三酯(triacylglycerol,TAG)

高密度脂蛋白胆固醇(high density lipoprotein cholesterol,HDL-C)

高强(high intensity)

高压氧治疗糖尿病慢性足溃疡(hyperbaric oxygen therapy in diabetics with chronic foot ulcers,HODFU)

高压氧治疗(hyperbaric oxygen therapy,HBOT)

共济蛋白(frataxin)

估算的肾小球滤过率(estimated glomerular filtration rate,eGFR)

谷胱甘肽(glutathione,GSH)

谷胱甘肽过氧化物酶(glutathione peroxidase,GPX)

冠状动脉疾病(coronary artery disease,CAD)

冠状动脉粥样硬化性心脏病(coronary atherosclerotic heart disease,CHD)

国际糖尿病联盟(International Diabetes Federation,IDF)

国际糖尿病足工作组(International Working Group on the Diabetic Foot,IWGDF)

过氧化氢酶(catalase,CAT)

核因子-κB(nuclear factor-κB,NF-κB)

踝肱指数(ankle brachial index,ABI)

环磷酸腺苷(cyclic adenosine monophosphate,cAMP)

磺酰脲类(sulfonylureas,SU)

活性氮自由基(reactive nitrogen species,RNS)

活性氧类(reactive oxygen species,ROS)

活性氧自由基(reactive oxyradical)

肌醇磷酸寡糖(inositol-phosphate-oligosaccharide)

肌醇磷脂(phosphatidylinositol,PI)

基石(cornerstone)

基质金属蛋白酶（matrix metalloproteinases，MMP）

急性冠脉综合征（acute coronary syndrome，ACS）

计算机断层扫描血管成像（computed tomography angiography，CTA）

间歇性跛行（intermittent claudication，IC）

简明健康调查量表36（the MOS 36-Item Short Form Health Survey，SF-36）

碱性成纤维细胞生长因子（basic fibroblast growth factor，bFGF）

健康相关生命质量（health-related quality of life，HRQoL）

降压及降脂治疗预防心脏病发作试验——降脂部分（antihypertensive and lipid-lowering treatment to prevent heart attack trial—lipid-lowering trial，ALLHAT-LLT）

结构式（structural）

金属蛋白酶组织抑制因子（tissue inhibitor of metalloproteinase，TIMP）

近节趾骨间关节（proximal interphalangeal joint，PIP 关节）

经皮氧分压（transcutaneous pressure of oxygen，$TcPO_2$）

静脉充盈时间（venous filling time，VFT）

绝对大气压（atmosphere absolute，ATA）

空腹血糖（fasting plasma glucose，FPG）

空腹血糖受损（impaired fasting glucose，IFG）

控制糖尿病心血管风险的行动脂质试验（action to control cardiovascular risk in diabetes lipid test，ACCORD-LIPID test）

控制糖尿病心血管危险行动（action to control cardiovascular risk in diabetes，ACCORD）

控制糖尿病心血管危险行动：血压研究（action to control cardiovascular risk in diabetes：blood pressure study，ACCORD-BP）

口服抗糖尿病药物（oral antidiabetic drugs，OADs）

雷米普利和罗格列酮降低糖尿病发生率评价（diabetes reduction assessment with ramipril and rosiglitazone medication，DREAM）

毛细血管再灌注时间（capillary refill time，CRT）

美国感染疾病学会(Infectious Diseases Society of America, IDSA)

美国临床内分泌医师学会(American Society of Clinical Endocrinologists, AACE)

美国内科医师协会(American College of Physicians, ACP)

美国神经病学学会(American Academy of Neurology, AAN)

美国糖尿病学会(American Diabetes Association, ADA)

钠葡萄糖共转子-2(sodium-glucose cotransporter-2, SGLT-2)

耐甲氧西林金黄色葡萄球菌(methicillin resistant Staphylococcus aureus, MRSA)

凝血酶诱导的血小板抗菌蛋白(thrombin-induced platelet microbicidal proteins, tPMP)

欧洲神经病学会联盟(European Federation of Neurological Societies, EFNS)

欧洲糖尿病前瞻性并发症研究(European Diabetes Prospective Complications Study, EURODIAB)

欧洲糖尿病研究协会(European Association for the Study of Diabetes, EASD)

葡萄糖记忆(glucose memory)

葡萄糖–胰岛素–钾极化液(combination of glucose-insulin-potassium, GIK)

葡萄糖转运蛋白-4(glucose transporter-4, GLUT-4)

普伐他汀/阿托伐他汀评估和感染疗法–心肌梗死溶栓 22(pravastatin or atorvastatin evaluation and infection therapy-thrombolysis in myocardial infarcfion 22, PROVE IT-TIMI22)

普伐他汀老年风险前瞻性研究(prospective study of pravastatin in the elderly at risk, PROSPER)

前列环素(prostaglandin I_2, PGI_2)

前列腺素(prostaglandin, PG)

潜水与高气压医学会(Undersea and Hyperbaric Medical Society, UHMS)

全面治疗（holistic approach）

醛糖还原酶（aldose reductase，AR）

醛糖还原酶抑制剂（aldose reductase inhibitor，ARI）

缺血再灌注损伤（ischemia-reperfusion injury）

缺氧诱导因子-1（hypoxia-inducible factor-1，HIF-1）

妊娠糖尿病（gestational diabetes mellitus，GDM）

噻唑烷二酮类（thiazolidinediones，TZD）

三环类抗抑郁药物（tricyclic antidepressants，TCAs）

三酰甘油（triacylglycerol，TAG）

山梨醇（sorbitol，SNS）

山梨醇脱氢酶（sorbitol dehydrogenase，SDH）

神经生长因子（nerve growth factor，NGF）

渗透性转换孔（permeability transition pore，PTP）

施万细胞（Schwann cell）

使用血糖评估流程规则者的生存率（normoglycemia in intensive care
evaluation-survival using glucose algorithm regulation，NICE-SUG-
AR）

试验后分析（post hoc analysis）

收缩压（systolic blood pressure，SBP）

数字减影血管造影（digital subtraction angiography，DSA）

瞬时受体电位香草酸亚型 1（transient receptor potential vanilloid
subtype 1，TRPV1）

随机对照试验（randomized controlled trial，RCT）

髓过氧化物酶（myeloperoxidase，MPO）

他汀学说（statin hypothesis）

糖化血红蛋白 A1c（glycated hemoglobin A1c，GHbA1c）

糖耐量受损（impaired glucose tolerance，IGT）

糖耐量正常（normal glucose tolerance，NGT）

糖尿病（diabetes mellitus，DM）

糖尿病干预及并发症的流行病学研究（epidemiological study of

diabetes intervention and complications,EDIC)

糖尿病后果进展试验(A diabetes outcome progression trial,ADOPT)

糖尿病及血管病行动:百普乐及达美康缓释片评价试验[action in diabetes and vascular disease:preterax and diamicron MR (modified release) controlled evaluation,ADVANCE)]

糖尿病健康行动(action for health in diabetes,Look AHEAD)

糖尿病控制与并发症试验(diabetes control and complications trial, DCCT)

糖尿病肾病(diabetic kidney disease,DKD/chronic kidney disease, CKD)

糖尿病周围神经病变(diabetic peripheral neuropathy,DPN)

糖尿病自我管理教育(diabetes self-management education,DSME)

糖尿病自我管理支持(diabetes self-management support,DSMS)

糖尿病足(diabetic foot,DF)

糖尿病足溃疡(diabetic foot ulcer,DFU)

糖尿病足溃疡严重程度评分(diabetic ulcer severity score,DUSS)

团队共管(team works)

褪黑素(melatonin,MLT)

脱氧核糖核酸(deoxyribonucleic acid,DNA)

晚期糖基化终末产物(advanced glycation end products,AGE)

晚期糖基化终末产物受体(receptor for advanced glycation end-produc,RAGE)

维多林有效性国际试验(improved reduction of outcomes:vytorin efficacy international trial,IMPROVE-IT)

维生素 C(vitamin C,Vit C)

维生素 E(vitamin E,Vit E)

稳态模型评估-胰岛素抵抗指数(homeostasis model assessment insulin resistance index,HOMA-IR)

细胞间黏附分子-1(intercellular cell adhesion molecule-1,ICAM-1)

下肢动脉性病变(peripheral artery disease,PAD)

下肢血管病变(lower-extremity arterial disease,LEAD)

相对风险(relative risk,RR)

小而致密低密度脂蛋白胆固醇(small, dense low-density lipoprotein cholesterol,sd LDL-C)

心肌梗死(myocardial infarction,MI)

心血管(cardiovascular,CV)

心血管疾病(cardiovascular disease,CVD)

心脏保护研究(heart protection study,HPS)

信使核糖核酸(messenger ribonucleic acid,mRNA)

需要被伤害病例数(number needed to harm,NNH)

需要治疗病例数(number needed to treat,NNT)

选择(option)

血管紧张素受体拮抗剂(angiotensin receptor blocker,ARB)

血管紧张素转化酶抑制剂(angiotensin converting enzyme inhibitor, ACEI)

血管内皮细胞生长因子(vascular endothelial growth factor,VEGF)

血管细胞黏附分子-1(vascular cell adhesion molecule-1,VCAM-1)

血红蛋白加氧酶-1(heme oxygenase-1,HO-1)

血浆分离置换法(plasmapheresis method)

血栓素 A2(thromboxane A2,TXA2)

血糖(blood glucose,BG)

血小板反应蛋白-1(thrombospondin-1,TSP-1)

血小板衍生内皮生长因子(platelet-derived endothelial growth factor, PDEGF)

血小板衍生生长因子(platelet-derived growth factor,PDGF)

血小板衍生血管形成因子(platelet-derived angiogenesis factor, PDAF)

血小板因子-4(platelet factor-4,PF-4)

亚洲糖尿病研究协会(Asian Association for Study of Diabetes,AASD)

严重不良反应(serious adverse reactions,SAE)

氧化型低密度脂蛋白（oxidized low density lipoprotein, oxLDL）

药物-药物相互作用（drug-drug interactions, DDIs）

胰岛素（insulin）

胰岛素样生长因子（insulin-like growth factor, IGF）

胰岛素样生长因子-1（insulin-like growth factor-1, IGF-1）

胰高血糖素样肽-1 受体激动剂（glucagon-like peptide-1 receptor agonist, GLP-1RA）

意向性治疗（intent-to-treat）

英国糖尿病前瞻性研究（United Kingdom prospective diabetes study, UKPDS）

游离脂肪酸（free fatty acid, FFA）

预防非胰岛素依赖性糖尿病研究（study to prevent non-insulin-dependent diabetes mellitus, STOP-NIDDM）

远节趾骨间关节（distal interphalangeal joint, DIP 关节）

载脂蛋白 E（apolipoprotein E, ApoE）

增强磁共振（contrast-enhanced MRA, CE-MRA）

真空辅助闭合（vacuum-assisted closure, VAC）

脂肪异位沉着（ectopic deposition of lipid）

脂溢（spillover）

跖趾关节（metatarsophalangeal joint, MTP 关节）

趾肱指数（toe brachial index, TBI）

趾间关节（interphalangeal joint, IP 关节）

治疗性生活方式转变（therapeutic lifestyle changes, TLC）

致命二重奏（deadly duet）

置信区间（confidence interval, CI）

中强（moderate intensity）

肿瘤坏死因子-α（tumor necrosis factor-α, TNF-α）

重症监护治疗病房（intensive care unit, ICU）

重组人血小板衍生生长因子-BB（recombinant human platelet-derived growth factor-BB, rhPDGF-BB）

周围动脉疾病（peripheral artery disease，PAD）

转化生长因子（transforming growth factors，TGF）

转化生长因子-β（transforming growth factor-β，TGF-β）

自体富血小板-白细胞凝胶（autologous platelet-leukocyte gel，APLG）

自体富血小板凝胶（autologous platelet-rich gel，APG）

自吞噬（autophagy）

总症状评分（total symptoms score，TSS）

足趾收缩压（toe systolic blood pressure，TSBP）

阻塞型睡眠呼吸暂停低通气综合征（obstructive sleep apnea hypopnea syndrome，OSAHS/OSAS）

左旋-肉毒碱（L-carnitine）

附录

《中国糖尿病足防治指南（2019版）》摘要介绍与解读

许樟荣　冉兴无

中华医学会糖尿病学分会、感染病学分会以及组织修复与再生分会于近期联合发布了《中国糖尿病足防治指南（2019版）》（以下简称《指南》）。《指南》的起草人不仅仅来自糖尿病学分会糖尿病足与周围血管病学组的专家，还来自感染病学、足踝外科、创面外科、中医中药学以及精神病学等多专业的专家，代表了我国糖尿病足防治领域里最高水平，同时也反映了国内外该领域丰富的临床实践和最新的研究进展。本文介绍该《指南》的要点。

糖尿病在我国已从少见病变成流行病，糖尿病足患病率明显增加，我国50岁以上的糖尿病患者，糖尿病足发病率高达8.1%。据估计，全球每20 s就有一例糖尿病患者截肢；糖尿病足溃疡患者年死亡率高达11%，而截肢患者死亡率更高达22%；国内外研究表明，糖尿病足花费巨大。美国研究显示，糖尿病足的医疗费用约占整个糖尿病医疗费用的1/3。因此，糖尿病足是糖尿病患者致残、致死的主要原因之一，也是造成社会沉重负担的重大公共卫生问题。

近20年来，我国糖尿病足的防治取得明显的成就。尽管糖尿病足的小截肢率没有变化，但大截肢率从12.1%降至2.14%，糖尿病足溃疡治愈率明显提高，住院时间明显缩短，从而降低了糖尿病足相关社会和经济负担。但是糖尿病足发病率却有逐年升高的现象，这一方面是由于糖尿病患病率明显增高，患者生存期延长，老年患者更容易发生足病；另一方面，这也与医患双方乃至全社会对于糖尿病足的认识提高有关。但总体看来,我国糖尿病足的诊治方面存在着不少问题,例如糖尿病足诊治不够规范、分级管理不到位、转诊不及时;专业化团队建设还不够广泛,有些地区甚至少许省、直辖市、自治区一级还没有专业化、多学科协作的糖尿病足病诊治团队;糖尿病足防治体系建设不完善,医保政策不适应于糖尿病足防治。与发达国家相比,我国糖尿病足病的早防早治和防治结合还存在相当差距。因此,在全国范围内推广和贯彻落实《指南》具有十分重要的临床意义和社会价值。

我们贯彻落实《指南》,应该树立以下的观念:一是糖尿病足"防大于治"的理念;二是糖尿病足"多学科协作"的理念;三是及时转诊/双向转诊的理念;四是充分利用现有科技,实施糖尿病足管理"无缝对接"的理念;五是建立和发展适合我国国情的糖尿病足防治模式。

《指南》的发布,对于我国糖尿病足事业的进一步发展提供了指导。由于篇幅限制,我们仅对《指南》做了摘要介绍。另外,部分内容如糖尿病足流行病学、糖尿病神经病变可以参见本书有关章节。有兴趣的读者可以阅读《指南》原文。原文分五部分分别发表于中华糖尿病杂志第二期到第六期,并将以单行本形式于近期发表。

一、糖尿病足与周围血管病筛查和患者的教育管理

《指南》强调,对于有足病风险因素的糖尿病患者,需要及早完成糖尿病周围神经病变、血管病变和足病筛查,及早发现和管理教育这些高危患者。非糖尿病足专业的医务人员对于出现以下情况的患者:如皮肤颜色的急剧变化、局部疼痛加剧并有红肿等炎症表现、新发生的溃疡、原有浅表溃疡恶化并累及软组织和(或)骨组织、播散性蜂窝织炎、全身感染征象、骨髓炎等,应该及时转诊给糖尿病足专科或请相关专科会诊。及时转诊或会诊有助于降低截肢率和减少医疗费用,外科医师及时介入有利于降低糖尿病截肢率和

截肢平面。

糖尿病足溃疡(diabetic foot ulcer, DFU)不同于一般的皮肤溃疡,它是糖尿病慢性并发症的一种特殊表现,而且往往在神经血管病变基础上,其临床表现很不典型,甚至于患者有了足溃疡但自己并不知晓,而临床医生看病时也很少主动问及患者的足部情况,更不用说在繁忙的门诊期间让患者脱去鞋袜以检查足部。因此,医务人员主动筛查足病高危患者非常重要。

糖尿病并发症和合并症与糖尿病足的发生关系非常密切。糖尿病足患者合并脑血管疾病和周围血管疾病,不论大截肢还是小截肢(趾)风险均明显增加;合并症越多,足溃疡截肢率越高。合并 3 种以上病变的患者其大截肢率高达 20.8/1 000,而小截肢率也高达 23.3/1 000。视力障碍是糖尿病足发生的独立危险因素,糖尿病肾脏疾病不仅是 DFU 的危险因素也是截肢的高危因素。糖尿病病程及其患者年龄与糖尿病足发病高度相关,老年和病程 10 年以上的糖尿病患者更易并发糖尿病足。我们组织的 3 次全国性的多中心糖尿病足和糖尿病截肢率调查显示,患者平均年龄约为 65 岁;平均糖尿病病程约为 10 年。

代谢紊乱与糖尿病足密切相关,低甘油三酯、低胆固醇,高密度脂蛋白胆固醇降低与低密度脂蛋白胆固醇水平升高等脂代谢异常,低白蛋白血症、高尿酸血症、贫血、肥胖等均是 DFU 发生的危险因素或是独立危险因素。血清胆红素、胱抑素 C 及纤维蛋白原水平也与糖尿病足发病及严重程度相关。吸烟是 DFU 和周围动脉疾病重要的危险因素,也是溃疡难以愈合的因素之一。

因此,对于糖尿病并发症和合并症多且严重、合并多种代谢异常、长期吸烟的患者需要进行规范的糖尿病足筛查,以及早发现和诊治糖尿病足。

二、糖尿病下肢血管病变

《指南》指出,对于 50 岁以上糖尿病患者,应该常规进行下肢动脉病变(lower extremity arterial disease, LEAD)筛查,以全面评估下肢血管状况。伴有 LEAD 发病风险因素(如心脑血管病变、血脂异常、高血压、吸烟或糖尿病病程 5 年以上)的糖尿病患者应该每年至少筛查一次。对于有足溃疡、坏疽的糖尿病患者,不论其年龄均应该进行全面的动脉病变检查及评估。

《指南》还指出,慢性下肢静脉病变同样可导致下肢不适症状、下肢与足部的皮肤溃疡。对糖尿病患者进行慢性下肢静脉病变筛查有助于早期诊断、干预,尽可能降低糖尿病足溃疡发生,对于已经发生溃疡的患者,进行慢性下肢静脉病变筛查有助于制定个体化的治疗策略,从而有助于提高疗效,降低致残和死亡率。

糖尿病合并下肢血管病变早期无明显症状,随着病变进展,患者可有下肢间歇性跛行症状,进一步进展为静息痛,趾端出现坏疽。下肢可表现为皮肤营养不良、肌肉萎缩,皮肤干燥、弹性差,皮温下降,色素沉着,肢端动脉搏动减弱或消失。需要强调的是,由于这些患者往往合并有周围神经病变,因此,只有 10%～30% 的患者有典型的下肢缺血症状,如间歇性跛行等。合并周围神经血管病变的患者有很高的发生糖尿病足溃疡的风险和心血管事件的风险,及早进行下肢血管病变筛查是十分重要的。

《指南》推荐筛查下肢动脉病变的方法是简单可行,大多是无创的,而且价格低廉。如下肢动脉触诊和听诊、踝肱动脉压指数(踝肱指数,ankle brachial index, ABI)和趾肱动脉压指数(趾臂指数,toe brachial index, TBI)的测定。ABI 与 TBI 是评估下肢缺血程度的常用指标,具有价廉、简便、可重复性高和特异性强的优点。ABI 正常参考值定义为 1.00～1.30,0.91～0.99 为临界状态,ABI>1.30 通常提示动脉钙化,ABI≤0.90 则诊断 LEAD。ABI 介于 0.71～0.90,为轻度动脉病变;ABI 介于 0.41～0.70,为中度动脉病变,ABI≤0.40 为重度动脉病变。

需要注意的是,糖尿病患者常伴有动脉钙化,即胫后动脉或胫前动脉虽已狭窄、肢体供血已减少,但踝动脉压或 ABI 并不低,则出现"假性高压"。因此,ABI 虽然是诊断 LEAD 最为简便的方法,但仍需要结合动脉彩超检查以明确 LEAD 诊断。通常认为,TBI 一般不受动脉钙化的影响,更能代表下肢的供血,具有更好的预测足溃疡能否愈合的价值。

其他的筛查方法还有经皮氧分压测定和血管彩色超声。采用经皮氧分压测定下肢血管的医院不多。但几乎所有医院都有彩超设备。彩超检查对糖尿病 LEAD 的诊断具有重要意义,可以观察动脉血管内径、内中膜厚度、斑块大小、管腔狭窄或闭塞情况,同时还能显示动脉血流充盈情况及血流速度。当彩超提示管腔狭窄、彩色血流明显充盈缺损或动脉已闭塞时,则可诊断 LEAD。但彩超检查空间分辨率较差,倾向于高估血管的狭窄程度,不能对糖尿病下肢血管的整体结构及血供进行评价。

其他的影像学检查如数字减影血管造影技术(digital subtraction angiography,DSA)、计算机断层动脉造影(computed tomography angiography,CTA)、磁共振动脉造影(magnetic resonance angiography,MRA)都可以用于下肢血管病变的诊断,但都有其适宜人群和诊断的优缺点。

糖尿病合并 LEAD 的诊断依据:①符合糖尿病诊断。②下肢动脉狭窄或闭塞的临床表现。③如果患者静息 ABI≤0.90,无论患者有无下肢不适的症状,应该诊断 LEAD。④患者超声多普勒、CTA、MRA 和 DSA 检查下肢动脉有狭窄或闭塞病变。⑤如果患者静息 ABI<0.40 或踝动脉压<6.67 kPa(50 mmHg)或趾动脉压<4 kPa(30 mmHg),应该诊断严重肢体缺血。

糖尿病合并 LEAD 的治疗目的包括:预防全身动脉粥样硬化疾病的进展、预防心血管事件发生、预防缺血导致的溃疡和肢端坏疽、预防截肢或降低截肢平面、改善间歇性跛行患者的下肢功能状态。糖尿病性 LEAD 的规范化管理包括:即一级预防——防止或延缓 LEAD 的发生;二级预防——缓解症状,延缓 LEAD 的进展;三级预防——血运重建,减少截肢和心血管事件发生。糖尿病合并 LEAD 三级预防的基础包括纠正不良生活方式,如戒烟、控制体重和严格控制血糖、血压、血脂。治疗应根据危险因素、血管病变的严重程度评估后进行综合干预,仍不能改善症状和溃疡难以愈合时给予血管

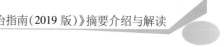

重建。

《指南》特别强调:①加强糖尿病患者教育可以预防 LEAD 发生,心理干预可以改善 LEAD 患者的步行行为,增加无痛性行走距离,提高患者的生活质量。②生活方式的改善在预防和延缓糖尿病并发症方面有着重要作用,如戒烟和步行锻炼。③药物治疗主要是控制血糖、控制血压、调脂和抗血小板及抗凝治疗、扩血管药物治疗等。

严重肢体缺血临床治疗包括:①及时的血运重建如外科旁路术和腔内手术是治疗严重肢体缺血的主要治疗手段。②在疼痛科指导下予足量的止痛药以缓解疼痛,遵循一般止痛治疗的阶梯治疗原则。③综合性治疗包括阿司匹林、他汀类药物、戒烟和控制血压、血糖,可减少肢体相关症状和事件发生。其他治疗还包括高压氧治疗、干细胞治疗等。④对于不能耐受血运重建、有血运重建禁忌证和治疗无效的患者,经药物治疗后仍疼痛明显、肢体难以愈合且坏死面积较大者、感染中毒症状严重危及生命者,可采取截肢治疗以挽救生命。

糖尿病足溃疡患者的截肢除与合并 LEAD 相关外,还与感染严重程度直接相关。EURODIALE 研究显示当 DFU 患者 LEAD 与感染同时存在时,创面不愈合的风险增加了 3 倍。因此应用合适的抗生素和彻底清创治疗以积极控制感染,在感染控制后立即进行血管重建,是管理糖尿病足溃疡合并 LEAD 及感染患者的关键。

以往的国内外有关糖尿病足临床指南均未介绍慢性下肢静脉病变(chronic vascular disease, CVD) 的诊治。《指南》针对糖尿病CVD 提出指导意见。多普勒超声是无创静脉检测法,是诊断 CVD的金标准;加压治疗是治疗 CVD 的基础;药物如微粒化黄酮类、舒洛地特、他汀类药物、羟苯磺酸钙、迈之灵、前列腺素类似物、己酮可可碱以及细胞因子治疗 CVD,可取得较好的疗效;压力治疗和药物治疗效果欠佳时,应进一步评估深静脉畅通情况,并建议转血管外科进行手术治疗。

三、糖尿病足感染

糖尿病足感染(diabetic foot infection,DFI)是导致糖尿病患者病情恶化、截肢和死亡的重要原因之一,也是住院和医疗费用增加的常见原因。40%～70%的足溃疡患者就医时已经发生了感染,轻度感染患者中有25%发展为严重深部感染。

糖尿病患者长期处于高血糖状态,机体免疫应答能力失调,一旦发生足部感染,病情发展迅速、创面不易愈合甚至恶化。如果处理不当,会增加患者截肢概率,甚至死亡。但若DFI患者经过及时、规范、合理的治疗,80%～90%的非威胁肢体感染和60%的威胁肢体感染可以治愈。我国研究显示,DFI患者年截肢率为5.1%。

糖尿病足患者感染相关的危险因素包括长期血糖控制不佳、高龄、糖尿病史长、足溃疡分级较高、溃疡存在时间长(>30 d)、下肢血管病变严重、保护性感觉丧失、肾功能不全、赤脚步行史等。年龄>60岁是发生DFI的独立危险因素。但在临床实践中,糖尿病足溃疡合并严重感染者往往相对年轻,老年患者尤其是高龄老年糖尿病患者由于合并严重的下肢动脉闭塞症,足溃疡合并严重感染的相对少见,这些患者往往是严重的缺血性足溃疡。

(一)临床表现

患者可出现发热、畏寒、寒战等典型的全身炎症表现;足部皮肤红、热、肿胀、变硬、疼痛或触痛、创面出现脓性分泌物等感染的症状和体征。但约50%的DFI患者临床表现不典型,这些患者大多存在严重的周围血管病变、周围神经病变以及长期的高血糖,尤其在严重缺血和长程的老年患者。对于面积>2 cm^2、深度>3 mm的创面,如果伴有非脓性分泌物、着色异常、臭味、肉芽组织易碎和(或)易出血、伤口边缘变黑和(或)坏死、无明确诱因的伤口疼痛或触痛加剧、尽管治疗合理但未见明显好转,均有助于DFI的诊断。

DFI开始常为表浅感染,但随着时间的推移,细菌可蔓延至皮下组织,包括筋膜、肌肉、肌腱、关节和骨组织。足在解剖上存在多个纵向腔隙,有利于感染向近端蔓延。

皮肤表面微生物的存在不能被认为是感染的证据,通常只有大量的细菌数才是诊断感染的基础。定量活检是评价耐抗菌药物的溃疡和监测治疗反应的首选方法。

溃疡严重程度、抗菌药物应用情况、地区差异、病程长短、全身状况等对 DFI 细菌谱均有影响。总体来说,我国 DFI 革兰氏阳性菌与革兰氏阴性菌比例大致相当,但不同地区 DFI 细菌可能有较大差异。北方和南方差异较大,北方地区干燥,阳性菌比例较高一些,复杂的多种细菌感染尤其是厌氧菌感染比例可能小一些;而南方潮湿地区则相反。Wagner 分级越高、溃疡越深、缺血缺氧越严重,越易出现混合感染和条件致病菌感染。单纯神经性溃疡以革兰氏阳性球菌为主,缺血性溃疡和混合型溃疡以革兰氏阴性菌为主。足溃疡病程长,尤其是经过多家医院转诊的患者,足感染往往是以革兰氏阴性菌为主的混合性感染。

重度感染患者多数存在抗菌药物使用前细菌培养结果与抗菌药物使用后再次培养结果不同,这是因为重度 DFI 患者全身状况较差,可能存在机体免疫应答能力失调,足部病变严重,病程长,肢端供血、供氧较差等不良状况,为真菌、兼性厌氧的革兰氏阴性菌生长创造了条件,在原有感染的基础上易因菌群替换致二重感染。随着抗菌药物的广泛应用,临床上细菌耐药性也愈来愈严重。条件致病菌及寄生菌所致感染也增多,在有些情况下甚至转化为致病菌。

在我国,常见多重耐药菌为耐甲氧西林金黄色葡萄球菌(methicillin-resistant Staphylococcus aureus,MRSA),在 DFI 中占 7.61%~24.50%,耐碳青霉烯的铜绿假单胞菌占 6.5% 以及产超广谱 β 内酰胺酶(extended-spectrum β-lactamase,ESBL)的肠杆菌科细菌占 52.6%。抗菌药物暴露史、暴露时间、因同一感染伤口住院次数>2 次/年、溃疡位置、大小、神经缺血性溃疡、骨髓炎、低蛋白血症、高血压等为发生多重耐药菌感染最重要的危险因素。多重耐药菌的出现,增加了 DFI 患者截肢的风险。DFI 常合并厌氧菌感染,有条件的医院可以做厌氧菌培养。

（二）诊断方法

详细询问记录糖尿病史、DFU 史、足溃疡原因、部位、治疗情况和治疗过程中病情变化等。

体格检查包括：①全身症状，如发热、寒战、恶心、呕吐、疼痛、精神/神志变化等。②营养情况，如有无贫血、水肿等。③周围血管病变、周围神经病变以及创面状况、有无骨暴露或探及骨的状况等。

实验室检查：对所有 DFI 患者均需行血清炎症标志物测定。目前常用的血清学炎症标志物包括血白细胞计数及分类、超敏 C 反应蛋白（C-reactive protein, CRP）、红细胞沉降率（erythrocyte sedimentation rate, ESR）及降钙素原等。

由于 DFI 患者往往合并神经血管病变和其他并发症及其营养不良、代谢紊乱等，感染时白细胞计数升高常不明显。白细胞计数及分类正常不能作为排除 DFI 的依据，但白细胞计数显著升高常提示严重感染。

DFI 患者 ESR 均会出现不同程度的升高，该指标敏感性好，但特异性差。国外研究报道 ESR>70 mm/h 多考虑骨髓炎，但该切点是否适合我国，还有待进一步研究。

监测超敏 CRP 可以作为感染的敏感指标和评价感染预后的指标，同样适用于白细胞计数不高，无发热的患者。CRP 同 ESR 相似，在 DFI 患者，特别是合并骨髓炎时，均会显著升高，但是在一些慢性骨髓炎的患者中，往往 CRP 正常而 ESR 升高。

降钙素原较白细胞计数、ESR 及 CRP 对于 DFI 的诊断具有更高的敏感性及特异性，可以帮助临床医师区分感染性和非感染性 DFU 以及区分软组织感染和骨受累。但大多数 DFI 属于慢性局部皮肤软组织感染，因此降钙素原通常无法区分感染或非感染，只有严重 DFI 合并系统感染时降钙素原才可能升高。当 DFI 合并骨髓炎时，ESR 也优于降钙素原。因此，对大多数 DFI 不应推荐常规做降钙素原检查。

溃疡深度联合应用炎症标志物并动态观察炎症标志物变化，不仅对感染诊断的敏感性和特异性好，也有助于感染严重程度的评估。当溃疡深度超过 3 mm 联合 CRP>32 mg/L 或者溃疡深度超过 3 mm 联合 ESR>60 mm/h,对于临床诊断 DFI 伴骨髓炎的敏感性高达 100%,可早期预测糖尿病足是否合并骨髓炎。

溃疡创面微生物培养的标本应在感染创面清除坏死组织或清创后、抗菌药物使用之前采集。标本采集后应立即送检。尽可能从深部组织获取病原菌培养标本,必要时采集创面和健康部位过渡段的少量组织进行培养,对于已经使用过抗菌药物数周、创面抗感染治疗效果不佳的患者,深部组织取材敏感性及可靠性更高。

值得注意的是,对于无临床感染征象的足溃疡,单纯微生物培养结果对于预后无预测价值,提示治疗无临床感染征象的足溃疡时,应慎重送培养和使用抗菌药物。

影像学检查可以帮助临床医师更好地了解软组织及骨骼有无感染及感染的程度,主要检查方法包括足部 X 射线平片、超声、MRI 及放射性核素显像。MRI 被认为是评估软组织感染及骨髓炎最有效的成像技术。

DFI 的诊断是以临床表现为重要依据。根据患者病史、体格检查、实验室结果及影像学检查进行诊断。糖尿病患者,尤其是老年糖尿病和(或)严重下肢血管闭塞患者,由于存在免疫应答功能减弱,虽然足部感染症状严重,但发热、寒战或全身炎症反应综合征缺乏或表现不典型,其感染严重程度可能被低估,临床医师应予高度关注。

(三)DFI 的治疗

DFI 的治疗包括全身治疗及局部治疗、内科治疗与外科治疗相结合。抗菌药物的使用不能代替清创,彻底清创是成功治疗 DFI 的基础。抗菌药物治疗要建立在充分有效清创的基础之上。存在感染临床表现的 DFI,必须使用抗菌药物;在使用抗菌药物之前应该进行创面病原菌培养及药敏试验;抗菌药物的选择推荐降阶梯原则,即对于 DFI,尤其是严重足感染,根据当地(或医院)的细菌谱及细菌耐药情况,结合患者感染严重程度,经验性地应用相对广谱的抗菌药物治疗,直到病情缓解,然后再结合微生物检查结果,调整抗菌药物治疗。

由于过度和(或)不恰当使用抗菌药物治疗足部感染,导致耐多药菌的感染率上升。在我国,MRSA 是最常见的耐药革兰氏阳性球菌,目前尚无对万古霉素、去甲万古霉素的耐药菌株,如存在肾功能减退可选择利奈唑胺。其次为产 ESBL 的肠杆菌科细菌以及耐碳青霉烯的铜绿假单胞菌,铜绿假单胞菌和肠杆菌科对哌拉西林/他唑巴坦、碳青霉烯类和阿米卡星具有较高的敏感性,临床可经验性地选用。

在我国,MRSA、产 ESBL 的肠杆菌科细菌、耐碳青霉烯的铜绿假单胞菌和鲍曼不动杆菌的比例在不断上升,甚至出现泛耐药的"超级细菌",对 DFI 患者构成严重威胁。因此,应加强对临床医师和患者的教育,制订合理的抗菌药物治疗方案及有力的抗菌药物管理方案,使用新的诊断和治疗技术,如利用自体富血小板凝胶等治疗耐药菌感染,以避免或延缓"后抗菌药物时代"的来临,避免无药可用的窘境出现。

抗菌药物的应用主要采用口服与静脉注射两种途径,少有局部抗菌药物(主要是含抗菌药物的敷料)使用。对合并有全身疾病、重度感染、口服抗菌药物不能耐受[如胃肠道不良反应较重和(或)其他原因不能口服者]时可考虑静脉给药,在患者全身情况以及(局部)感染改善后可转换为口服抗菌药物治疗。轻度、部分中度 DFI 患者可予口服抗菌药物治疗,而大部分中、重度感染患者推荐给予静脉抗菌药初始治疗,待感染症状缓解后序贯用口服抗菌药。

轻度足感染患者抗菌药物治疗时间一般为 1~2 周,中、重度感染一般为 2~3 周,部分可延长至 4 周。对于严重缺血的轻度足感染和合并缺血的中、重度感染患者需要进一步延长使用 1~2 周。一般来说,临床感染症状及脓性分泌物消失、足分泌物培养阴性可作为停用抗菌药物的指征,但由于 DFI 患者临床表现缺乏特异性,因此单以临床症状消失作为停药指征并不可靠,尚需结合临床其他指标综合考虑。不主张在创面愈合的整个过程应用抗菌药物。

糖尿病足轻度感染者,可以门诊采用口服抗菌药物、减压和标准的伤口护理的方式治疗,手术并不是必需的。中度感染者,特别是慢性或既往治疗过的足溃疡,常合并混合细菌感染,若合并厌氧菌感染时,适当的清创、引流及减压治疗能够促进创面愈合。重度感染者,深部组织的感染往往对单用抗菌药物无效,必须结合手术治疗,且推荐采用紧急手术。紧急手术的适应证:足深部组织感染,如骨筋膜室综合征、气性坏疽、坏死性筋膜炎;合并脓毒血症;局部感染伴有大疱、瘀斑而极度疼痛时。

四、糖尿病足骨髓炎

糖尿病足骨髓炎是足感染中特殊而有挑战性的一个重要问题,也是足感染患者住院时间延长、截肢、致残的重要原因。糖尿病足骨髓炎在门诊轻、中度足感染的患者中占 20%,住院的足感染患者中占 50%~70%。受影响的骨是与溃疡最常见区域相邻的骨骼,如趾骨、距骨头和跟骨。

(一)糖尿病足骨髓炎的诊断

(1)DFU 病程超过 1 个月。

(2)溃疡面积>2 cm^2,尤其是慢性或骨突出部位足溃疡时,"香肠趾"外观的足趾,有骨质暴露,探及骨测试结果阳性。

(3)血清学指标 ESR > 70 mm/h,CRP > 14 mg/L,降钙素原>0.3 μg/L。

(4)足部 X 射线平片异常结果有助于诊断糖尿病足骨髓炎。

(5)MRI 具有足部骨质特征性的表现。

(6)骨髓炎的组织病理学表现是骨坏死,结构破坏,大量炎症细胞(中性粒细胞、单核细胞)的浸润和纤维化,骨培养病原菌阳性。

(二)糖尿病足骨髓炎的治疗

不同国家、不同中心处理骨髓炎的方案差异很大。部分学者坚持认为早期外科切除所有感染骨,另一部分学者坚持认为对那些没有威胁肢体保存感染的患者进行非手术治疗就可以成功治愈糖尿病足骨髓炎。

1. 内科单纯抗菌药物治疗

(1)单纯抗菌药物治疗适应证:发生于无缺血或坏死性软组织感染的神经性前足骨髓炎,不需要广泛的软组织切除,其致病菌对抗菌药物敏感的患者,单纯使用抗菌药物治疗后63.5%~75.0%的患者病情缓解,且在愈合率、愈合时间和短期并发症方面与外科手术治疗相似。

(2)抗菌药物的选择:对于糖尿病足骨髓炎患者,抗菌药物要根据深部组织或骨组织培养结果及药敏试验来选择。目前没有证据来证明哪种抗菌药物或抗菌药物组合是最佳方案,推荐使用生物利用度高且同时具有良好骨渗透性的抗菌药物。一般来说,口服抗菌药物可选择如克林霉素、莫西沙星、左氧氟沙星、环丙沙星等氟喹诺酮类、能覆盖 MRSA 且不含氟喹诺酮药物奈诺沙星、利奈唑胺、磷霉素及利福平。对于利福平,一般是联合其他抗菌药物,不单独使用;静脉抗菌药物可选择如万古霉素、去甲万古霉素、替考拉宁、替加环素(铜绿假单胞菌天然耐药)、达托霉素及利奈唑胺等。

(3)抗菌药物的使用疗程及途径:全身抗菌药物的使用是骨髓炎治疗的必需部分,一般来说首先是静脉使用,然后序贯口服。全身抗菌药物使用的疗程一般推荐至少使用 6 周。其疗程长短与是否联合外科治疗密切相关,如果感染的骨在术中被去除,则需要根据软组织的情况决定其疗程,术后一般在 2 周;如果患者有周围血管病变或需要再次手术,则术后抗菌药物需要延长。如果抗菌药物联合清创连续治疗 3 个月,仍然可以探到骨质,创面不愈合,应考虑切除该骨。

2. 外科治疗 外科治疗在糖尿病足骨髓炎的治疗过程中占有重要的地位。外科治疗的目的是清除坏死的软组织和坏死骨,提供一个使抗菌药物能很好发挥作用的局部环境。外科手术的方式包括清创术、保守的外科手术及截趾/截肢术。外科干预的优势在于去除死骨、细菌和生物膜及部分骨性突起,不足之处在于增加溃疡复发风险,费用较高,可使足部走路不稳,增加转移性溃疡的风险及手术相关的死亡风险。

适应证:糖尿病足骨髓炎合并坏死性筋膜炎、深部脓肿、湿性坏疽通常都需要紧急手术干预(若有可能,力争保留肢体);对于存在软组织结构破坏、创面有骨碎片和(或)明显的抗菌药物治疗无反应(无论是临床还是放射学)的患者,需要行择期手术,如果外科干预延迟,会导致软组织和骨进一步破坏,感染范围扩大,导致截肢。

五、糖尿病足截肢

截肢是糖尿病足治疗的终末手段,包括小范围截肢和大范围截肢:踝关节及其以远水平的关节离断为小截肢,踝关节水平以上的截肢为大截肢。鉴于目前糖尿病足的手术治疗缺乏专业性、适用性和标准性指导意见,一些能够保肢患者因治疗方法选择不当最后导致不同程度的截肢。就我国糖尿病足防治现状而言,延误转诊,尤其是严重感染的足,是导致截肢率增加的重要原因。

(一)糖尿病足截肢的危险因素

1. 糖尿病足截肢的独立危险因素　①DFU 患者大截肢危险因素包括白细胞计数升高和既往足溃疡史,小截肢危险因素包括糖尿病病程长、白细胞计数升高、DFI、足畸形以及血管重建手术史。②年龄越大及糖尿病病程越长,糖尿病并发症与合并症越多越重,其住院截肢率越高。③HbA1c 越高,预后越差,HbA1c 是截肢的独立危险因素。积极控制高血糖,可缩短足溃疡愈合所需时间。④糖尿病足合并 LEAD 是截肢的独立危险因素,LEAD 病情越重,截肢风险越高。⑤糖尿病足严重程度:Wanger 分级越高,截肢风险越高。⑥既往截肢(趾)史也是糖尿病足截肢的独立危险因素。

2. 糖尿病足截肢的相对危险因素　①糖尿病合并慢性肾脏疾病终末期、心力衰竭、呼吸衰竭等危重患者以及营养不良等患者,对症支持治疗比较困难时截肢不可避免。②缺血性、神经缺血性及神经性糖尿病足溃疡的治疗策略不同,其治疗方法及时机选择非常重要,往往需要多学科相互协作共同进行,否则截肢不可避免。③预防措施不力。

（二）糖尿病足截肢的手术适应证

无论是周围神经病变，还是周围血管病变，伴或不伴感染，足趾出现坏疽或小腿、足部已出现严重感染者，为防止感染扩散危及生命，截肢是唯一的选择。截肢是一项严重的致残性手术，在肢体完全失去生理功能的条件下，为了挽救或延长患者生命的一种不得已的措施，截肢术后，患者余生将失去一部分肢体，丧失一定的功能和造成某些缺陷。糖尿病足患者对于大截肢的恐惧远胜于死亡、足部感染及终末期肾脏疾病，因此对于足病患者，在手术前必须严格掌握适应证，同时与患者及家属充分沟通，征得家属和患者本人的同意。

其手术适应证如下：①Wanger 4 级及以上的坏疽。②Wanger 3 级合并严重感染伴随全身症状（主要是全身炎症反应）危及生命，如气性坏疽；不能控制的化脓性关节炎；长期存在的慢性骨髓炎引起肢体严重畸形，功能丧失，甚至诱发癌变。③严重肢体缺血经过积极内科保守治疗、各种血管重建手术（包括血管旁路手术治疗和腔内治疗）仍出现不能耐受的疼痛、肢体坏死或感染播散。④糖尿病 Charcot 神经骨关节病合并感染经综合治疗无效，严重影响功能者，截肢后安装义肢可改善功能，提高患者生活质量，为相对适应证。

（三）糖尿病足截肢平面的评估

截肢平面的正确选择既是保证创面一期愈合的关键，又是降低残疾等级（截肢/趾平面）、利于装配义肢、提高患者生活质量的有力保障。近端截肢固然可以保证伤口愈合，但是患者可能失去或减少康复和行动的能力；供血不足的残端可能需要较长时间的愈合，甚至面临第二次截肢。

截肢平面的确定基于适当的血供、坏死组织的范围，理想的平面是在保证创面完全愈合的最远端。一般原则是，在最大保留下肢功能的前提下，尽可能降低截肢平面。患者身体状况、糖尿病足累及的部位、组织血流灌注情况、局部组织对感染的易感性、创面愈合能力等是影响选择糖尿病足截肢方式和方法的重要因素。截肢后仍要重视糖尿病的综合治疗,防止截肢平面的进一步上升。

截肢,尤其是大截肢,会严重降低患者的生活质量,给患者本人及其家庭带来沉重的精神负担和经济负担。截肢前与患者的沟通和糖尿病专科、骨科、血管外科等多学科的会诊很有必要。这不仅仅是关系到此次足溃疡或坏疽的处理,更关系到患者出院后的生活质量和足病是否复发以及经济负担、家庭负担等。

目前世界范围内糖尿病足处治的趋势是,对于难以保全的足趾溃疡合并严重感染,及早实行小截肢手术,尤其是截除1或2个足趾,使溃疡及早愈合,既节省医疗费用,又避免大截肢。所以,发达国家,也包括我国,糖尿病的小截肢率增加,但大截肢率明显下降。当然,即使是小截肢,也要考虑如何尽最大可能地保护患肢的生理功能和避免足溃疡的复发。必要时给予适当的保护性鞋垫以避免压力性足溃疡的复发。

糖尿病足截肢者预后较差,中位生存时间3.12年(其中小截肢术患者为5.5年,大截肢术患者为1.9年),术后5年生存率约40%,年龄、大截肢手术是患者术后死亡的独立危险因素;调整年龄、吸烟状况、高血压、主要不良心脏事件和肾功能后,ABI异常是不良预后的独立危险因素。大截肢术患者的3年生存率为24.1%,小截肢或非截肢手术患者的3年生存率为93.0%,因此在临床上,对于糖尿病足患者,实施截肢手术应当慎重,同时做好相应的术前准备以及多学科协作,尽量降低患者的死亡率。

六、DFU 的营养管理

对于所有的糖尿病足患者,必须进行营养学评估。糖尿病病程长、足溃疡病变严重,尤其合并感染、肾病的患者,往往存在严重的营养不良,表现为消瘦、贫血、低白蛋白血症和低脂血症。总体上,对于合并严重营养不良的糖尿病足溃疡患者,不必过于强调控制饮食,而应该鼓励患者加强营养支持,通过监测血糖和调整胰岛素治疗,控制好高血糖和避免低血糖。

DFU 患者营养干预的总体目标是通过健康的饮食及运动习惯，强调不同营养成分的食物合理搭配，以改善整体健康状况，特别强调：第一，达到血糖、血压、血脂及白蛋白的个体化控制目标；第二，达到并保持体重目标值；第三，促进 DFU 的愈合。如果 DFU 患者营养不良，压力性溃疡患者每日能量和蛋白质摄入量，热量125.604~146.538 kJ/kg(30~35 kcal/kg)，蛋白质 1.25~1.50 g/kg 以及足够的维生素和矿物质。

营养素的热量分布比例应与传统饮食模式(即45%~60%的糖类、25%~30%的脂肪和15%~20%的蛋白质)的分布相似；溃疡创面愈合需要额外的蛋白质来支持所需增加的氨基酸供应。对于体重过轻的患者，将热量摄入增加到146.538~167.472 kJ/kg(35~40 kcal/kg)。如果患者总能量需求没有得到满足，那么补充额外的微量营养素、蛋白质、氨基酸或其他营养成分很可能不会成功。

1. 糖类 推荐糖类占每日摄入总热量的45%~60%。建议使用富含膳食纤维或者低升糖指数的糖类食物如蔬菜、豆类、水果、全麦面包和谷类食品等。

2. 蛋白质 蛋白质占每日摄入总热量的15%~20%。提倡摄入深海鱼、鸡蛋、大豆等优质蛋白为主。如果患者已出现肾功能异常，蛋白质的每日摄入量要低于0.8 g/kg。对于DFU 患者，考虑到伤口愈合所需，蛋白质每日需要量可适当增加到 1.25~1.50 g/kg。每日补充17~30 g 的精氨酸及约 0.57 g/kg 的谷氨酰胺，有利于伤口的愈合。β-羟基-β-甲基丁酸是一种天然的氨基酸亮氨酸代谢产物，可抑制蛋白水解，并调节蛋白质代谢，补充 β-羟基-β-甲基丁酸有利于伤口愈合。

3. 脂肪 脂肪占每日摄入总热量的25%~30%，其中顺式单不饱和脂肪酸占每日总摄入量的10%~20%；饱和脂肪酸和反式不饱和脂肪酸占每日总摄入量应小于10%，低密度脂蛋白胆固醇升高时应低于8%。足溃疡患者食用n-3 脂肪酸的食物(如深海鱼等)有益于伤口的愈合。

4. 维生素 D 在DFU 患者，维生素 D 不足与严重缺乏(<25 nmol/L)

的比例远高于无足病的糖尿病患者,且维生素 D 缺乏与患者炎症细胞因子浓度升高有关,严重维生素 D 缺乏可能是 DFI 的一个危险因素并影响 DFU 的愈合;而每隔 2 周服用 50 000 U 维生素 D 补充剂,3 个月后其创面愈合可得到改善。

5. 维生素 C 在 DFU 患者,维生素 C 水平明显降低,维生素 C 可以增强创面白细胞和巨噬细胞活性,是胶原合成必需的物质,缺乏维生素 C 则创面愈合及抗感染能力下降。对于 DFU 患者,可根据创面情况增加维生素 C 摄入量至每日 70～90 mg,柑橘、草莓、番茄、西兰花等富含维生素 C。

6. 维生素 E 和维生素 A 维生素 E 和维生素 A 对免疫系统和伤口愈合有重要作用,但补充维生素 E 和维生素 A 只对本身缺乏的患者有效,对正常水平者并无益处;且过量补充这些维生素会带来一些潜在的危害,特别是对肝肾功能造成不良影响,维生素 E 还会降低手术伤口的张力强度。因此,并不推荐对不缺乏维生素 A 和维生素 E 的患者给予常规补充,用于预防和治疗皮肤溃疡。但对于维生素 A 缺乏的患者,为了促进溃疡愈合,建议每日口服摄入 10 000～50 000 U 维生素 A。对于需要长期使用皮质类固醇治疗的患者,维生素 A 可纠正伤口延迟愈合,推荐用法为每日口服 10 000～15 000 U。

7. 矿物质和微量元素 糖尿病和 DFU 患者的血清镁水平低于健康人群,而每日补充 250 mg 的氧化镁,连续 12 周,可以有助于溃疡的愈合。DFU 患者的血清锌水平低于非足病的糖尿病患者,DFU 患者在 12 周内每日摄入 220 mg 的硫酸锌补充剂(含 50 mg 元素锌)有益于溃疡的愈合。

8. 益生菌 每日接受益生菌干预 12 周后,溃疡面积减小且空腹血糖显著降低、血清胰岛素浓度和 HbA1c、胰岛素敏感指数显著升高。

糖尿病足溃疡患者往往是合并多种糖尿病并发症或并存症的老年患者,基础疾病多,服用的药物种类多,胃肠道消化功能差及肝肾功能下降,因此,在营养支持方面必须结合患者个体情况,权衡利

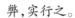

弊,实行之。

七、糖尿病足诊治中的心脏问题

糖尿病足患者 1 年内死亡率在 8.6% ~ 15.4% ,5 年死亡率在 34.0% ~ 45.8% 。在导致患者死亡的原因中,近 50% 是由心脏疾病引起,特别是近 1 年内的死亡原因中,心脏疾病导致死亡的占比超过 60% 。

(一)糖尿病足患者合并心脏问题的类型和特点

住院 DFU 患者,合并冠心病的比例超过 80% ,当糖尿病病程更长,外周血管病变更加严重,则总体病情更差。住院糖尿病高危足人群中有 23% 符合心力衰竭标准,DFU 患者则高达 64% ,随着足溃疡病情加重,Wagner 5 级心力衰竭患者的比例增加到 85% ,同时心力衰竭 NYHA 分级Ⅲ、Ⅳ的比例也随着足溃疡病情的严重而增加。

足溃疡患者的心力衰竭,血浆 B 型脑利钠肽(brain natriuretic peptide,BNP)和 N 末端 BNP 原(NT-proBNP)水平可以非常高,也可以稍高;心脏超声测定左室射血分数可以较低,也可能大于 45% ;这些患者临床符合心力衰竭,因此糖尿病足合并心力衰竭患者,存在一部分射血分数保留的心力衰竭(HFpEF)。HFpEF 治疗更加困难,临床预后与左室射血分数低的心力衰竭(HFrEF)相同。

清创、改善局部血液供应,全身应用抗菌药物,改善营养状态等治疗,从某种程度上可增加心脏负担,在心脏有一定病理损伤的基础上,临床可加重或诱发心力衰竭。心力衰竭患者的外周血液供应受到进一步影响,如果未及时诊断与治疗心力衰竭,不仅足溃疡愈合延迟,或难以愈合,患者死亡风险也显著增加。

随着足溃疡病情加重,24 h 平均心率逐渐增快,标志心脏 RR 变异系数的指标如全部窦性心搏 RR 间期的标准差、极低频、低频、高频以及低频与高频比率比值明显下降,表明足溃疡病情愈严重,其心脏自主神经病变也愈严重;心脏自主神经功能异常检出率为

75% 左右,显著高于普通住院糖尿病患者的 60%;心脏 RR 变异系数下降与患者近期死亡率密切相关。心率校正后的 QT 间期延长,使足溃疡患者 3 年死亡风险增加 2 倍以上,心脏原因死亡风险相对其他原因更高。QT 间期延长与足溃疡局部愈合、复发以及非致死性心脑血管事件无关。

(二)DFU 合并心脏问题的临床表现

DFU 患者可以合并多种心脏问题。在就诊与治疗过程中,可能会发生急性心脏问题的症状体征,如胸闷、气急、活动受限、肺部干湿啰音等。但是,大多数情况下,一些慢性心脏问题的症状体征,如活动后气急、心前区疼痛、运动耐力下降、下肢水肿等,因患者活动受限,或心脏自主神经病变、低蛋白血症,临床表现可以不明显、不典型。这点尤其需要注意。

(三)DFU 心脏问题的基本评估

1. 实验室检查 主要是血浆利钠肽和心脏肌钙蛋白的测定。BNP 和 NT-proBNP 可用于诊断、评估病情严重性和治疗疗效的判断,心力衰竭时升高提示病情危重;心脏肌钙蛋白显著升高提示急性心肌梗死的可能。

2. 常规心电图与动态心电图 可以判断心肌缺血、心肌梗死与心律失常等情况,通过软件计算,可以提供 RR 变异参数。

3. 常规 X 射线胸片 可以提供心脏增大、肺淤血、肺水肿及肺部本身疾病信息。

4. 二维超声心动图及多普勒超声 可以定量反映实时心脏结构、功能方面包括肺动脉压指标,判断是收缩还是舒张功能问题,并可以提供治疗前后指标对比。

5. 其他 包括一些负荷和特殊检查如冠状动脉造影与运动负荷试验,待足溃疡病情稳定后,由心脏专科医师评估决定。

(四)DFU 时一些心脏问题的诊断

对于糖尿病足患者,必须高度重视心血管问题,尤其是糖尿病病程长、并发症多、合并多种心血管危险因素、既往有心脑及下肢血管病变史、长期吸烟史的患者。应该常规测定卧立位血压和心电图检查,必要时给予动态心电图和(或)心脏超声检查。临床疑似冠状动脉狭窄或梗死的,应测定血浆心脏肌钙蛋白。病情允许,可以通过冠状动脉 CT 血管造影与冠状动脉数字减影血管造影确定。

合并心力衰竭,急性发作时,根据临床表现,即可做出诊断,再结合心电图与血浆 BNP 或 NT-proBNP 水平进一步证实。BNP 或 NT-proBNP 应根据年龄与肾功能不全分层,足溃疡患者多老年人,常合并慢性肾脏疾病,采用切点数值差别较大。

糖尿病内分泌专科医生需要从临床的蛛丝马迹中发现 DFU 患者的心血管问题。对于合并严重心血管病变的患者,及时请心血管专科会诊很有必要。

八、DFU 合并慢性肾脏疾病

在糖尿病足患者中,根据肾小球滤过率(glomerular filtration rate,GFR)计算,慢性肾脏疾病的比例是 39.3%;足溃疡患者中尿白蛋白排泄率升高占 37% 左右,随着 Wagner 分级增加,蛋白尿阳性的比例增加,其中大量蛋白尿的比例在 25% 左右。

无论是糖尿病还是非糖尿病所致慢性肾脏疾病,都是 DFU 的危险因素。合并肾脏疾病尚不需要透析的糖尿病患者,下肢截肢风险随 GFR 下降而成倍增加;尿毒症期患者,无论血液透析还是腹膜透析,DFU 的风险增加 4 倍以上,糖尿病患者从血液透析开始到截肢时间平均 7 个月(2~40 个月)。

有慢性肾脏疾病的患者,随着 GFR 的下降,溃疡不愈合、大截肢和死亡风险成倍增加。大量蛋白尿是足溃疡不愈合与截肢的重要危险因素,也是心血管事件、心血管死亡与全因死亡的独立危险因子。

足溃疡时一般同时存在多种并发症,营养不良与溃疡创面的蛋白质损失,低蛋白血症情况常同时存在,患者出现水肿,尿常规中蛋白质检查可能出现假阴性,需要检查 UACR、24 h 尿白蛋白排泄率以及 24 h 尿蛋白定量。

当尿白蛋白/肌酐(UACR)≥30 mg/g 或≥3 g/mol,或 24 h 尿白蛋白超过 30 mg,基本可以确定肾脏存在损伤,如果伴有其他指标异常,如尿常规蛋白阳性、有红细胞、管型等,以及蛋白尿明显而没有糖尿病眼底病变,需要进一步明确慢性肾脏疾病的原因。必要时请肾脏专科会诊。

DFI 患者都应该完成肾脏病变方面的检查,包括血常规、肌酐、尿素氮、尿酸、尿常规、UACR、24 h 尿蛋白定量,必要时肾脏 B 型超声检查。在 DFU 时,了解肾脏的功能状态,不仅有助于判断足溃疡相关的溃疡愈合、截肢和心血管事件风险,还对临床用药和观察病情变化提供帮助。

不管患者有无肾功能异常,由于还可能有其他合并症如血管病变、神经病变等,因此足溃疡患者即使溃疡愈合后,仍属于高危人群。

在足溃疡治疗期间,需要用改善血液供应、抗病原菌及其他方面的药物,在药物较大剂量、较多种类使用时,需要监控尿量、尿蛋白与血清肌酐的变化;病情平稳,用药数量趋于稳定,不论慢性肾脏疾病分期高低,患者仍是属于高危情况,建议至少 3 个月监测一次尿蛋白与血清肌酐的变化,根据病情还可适当增加监测频率。

DFU 患者行下肢血管影像学检查如 CTA、MRA 或 DSA 需要合适补充液体,预防或减少造影剂相关性肾病发生;治疗时避免或减少损伤肾脏的药物如氨基糖苷类抗菌药物等。

在足溃疡治疗中,控制好血糖、血压与生活方式适应性改变,都是溃疡愈合以及改善其他预后指标的基础,也是肾脏病变治疗的基础。患有足溃疡合并肾脏病变,病情可以从很轻到尿毒症需要维持性血液透析,干预从基础开始逐步升级。

九、糖尿病合并 Charcot 神经骨关节病

Charcot 神经骨关节病是一种影响足部和踝关节的骨骼、关节和软组织的炎症性疾病。该病在普通人群中的患病率约为 0.16%,在糖尿病患者中的患病率为 0.08%~7.50%,许多原因(如糖尿病、

感觉运动神经病变、自主神经病变、创伤和骨代谢异常等)相互作用可导致急性局部炎症,但糖尿病已成为 Charcot 神经骨关节病的主要病因。该病虽然少见,但却是糖尿病最具破坏性的并发症,可导致足、踝关节半脱位、脱位、畸形和溃疡。临床上约 1/4 的急性 Charcot 神经骨关节病常被误诊为蜂窝织炎、痛风、深静脉血栓形成或轻度扭伤,延迟诊断时间平均为 7 个月,如果治疗不及时,通常会导致足部出现僵硬畸形,下肢截肢风险增加 15~40 倍。

(一)Charcot 神经骨关节病的临床表现

常见于有多年糖尿病史(病程常超过 10 年),血糖控制不佳,且有周围神经病变的中老年患者。临床上,Charcot 神经骨关节病的特征因急性或慢性起病不同而表现不同。急性 Charcot 神经骨关节病常表现为足踝部肿胀,可有红、肿、热、痛急性炎症表现,关节局部有轻到中等程度的疼痛或不适(有的表现为无痛);患足病变部位与正常足相比,皮肤温度差异 ≥ 2 ℃,足背与胫后动脉搏动正常甚至增强,这一阶段的临床表现类似于深静脉血栓、急性痛风和蜂窝织炎。慢性 Charcot 神经骨关节病可表现为急性期炎症的缓解和足畸形的形成,主要表现为足部畸形、足弓塌陷,可能伴有皮肤溃疡、骨髓炎等,标志性畸形是中足塌陷,被描述为"摇椅足"(rocker-bottom foot)。

(二)Charcot 神经骨关节病的影像学表现

如患者足部出现发热、水肿、红斑、感觉迟钝等临床症状与体征时,应在患者制动的前提下立即进行足部 X 射线平片,确定是否患有 Charcot 神经骨关节病。大部分情况下,不需要进一步影像学检查即可做出正确的诊断,必要时,可进行患足 CT 或 MRI 检查。

X 射线表现:典型者表现为骨量减少,关节周围软骨下骨折,半脱位或脱位;融合期会出现早期愈合征象,骨折碎片吸收,新生骨形成及大块骨块融合、硬化;重建期患足畸形明显,力线紊乱,关节融合,骨赘或游离体形成,软骨下骨硬化,关节出现纤维性强直。但在早期阶段 X 射线常为阴性结果。

CT 能更好地显示骨及关节破坏情况,可以显示微小的硬化、破坏或融合情况,适合于 MRI 检查有禁忌的患者;MRI 可以早期发现病变,可以显示炎症和水肿范围,还可以发现韧带损伤情况。

(三)Charcot 神经骨关节病的诊断

1. 疑诊　40 岁及以上的 DPN 患者,如出现不明原因的单侧肢体肿胀、皮肤温度升高、红斑、轻微或无相关疼痛,临床上应疑诊急性 Charcot 神经骨关节病。

2. 临床诊断

(1)急性 Charcot 神经骨关节病:对于临床疑诊的急性 Charcot 神经骨关节病患者,如果存在创伤史(25% 的病例)或近期手术史,糖尿病病程>10 年,并发周围神经病变且足背或胫后动脉搏动明显,患足病变部位与正常足相比,皮肤温度差异≥2 ℃,同时具有特征性的影像学检查结果,则临床可以确诊。

(2)慢性 Charcot 神经骨关节病:临床症状/体征全部缓解,连续 4~6 周与对应部位的皮肤温度差<2 ℃,负重 X 射线检查确认为重塑期并可评估慢性畸形(骨折愈合、骨硬化、骨碎片吸收、大碎片融合、骨密度增加),临床可确诊慢性 Charcot 神经骨关节病。

Charcot 神经骨关节病一旦临床诊断,应根据病情进展进行改良 Eichenholz 分类,以便制订治疗方案,具体如下。0 期(炎症期):患足肿胀、局部发热,伴/不伴有轻微疼痛,X 射线影像学表现正常,MRI 显示足/踝无移位的应力性骨折和骨水肿。1 期(发展期):患足局部发热、明显肿胀、皮肤红斑,X 射线影像学显示软骨下骨碎裂,骨吸收,关节周围骨折,骨关节半脱位或脱位;2 期(融合期):患足局部发热、肿胀及皮肤红斑持续存在但有所减轻,X 射线影像学显示骨碎片吸收,新骨形成,骨关节融合(关节僵硬)、硬化与骨折愈合;3 期(重塑期):患足局部发热、肿胀及皮肤红斑明显减轻或消失,肿大的足畸形,X 射线影像学显示骨重塑,新骨形成,骨硬化减少,足畸形。

（四）Charcot 神经骨关节病鉴别诊断

急性 Charcot 神经骨关节病常误诊为感染性疾病如蜂窝织炎、丹毒、骨髓炎、脓毒性关节炎，炎症性疾病如急性炎症性关节炎、痛风、足底筋膜炎、假性痛风、类风湿性关节炎以及其他疾病如深静脉血栓形成、骨折、扭伤、肿瘤等。

一般情况下，急性 Charcot 神经骨关节病患者的炎症标志物，如白细胞计数、CRP 和 ESR 常位于正常范围，而在急性骨髓炎，核左移的白细胞数目会增高。骨组织学检查是区分骨髓炎与 Charcot 神经骨关节病的最佳方法，对骨碎片和软组织深层的滑膜活检能对 Charcot 神经骨关节病做出诊断。

（五）Charcot 神经骨关节病的治疗

建议组建多学科协作的团队进行治疗，以减少足畸形的发生及大截肢。

在急性 Charcot 神经骨关节病期，需要制动，稳定骨性结构，预防骨量丢失和骨折、足关节损伤和脱位及足畸形发生；在慢性 Charcot 神经骨关节病期，需要矫正足部畸形，重建足部稳定，恢复跖行足，降低截肢率。

临床上疑诊急性 Charcot 神经骨关节病的患者，对于没有条件的医疗单位，应立即转诊到有条件的糖尿病足诊治中心或骨科；在有条件的医疗单位，应立即使患者制动，给予患肢全接触性石膏或速成全接触性石膏，然后进一步行诊断性检查以明确诊断，这样可以避免在早期由于持续承重导致病足骨关节的进一步损伤。

如果 Charcot 神经骨关节病在早期阶段即被发现，且开始减压与减少负重治疗，通常不需要手术治疗；此外，急性期由于患者会出现严重充血、骨质减少和水肿等症状，一般不考虑手术治疗。

在以下情况，需要转入有条件的医院，在足踝外科或骨科进行手术干预。即：如果制动和减压不能有效控制畸形或足部的稳定性或出现溃疡，在渡过急性期后，需对 Charcot 神经骨关节病进行重建手术；存在急性脱位而无法复位，可以考虑在急性期进行手术干预。

手术指征包括:难治性溃疡或即将发生溃疡,骨髓炎,严重的骨关节畸形和不稳定引起疼痛和行走困难。手术禁忌证包括:急性炎症期,血糖未能较好控制,有严重的外周血管疾病,有软组织或骨的感染,骨质条件差,不能做较坚强内固定者,不易行手术治疗。

十、糖尿病足相关情绪问题

焦虑、抑郁障碍为主的精神卫生问题与糖尿病及其足病关系最为密切,糖尿病足患者较非足病患者具有更重的抑郁症状、更差的与健康相关的生活质量和更高的自杀行为,且糖尿病足的看护人员也常有轻度到中度的抑郁和焦虑,严重影响了糖尿病足患者的治疗效果与生活质量。糖尿病足的焦虑、抑郁患病率可达30%以上,女性比男性更容易抑郁和焦虑,且病情更重;抑郁症状增加DFU的发生风险,并且与足溃疡的持续和复发明显相关;在糖尿病足患者中,患有Charcot神经骨关节病的患者焦虑和抑郁程度更严重。高达10%的糖尿病足与重度抑郁障碍共病,共病性抑郁增加糖尿病足患者下肢截肢的风险。糖尿病足与焦虑、抑郁共病将降低患者治疗依从性、恶化病情、增加医疗保健支出。对糖尿病患者的焦虑抑郁进行有效干预可以改善糖尿病足的治疗结局、延长患者生命、提高患者生存质量。目前,糖尿病足共病焦虑抑郁的心身整合实践是不够的,亟待改善。

(一) 糖尿病足相关情绪障碍的临床表现和评估

1. 抑郁障碍

(1)临床表现:持久的(2周或2周以上)情绪低落和兴趣下降是抑郁状态(发作)的核心症状。此外,常见如下症状:①集中注意和注意的能力降低;②自我评价和自信降低;③自罪观念和无价值感(即使在轻度发作中也有);④认为前途暗淡悲观;⑤自伤或自杀的观念或行为;⑥睡眠障碍;⑦食欲下降。

核心表现和常见症状构成的抑郁状态,导致患者明显的苦恼或影响患者的功能和生活,成为一组医学上必须关注的临床综合征。

(2)临床筛查与诊断:糖尿病足共病的抑郁障碍,其症状常常为躯体主诉掩盖,需要就每一个患者进行常规的线索筛查。临床上应由具有抑郁症和 DFU 诊断和治疗资格的专业人员进行筛选和评估,但由于该类人才较少,因此最好建立包括精神、心理医师的多学科团队进行评估。抑郁障碍的临床诊断应符合国际疾病分类(international classification of diseases,ICD)-10 抑郁发作的标准。

2.焦虑障碍

(1)临床表现:一般地,广泛性焦虑障碍是糖尿病足常见的焦虑形式。持久而过度的不安和担忧是其基本临床特征;这种情况维持至少数周(通常为数月)。此外,还具有躯体、运动和心理等方面的高唤起症状,包括:①恐慌(为将来的不幸烦恼,感到"忐忑不安",注意困难等);②运动性紧张(坐卧不宁、紧张性头痛、颤抖、无法放松);③自主神经活动亢进(头重脚轻、出汗、心动过速或呼吸急促、上腹不适、头晕、口干等)。

(2)临床评估:与抑郁障碍一样,糖尿病足共病的焦虑问题是常见的,但其临床表现往往与躯体疾病的症状混杂,应针对每一位糖尿病足患者进行焦虑的线索筛查。焦虑障碍的临床诊断应符合 ICD-10 广泛性焦虑障碍的标准。

(二)临床干预原则

重视糖尿病足的情绪问题,应就每一位患者焦虑抑郁的线索筛查,强调焦虑抑郁障碍等精神疾病诊断的专业性和严肃性,了解躯体疾病共病性焦虑抑郁障碍临床干预的复杂性,在进行治疗之前务必进行躯体、精神心理的全面评估,与患者和家属进行有效沟通,在达成共识的背景下,进行有效的治疗,以便促成焦虑抑郁急性期症状的有效控制、巩固期症状的缓解以及稳定期预防复发的维持治疗。焦虑抑郁的治疗方案需要注重个体化、安全性及可及性。

内科医师参与糖尿病足的焦虑抑郁问题处理是可行的,也是必需的。绝大多数患者首诊于内科,内科医师处理焦虑抑郁问题患者的"共病共治理念"可接受性更高,尤其是慢性病管理医师。一般地,内科医师可以通过向专科医师转介,针对患者开展健康教育、疾病管理咨询、处方相关药物等途径参与到共病性焦虑抑郁治疗中,主要是轻中度的焦虑抑郁、专科医师转介的稳定期患者等。

但是,焦虑抑郁障碍又是一大类专业性、执业规范性要求很高的疾病。符合下列情形之一者,需要转介精神科或邀请精神科医师联络会诊:①焦虑抑郁病情突出,成为患者的主要临床关注;②伴发伤害倾向,甚至行为(自伤自杀、伤人毁物);③患者或家人否认精神心理问题,自愿治疗困难者,但焦虑抑郁干预等精神卫生服务有利于疾病的整体康复;④精神药物治疗应答差,或不能耐受者,又需要药物干预者;⑤患者希望得到专科医师的进一步干预。

心理治疗是焦虑抑郁障碍的基本治疗措施之一,具有普适性。心理健康教育/咨询及支持性心理治疗应给予每一位患者,它们可以消除患者对精神疾病的误解,减少病耻感,利用同理共感的共情技术增进患者治疗信心和强化良好的治疗关系。认知行为治疗可在轻中度焦虑抑郁急性期和巩固期治疗中单用或与药物合用。其他治疗方法如人际心理治疗、问题解决疗法、行为激活疗法等也具有操作简便、使用范围广的特点,可通过初级心理健康工作者为伴有情绪问题的患者提供。

对于糖尿病足共病性焦虑抑郁障碍的患者,住院心理干预能减轻其焦虑、抑郁症状,改善糖尿病足相关临床问题和提高患者的生活质量。由于术前焦虑和抑郁症状会加重截肢(趾)后的抑郁,术前焦虑加重术后焦虑,因此推荐在有条件的医院组建包括精神、心理医师在内的多学科协作团队,对于需要截肢(趾)的患者量身定制多学科干预措施,在截肢(趾)手术前后提供支持,以减少焦虑和抑郁症状,促进对肢体丧失的心理调整,可以取得较好的临床效果。对于门诊或者住院糖尿病足患者,可以采取网络自助干预手段,有利于减轻患者的抑郁和焦虑症状。与其他治疗一样,心理治疗也有潜在不良反应,例如恶化患者病情和人际(家庭)关系,降低患者疾病管理的自我效能等,应予以重视。

参考文献

[1] 许樟荣,冉兴无.糖尿病足规范化诊疗手册[M].北京:人民军医出版社,2015.

[2] 中华医学会糖尿病学分会,中华医学会感染病学分会,中华医学会组织修复与再生分会.中国糖尿病足防治指南:2019 版[J].中华糖尿病杂志,2019,11(2):92-108;11(3):161-189;11(4):238-247;11(5):316-327;11(6):387-397.

[3] 王爱红,赵湜,李强,等.中国部分省市糖尿病足调查及医学经济学分析[J].中华内分泌代谢杂志,2005,21(6):496-499.

[4] 班绎娟,冉兴无,杨川,等.中国部分省市糖尿病足病临床资料和住院费用等比较[J].中华糖尿病杂志,2014,6(7):499-503.

[5] 徐波,杨彩哲,吴石白,等.糖尿病足患者截肢相关危险因素分析[J].中华内科杂志,2017,56(1):24-28.

[6] 王爱红,许樟荣,纪立农.中国城市医院糖尿病截肢的临床特点及医疗费用分析[J].中华医学杂志,2012,92(4):224-227.

[7] 中华医学会糖尿病学分会.中国 2 型糖尿病防治指南:2017 年版[J].中华糖尿病杂志,2018,10(1):4-67.

[8] 中华医学会糖尿病学分会.2 型糖尿病患者合并下肢动脉病变的筛查及管理规范[J].中华糖尿病杂志,2013,5(2):82-88.

[9] 刘瑾,袁晓勇,袁戈恒,等.糖尿病患者高危足筛查及分级、干预规范流程的构建[J].中华糖尿病杂志,2017,9(5):281-285.

[10] 冉兴无.糖尿病周围动脉病变:一个处于灰区的危险状态[J].中华医学杂志,2012,92(4):217-218.

[11] 管珩,刘志民,李光伟,等.50 岁以上糖尿病人群周围动脉闭塞性疾病相关因素分析[J].中华医学杂志,2007,87(1):23-27.

[12] 中华医学会糖尿病分会.中华医学会糖尿病学分会关于干细胞移植治疗糖尿病下肢动脉病变的立场声明[J].中华糖尿病杂志,2010,2(6):404-409.

[13]费扬帆,王椿,陈大伟,等.住院糖尿病足患者截肢率与截肢危险因素分析[J].中华医学杂志,2012,92(24):1686-1689.

[14]鞠上,曹欣,李茜,等.负压滴灌治疗在糖尿病足伤口的临床应用[J].中华糖尿病杂志,2017,9(9):591-594.

[15]李永恒,何利平,王椿,等.糖尿病足合并感染患者532株病原菌分布及耐药性分析[J].中华糖尿病杂志,2011,3(4):296-300.

[16]姜玉峰,付小兵,陆树良,等.中国人群体表慢性难愈合创面病原微生物学特征分析[J].感染、炎症、修复,2011,12(3):134-138.

[17]孙茜,王鹏华,褚月颉,等.铜绿假单胞菌感染的糖尿病足患者临床及耐药特点分析[J].中华内分泌代谢杂志,2012,28(10):817-820.

[18]王鹏华,褚月颉,于德民,等.216例糖尿病足感染患者血清超敏C反应蛋白的变化及临床意义[J].中国糖尿病杂志,2006,14(6):429-431.

[19]肖婷,王爱红,许樟荣,等.436例糖尿病足截肢相关因素分析[J].中华内分泌代谢杂志,2009,25(6):591-594.

[20]冉兴无,郑月宏.加强多学科协作,提高糖尿病缺血性足溃疡的治愈率[J].中华糖尿病杂志,2016,8(7):385-387.

[21]石鸿雁,许樟荣.糖尿病夏科足国际专家共识介绍[J].中华糖尿病杂志,2012,4(4):252-254.

[22]INTERNATIONAL DIABETES FEDERATION. Diabetes Atlas[Z]. 8th. Brussels:International Diabetes Federation,2017.

[23]BAKKER K,APELQVIST J,LIPSKY B A,et al. International Working Group on the Diabetic Foot. The 2015 IWGDF guidance documents on prevention and management of foot problems in diabetes:development of an evidence-based global consensus[J]. Diabetes Metab Res Rev,2016,32(Suppl 1):2-6.

[24]CHU Y J,LI X W,WANG P H,et al. Clinical outcomes of toe am-

putation in patients with type 2 diabetes in Tianjin, China[J]. Int Wound J, 2016, 13(2): 175-181.

[25] JIANG Y, RAN X, JIA L, et al. Epidemiology of type 2 diabetic foot problems and predictive factors for amputation in China[J]. Int J Low Extrem Wounds, 2015, 14(1): 19-27.

[26] DRIVER V R, FABBI M, LAVERY L A, et al. The costs of diabetic foot: the economic case for the limb salvage team[J]. J Vasc Surg, 2010, 52(3 Suppl): 17S-22S.

[27] XU Z, RAN X. Diabetic foot care in China: challenges and strategy[J]. Lancet Diabetes Endocrinol, 2016, 4(4): 297-298.

[28] YAN J, LIU Y, ZHOU B, et al. Pre-hospital delay in patients with diabetic foot problems: influencing factors and subsequent quality of care[J]. Diabet Med, 2014, 31(5): 624-629.

[29] GURNEY J K, STANLEY J, YORK S, et al. Risk of lower limb amputation in a national prevalent cohort of patients with diabetes[J]. Diabetologia, 2018, 61(3): 626-635.

[30] SINGH N, ARMSTRONG D G, LIPSKY B A. Preventing foot ulcers in patients with diabetes[J]. JAMA, 2005, 293(2): 217-228.

[31] BECKERT S, WITTE M, WICKE C, et al. A new wound-based severity score for diabetic foot ulcers: a prospective analysis of 1 000 patients[J]. Diabetes Care, 2006, 29(5): 988-992.

[32] ZHANG X, RAN X, XU Z, et al. China DIA-LEAD Study Investigators. Epidemiological characteristics of lower extremity arterial disease in Chinese diabetes patients at high risk: a prospective, multicenter, cross-sectional study[J]. J Diabetes Complications, 2018, 32(2): 150-156.

[33] BUS S A, VAN NETTEN J J, LAVERY L A, et al. IWGDF guidance on the prevention of foot ulcers in at-risk patients with diabetes[J]. Diabetes Metab Res Rev, 2016, 32(Suppl 1): 16-24.

[34] BUS S A, VAN DEURSEN R W, ARMSTRONG D G, et al. Foot-

wear and offloading interventions to prevent and heal foot ulcers and reduce plantar pressure in patients with diabetes:a systematic review[J]. Diabetes Metab Res Rev,2016,32(Suppl 1):99-118.

[35]LI X,WANG Y Z,YANG X P,et al. Prevalence of and risk factors for abnormal ankle-brachial index in patients with type 2 diabetes[J]. J Diabetes,2012,4(2):140-146.

[36]ABOYANS V,RICCO J B,BARTELINK M E L,et al. ESC Scientific Document Group. 2017 ESC Guidelines on the Diagnosis and Treatment of Peripheral Arterial Diseases,in collaboration with the European Society for Vascular Surgery (ESVS):Document covering atherosclerotic disease of extracranial carotid and vertebral,mesenteric,renal,upper and lower extremity arteriesEndorsed by: the European Stroke Organization (ESO) The Task Force for the Diagnosis and Treatment of Peripheral Arterial Diseases of the European Society of Cardiology (ESC) and of the European Society for Vascular Surgery (ESVS)[J]. Eur Heart J, 2018,39(9):763-816.

[37]KIRCHHOF P, BENUSSI S, KOTECHA D, et al. ESC scientific document group. 2016 ESC Guidelines for the management of atrial fibrillation developed in collaboration with EACTS[J]. Eur Heart J,2016,37(38):2893-2962.

[38]KHALIFA W A. Risk factors for diabetic foot ulcer recurrence:a prospective 2-year follow-up study in egypt[J]. Foot (Edinb), 2018(35):11-15.

[39]VAN NETTEN J J,PRICE P E,LAVERY L A,et al. International working group on the diabetic foot. prevention of foot ulcers in the at-risk patient with diabetes:a systematic review [J]. Diabetes Metab Res Rev,2016,32(Suppl 1):84-98.

[40]WAGNER FW J R. The dysvascular foot:a system for diagnosis and treatment[J]. Foot Ankle,1981,2(2):64-122.

[41] LAVERY L A, ARMSTRONG DG, HARKLESS LB. Classification of diabetic foot wounds[J]. Ostomy Wound Manage, 1997, 43(2): 44-48, 50, 52-53.

[42] GAME F L, APELQVIST J, ATTINGER C, et al. International working group on the diabetic foot. IWGDF guidance on use of interventions to enhance the healing of chronic ulcers of the foot in diabetes[J]. Diabetes Metab Res Rev, 2016, 32(Suppl 1):75-83.

[43] STEED D L, DONOHOE D, WEBSTER M W, et al. Effect of extensive debridement and treatment on the healing of diabetic foot ulcers. diabetic ulcer study group [J]. J Am Coll Surg, 1996, 183(1):61-64.

[44] EDMONDS M. European and australian apligraf diabetic foot ulcer study group. Apligraf in the treatment of neuropathic diabetic foot ulcers[J]. Int J Low Extrem Wounds, 2009, 8(1):11-18.

[45] LI Y, GAO Y, GAO Y, et al. Autologous platelet-rich gel treatment for diabetic chronic cutaneous ulcers: a meta-analysis of randomized controlled trials[J]. J Diabetes, 2015, 23(4):495-505.

[46] APELQVIST J, WILLY C, FAGERDAHL A M, et al. EWMA document: negative pressure wound therapy[J]. J Wound Care, 2017, 26(Suppl 3):S1-S154.

[47] LIPSKY B A, BERENDT A R, CORNIA P B, et al. Infectious Diseases Society of America. 2012 Infectious Diseases Society of America clinical practice guideline for the diagnosis and treatment of diabetic foot infections [J]. Clin Infect Dis, 2012, 54(12): e132-e173.

[48] GRIGOROPOULOU P, ELEFTHERIADOU I, JUDE E B, et al. Diabetic Foot Infections: an Update in Diagnosis and Management[J]. Curr Diab Rep, 2017, 17(1):3.

[49] ARMSTRONG D G, LAVERY LA, SARIAYA M, et al. Leukocyto-

sis is a poor indicator of acute osteomyelitis of the foot in diabetes mellitus[J]. J Foot Ankle Surg,1996,35(4):280-283.

[50] LIPSKY B A. Treating diabetic foot osteomyelitis primarily with surgery or antibiotics:have we answered the question? [J] Diabetes Care,2014,37(3):593-595.

[51] WUKICH D K,RASPOVIC K M,SUDER N C. Patients with diabetic foot disease fear major lower-extremity amputation more than death[J]. Foot Ankle Spec,2018,11(1):17-21.

[52] WUKICH D K,SUNG W,WIPF S A,et al. The consequences of complacency:managing the effects of unrecognized Charcot feet[J]. Diabet Med,2011,28(2):195-198.

[53] HARTIG N,KRENN S,TRNKA H J. Surgical treatment of the Charcot foot:long-term results and systematic review[J]. Orthopade,2015,44(1):14-24.

[54] SCHNEEKLOTH B J,LOWERY N J,WUKICH D K. Charcot neuroarthropathy in patients with diabetes:an updated systematic review of surgical management[J]. J Foot Ankle Surg,2016,55(3):586-590.

[55] AHMAD A,ABUJBARA M,JADDOU H,et al. Anxiety and depression among adult patients with diabetic foot:prevalence and associated factors[J]. J Clin Med Res,2018,10(5):411-418.

[56] UDOVICHENKO O V,MAXIMOVA N V,AMOSOVA M V,et al. Prevalence and prognostic value of depression and anxiety in patients with diabetic foot ulcers and possibilities of their treatment[J]. Curr Diabetes Rev,2017,13(1):97-106.

[57] IVERSEN M M,TELL G S,ESPEHAUG B,et al. Is depression a risk factor for diabetic foot ulcers:11-years follow-up of the nord-trondelag health study (HUNT) [J]. J Diabetes Complications,2015,29(1):20-25.

[58] O´NEILL S M,KABIR Z,MCNAMARA G,et al. Comorbid depres-

sion and risk of lower extremity amputation in people with diabetes:systematic review and meta-analysis[J]. BMJ Open Diabetes Res Care,2017,5(1):e000366.

[59] PEDRAS S,CARVALHO R,PEREIRA M G. A predictive model of anxiety and depression symptoms after a lower limb amputation[J]. Disabil Health J,2018,11(1):79-85.

[60] SIMSON U,NAWAROTZKY U,FRIESE G,et al. Psychotherapy intervention to reduce depressive symptoms in patients with diabetic foot syndrome[J]. Diabet Med,2008,25(2):206-212.

[61] International Best Practice Guidelines:Wound Management in Diabetic Foot Ulcers[OL]. 2013. Available from:www. woundsinternational. com.

[62] Negative Pressure Wound Therapy for Managing Diabetic Foot Ulcers:A Review of the Clinical Effectiveness,Cost-effectiveness, and Guidelines[OL]. Ottawa (ON):Canadian Agency for Drugs and Technologies in Health;2014 Aug 28. Available from:https://www. ncbi. nlm. nih. gov/books/NBK253784/.